食事調査マニュアル

はじめの一歩から実践・応用まで

改訂4版

監修
特定非営利活動法人 日本栄養改善学会

南山堂

編　者

中村美詠子
国立研究開発法人 医薬基盤・健康・栄養研究所 国立健康・栄養研究所
栄養疫学・食育研究部部長

由田　克士
大阪公立大学大学院生活科学研究科食栄養学分野教授

今枝奈保美
至学館大学健康科学部栄養科学科教授

執筆者一覧 (50音順)

石田　裕美
女子栄養大学栄養学部実践栄養学科教授

今井　具子
同志社女子大学生活科学部食物栄養科学科教授

今枝奈保美
至学館大学健康科学部栄養科学科教授

小山　達也
美作大学生活科学部食物学科講師

高橋　東生
東洋大学食環境科学部健康栄養学科教授

中村美詠子
国立研究開発法人 医薬基盤・健康・栄養研究所 国立健康・栄養研究所
栄養疫学・食育研究部部長

安井　健

横山　徹爾
国立保健医療科学院生涯健康研究部部長

由田　克士
大阪公立大学大学院生活科学研究科食栄養学分野教授

渡邊　智子
学校法人食糧学院 東京栄養食糧専門学校校長

執筆協力者

後藤　千穂
名古屋文理大学健康生活学部健康栄養学科教授

改訂4版によせて

　栄養学研究において，対象者（個人）や対象地域（集団）のエネルギー摂取量や栄養素摂取量を把握することは基本的で最も重要なデータ収集である．また，栄養学実践者（実務者）も同様で，個別の栄養管理あるいは集団の栄養管理のどちらにおいても，食事調査は最初に行うべき最も重要な行為である．その場面に合わせて，食事記録法，24時間思い出し法，食物摂取頻度調査法および食事歴法などから，摂取量を把握して栄養学的に評価する．

　栄養疫学研究において，食事と健康の関連を理解し，疾患のリスク因子を明らかにするために，食事調査は必須の手段である．その結果を基に栄養指針や食事ガイドラインが策定され，効果的な健康増進策を示すことができる．つまり，食事調査の結果は公衆衛生政策の立案や実施において重要な情報源である．

　2019年に日本栄養改善学会が策定した「管理栄養士・栄養士養成のための栄養学教育モデル・コア・カリキュラム」の臨床領域における栄養管理には，国際基準の栄養管理手順として広まりつつあるNutrition Care Process（NCP）の概念を取り入れた．NCPでは，介入すべき課題を見つけるために行う栄養アセスメントの第一項目がエネルギーおよび栄養素摂取量の評価として示されている．さらに，近年，臨床分野における低栄養の診断基準が国際的に統一されるようになり，わが国の診療報酬にもその基準（GLIM基準）が示されるようになった．その低栄養状態の要因として，必要量に対する食事摂取量の割合を把握することになっており，すなわち，すべての傷病者のエネルギーおよび栄養素摂取量を評価することが必要になった．

　このように栄養学実践者（実務者）および栄養学研究者において，食事摂取量（栄養摂取量）の評価は必ず行うことであり，食事調査法は管理栄養士・栄養士および栄養学研究者が修得しなければならない技術である．調査の目的・内容によってその手法を選択し，正しく使用し，その結果を正しく解釈しなければならない．本書は，あらゆる食事調査方法を丁寧に詳しく示してあり，初心者から経験者まで，どの領域の栄養学実践者・研究者も使用できる．また，この改訂4版では，情報学領域における画像認識に関する内容等の新しい内容も取り入れられている．是非，本書が広く活用され，正しく行われた食事調査データが蓄積され，実践栄養学のエビデンスが構築されることを期待する．

　最後に，大変ご多忙の中，編集の労を執っていただいた中村美詠子先生，由田克士先生，今枝奈保美先生に深く感謝申し上げます．また，ご執筆いただいた先生方にも心より感謝申し上げます．

2024年7月

特定非営利活動法人日本栄養改善学会 理事長
名古屋学芸大学
塚原　丘美

改訂4版の序

　食事調査マニュアルの初版は，日本栄養改善学会創立50周年記念事業の一環として2005年に刊行された．日本栄養改善学会創立70周年を迎え，初版発行より20年目となる2024年，初版以来の大幅な改訂を行い，第4版を発行する運びとなった．

　食事調査を行い，様々なレベルで栄養素等や食品の摂取状況を評価することの重要性は，創刊当時も現在も変わらない．本書は初版時より食事調査の初心者からベテランまでが，調査の企画段階から結果をまとめ報告をするまで，手元において活用できる便利なマニュアルとして企画された．食事調査を行う上での学術的，技術的な基本事項を明確に示すことにより，質の高い食事調査の実施を目指していただくこと，また，本書に示す食事調査に関わる専門的技能を身につけ，食事の専門家としての技量を十分に発揮して頂くことにより，本書を手にして頂いた皆様が，それぞれの場で，わが国の栄養・食事に関する研究の発展や施策の実施・充実に貢献されるであろうことを願っている．

　今回の改訂では，日本食品標準成分表2020年版（八訂），情報学領域における画像認識，自動化された24時間思い出し法などの新しい知見や話題を取り入れた．また，一部，分散していた記述をまとめ，その解消を試みた．これらの改訂に伴い，新しい著者陣を迎えるとともに，編者は本書の前身となる厚生労働科学研究班からの著者陣である初期メンバーに交代した．

　以上，時代の変化に即した改訂を目指したものの，現時点において最新の令和元年国民健康・栄養調査では日本食品標準成分表2020年版（八訂）は採用されておらず，日本人の食事摂取基準2025年版（案）も今後確定版が出される見込みとなっており，本書では対応に至っていない．今後，さらに時代に応じた改訂を続けていくことが必要である．

　最後に，今回の改訂に際して大変お世話になった南山堂編集部の関係諸氏に感謝申し上げる．

2024年7月

中村美詠子
由田　克士
今枝奈保美

初版の序

　わが国においては，「食事調査法」に相当する用語として「栄養調査法」が長期間にわたり使用されてきた．連合軍司令官の指令に基づいて国民栄養調査の第1回目が1945年12月に実施されたときから，世帯を基盤として栄養摂取状況と身体状況の調査が行われてきた．栄養摂取状況調査では，食物摂取状況（調査）記入票に飲食された食物名とその使用量を記入することになっていた．これが現在に至るまで長期間継続されてきたため，食事調査より栄養調査と呼ばれることが多かったと推定される．また，食事調査について記載のある書物では，栄養調査という広い範囲の一部として食事調査が存在するように示されていることが一般的で，食事調査法そのものに注目されることは少なかった．

　食糧不足で欠乏症が大きい健康問題であった時代は，栄養摂取と健康問題との関連を解析するためには，世帯単位で実施される3日間の秤量記録法（国民栄養調査方式）が機能していた．しかし，生活習慣病が健康問題の主題となると，食事摂取の変動（個人内変動，個人間変動）を考慮に入れて調査方法を選択しなければ問題は解決できなくなり，食事調査方法に関する基礎的研究の必要性が高まってきた．国際的にも理論的基礎が固まってきたのは1980年代以降である．1989年にはHarvard大学Willett教授によって"Nutritional Epidemiology"（栄養疫学）が刊行され，食事調査の重要性，問題点とその解決策，選定方法などがわかりやすく，しかも科学的に述べられた．さらに，1953年から刊行されている"Present Knowledge in Nutrition"（最新栄養学－専門領域の最新情報－）では1990年に刊行された第6版で初めて食物摂取状態の評価についての章が設けられた．また，"First International Conference on Dietary Assessment Methods"（第1回国際食事評価法会議）がアメリカ合衆国のミネソタ大学で開催されたのは1992年であった．この会議の目的には，「様々な食事評価法があるが，それぞれに長所と短所がある．適切な方法を選定できるようなガイドラインを定めよう」「食事評価法の研究には学際的に取り組もう」というものや，「ポーションサイズの量を定める方法を改良しよう，あるいは標準化や精度管理のように特別の関心をひく食事調査方法論上の問題点について注目しよう」などが挙げられており，1990年代初頭は世界的にも食事調査方法論の研究が緒に就いたばかりであることが窺える．以後順調に会議は開催され，第6回国際食事評価学会議が2006年4月にコペンハーゲンで開催される予定である．

　このように食事評価法の研究が進んでいる一方，新しい食品の開発，サプリメント利用機会の増加，食の外部化の進行等，食事を取り巻く環境も変化しつつある．食生活と健康との関連を追究しようとする機会はますます増えるであろう．また，「健康日本21」の中間評価では，栄養・食生活の項目に関してはいまだ改善が認められず，実効性が高い栄養教育プログラムの実施が望まれている．管理栄養士等の専門家は十分な役割を果たすことが急務とされている．栄養教育を行うにして

も，Plan Do See のサイクルで，評価（assessment）に基づき，問題点を指摘して変容を促す教育を行い，効果を評価（evaluation）しなければならない．このように，日本栄養改善学会の構成員として大きい部分を占めている管理栄養士・栄養士の食事評価に関する力量が要求されている時期に，日本栄養改善学会の委員会活動のひとつとして設けられた食事調査法検討会の活動成果が，日本栄養改善学会50周年記念事業として「食事調査マニュアル」の刊行に結実したことは，委員一同の大きい喜びである．

　研究者としてのみならず食事調査の実務担当者としても活躍している各委員が，本書に準拠すれば初心者であっても実際に食事調査を行えること，さらにわが国の食事調査を標準化することを念頭において執筆した．本書では，調査目的によって利用する調査方法は異なっていることを考慮して，代表的な食事調査法として食事記録法，24時間思い出し法，食物摂取頻度調査法の3法を選び，理論編と実用編の構成とし，表現はできるだけ平易に，内容は充実したものとなるように制作された．さらに実用性を高めるために資料編を設け，食品番号表や実際の調査票の事例も収載した．

　本書はわが国における食事調査法の標準として，食事調査担当者の必需品となることを想定している．本書に準拠すればデータの比較性は高い．これから学会員の協力によってデータが蓄積されれば，各地で調査された摂取量を解釈する際の対照値を示すことができるのではないかと期待している．

　諸般の事情により原稿の完成が予定より相当遅れた．辛抱強く待って刊行までご尽力いただいた南山堂編集部の皆様に厚くお礼申しあげる．

2005年7月

日本栄養改善学会　食事調査法に関する検討会　委員長
伊達ちぐさ

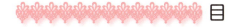

目　次

I編　食事調査の基礎知識　　1

1 食事調査の概要　　2

1 なぜ食事を調査するのか　　2

2 食事調査法の種類と特徴　　2

A. 食事記録法　　2
  1) 秤量記録法　2
  2) 目安量記録法　3

B. 24時間思い出し法　　3

C. 食物摂取頻度調査法　　5
  1) 適　用　5
  2) 長　所　6
  3) 短　所　6
  4) 妥当性と再現性　6

D. 食事歴法　　6
  1) 適　用　7
  2) 長　所　7
  3) 短　所　7
  4) 妥当性　7

E. その他（陰膳法，画像認識法など）　　7
  1) 陰膳法　7
  2) マーケットバスケット法　8
  3) 情報学領域における料理写真の画像認識　8

F. まとめ　　8

2 栄養素等摂取量算出のためのデータベース　　12

A. 食品データベースとしての日本食品標準成分表　　12
  1) エネルギーの算出方法の変更　12
  2) 成分項目とその順番の変更　12
  3) 調理済み食品の充実　14
  4) 献立作成と栄養評価における使い分け　14

B. 料理・複合調味料・標準的な味付けのデータベース化　　14

C. 食品データベースに登録されていない食品が出現した場合の対応　　14

D. わが国における食品データベース高度化への取り組み事例　　15
  1) INTERMAP研究での取り組み　15
  2) 国民健康・栄養調査（国民栄養調査）での取り組み　15

E. 食品データベース：海外の実情　　16
  1) どのような食品成分表／データベースがあるか　16
  2) 参考となる情報　16
  3) 留意点　16

3 日本人の食事摂取基準（DRIs）による摂取量の評価 …… 18

- A. 基本情報の把握 …… 18
- B. 日本人の食事摂取基準（DRIs）の基本的な考え方 …… 19
  - 1）摂取エネルギー量の評価　19
  - 2）推定平均必要量（EAR）および推奨量（RDA）が示されている栄養素の場合　21
  - 3）目安量（AI）が示されている栄養素の場合　22
  - 4）耐容上限量（UL）の考え方　22
  - 5）目標量（DG）およびエネルギー産生栄養素の考え方　22
- C. 個人を対象とした食事調査データの解釈 …… 23
- D. 集団を対象とした食事調査データの解釈 …… 25

4 食事調査実施前に考えること …… 29

- A. 調査実施前の準備（全般的事項） …… 29
  - 1）食事調査の目的と対象　29
  - 2）食事調査の研究利用　30
  - 3）調査対象者への調査協力についての説明と同意（インフォームド・コンセント）　30
  - 4）食事調査の品質管理　31
  - 5）品質管理による食事調査の標準化の達成　33
  - 6）食事調査のフロー　34
- B. 調査地区および調査対象者の選定 …… 36
  - 1）調査地区および調査対象者の抽出方法　36
  - 2）調査対象者の名簿作成とその管理　38

II編　食事調査の実際　41

1 食事記録法　Dietary Records(DRs) …… 42

- A. データの収集・処理の実際 …… 42
  - 1）食事調査の実施にあたっての調査対象者への説明　42
  - 2）調査対象者への確認面接　45
  - 3）調査票の整理とコード付け　46
  - 4）調査データの入力　46
- B. データの収集・処理にあたって留意すべき点 …… 48
  - 1）適切な食品番号の選択　48
  - 2）食品重量について　54
  - COLUMN　日本食品標準成分表の資料と備考は，熟読しよう　59
  - 3）調理による変化の捉え方　60
  - 4）コード付けの判断困難事例の処理方法　62

2 24時間思い出し法　24-Hous Dietary Recall ... 65

A. データの収集・処理の実際 ... 65
1) 事前の準備　65
2) 実施時の注意　68
3) 調査後の処理　69
4) 24時間思い出し法の新しい方法　69
   - **COLUMN**　ウェアラブルデバイスを使用する際の倫理的な配慮の必要性　70
   - **COLUMN**　画像を補助的に用いる食事評価法の実際例　70

B. 調査の具体的な進め方 ... 72
1) 調査手技の標準化とそれを徹底するための取り組み（研修）　72
2) 面接手順　72
3) 調査に用いるツールとその活用　72
4) 関連調査の実施　73
5) 問い合わせによる情報収集　73
6) 適切な調査を実施するための留意点　73
7) 栄養素等摂取量の算出方法　74

C. 米国における自動化された被験者の自己管理による24時間思い出し法 ... 77
1) 自動化された自己管理による「24時間思い出し法」が開発された背景と特徴　77
2) ASA24®による調査の流れ　78

3 食物摂取頻度調査法 Food Frequency Questionnaire (FFQ) ... 80

A. 半定量食物摂取頻度調査票（SQFFQ）の開発 ... 80
1) 食物リスト　80
2) 摂取頻度　83
3) 目安量　84
4) SQFFQに用いる食品成分表　84
5) 供給率法と重回帰法の比較　84
6) 栄養疫学における栄養素摂取量のエネルギー調整　84

B. SQFFQの妥当性と再現性 ... 85

C. わが国の食物摂取頻度調査票 ... 85

D. SQFFQの実際 ... 88
1) 調査票の選択　88
2) データの収集の方法　88
3) データの処理　89

E. SQFFQからの推定された値の活用 ... 90

4 結果の集計，解析，解釈 ... 91

A. 食事の変動 ... 91
1) 結果を個人単位で考える　91
2) 結果を集団単位で考える　96

B. 習慣的摂取量分布推定のための統計モデル　……100
- 1) National Research Council（NRC）法　101
- 2) Best-Power（BP）法　101
- 3) その他の方法　102

C. エネルギー調整　……103
- 1) 栄養素密度　103
- 2) 残差法　104
- 3) 多変量解析　105

D. データ解析　……105
- 1) 要約統計量を求める　105
- 2) 関連性を検討する　107

Ⅲ編　資料

資料1	平成26年国民健康・栄養調査　食品番号表（厚生労働省）	116
資料2	料理の観点からみた結果のまとめ方	166
資料3	秤量記録法による記録調査の例	171
資料4	食品番号のコード付けにおいて，入力過誤を生じやすい要注意食品	177
資料5	入力重量の過誤を抽出するための経験的な閾値の例	179
資料6	24時間思い出し法のための食事調査票の例	180
資料7	24時間思い出し法のための実施マニュアル例	185
資料8	食事調査用スケール	192
資料9	関連の聞き取り調査	193
資料10	精度管理のための調査確認リスト	195
資料11	精度管理のための面接聞き取りテープ評価票	196
資料12	食物摂取頻度調査法による食事調査ソフトウェア（Version2.0）の使用方法	198

索　引　……203

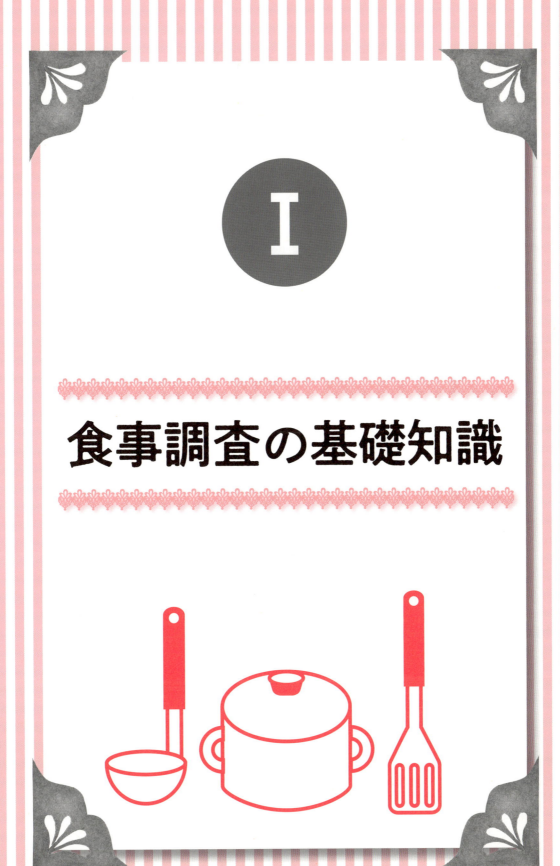

I

食事調査の基礎知識

I 食事調査の基礎知識

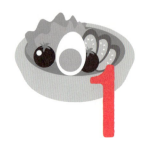

食事調査の概要

1 なぜ食事を調査するのか

　私たち人間は雑食性の動物として進化してきた．このため，生命を維持し，さまざまな活動を行っていくためには，外界から種々の食物を介し，複数の必要な栄養素を摂取し続けなければならない．健康の保持増進や疾病の予防や治療，あるいは望ましい発達のために求められる栄養素量は，個人や集団の特性や状況に応じて異なり，しかも変化するため，必要に応じて客観性をもった評価が求められる．

　現代に生活する私たちは，多くの場合，食物を食品や料理から構成される食事の形態として摂取することにより，栄養素を体内に摂り込んでいる．したがって，食事内容を調査し，食品や食品群の摂取状況とその構成，摂取したエネルギーや栄養素摂取量と望ましいエネルギーや栄養素量との違い，栄養素相互のバランスなどを評価することは，単に栄養・食生活の改善だけではなく，広く人間の営みに関連するあらゆる分野の取り組みや研究の根幹として必要不可欠な対応であると考えられる．

2 食事調査法の種類と特徴

A. 食事記録法 Dietary Records（DRs）

　食事記録法は，対象者が飲食したすべての内容を記録し，その後に食品成分表などのデータベースを用いて，エネルギーや栄養素摂取量（栄養素等）を算出する方法である．大きく，秤量記録法と目安量記録法に大別することができる．

1）秤量記録法

　対象者が摂取した食品や料理の重量や容積を計量器具や秤，計量カップ，計量スプーンなどを用いて科学的単位で測定し，その記録内容をもとに栄養素等を導き出す食事調査法である．できるだけ正確な摂取量を把握する目的から，例えば，生鮮食品においては，生材料の測定，調理に伴う廃棄量の測定，食後における残菜量等の計量も実施する必要がある．適切な精度で調査を実施することができれば，さまざまな食事調査法の中でも，最も真の値に接近できることから，食事調査のゴールドスタンダードと位置付けられている．

　その一方で，食事調査期間中は，常時，飲食物を測定し，その内容を記録する必要があるため，摂

取する食事内容に対して，相応のバイアスが生じる可能性がある．具体的には，日常の食事に比べ測定しやすい単調な内容となる場合，食品や料理数の減少，食事総量の減少などである．しかし，逆に通常よりも高価で豪華な食事内容となる場合も認められる．このようなことから，対象者本人や対象者の調理担当者に対しては，食事調査期間となっても，普段の食習慣や食事内容を継続するよう事前に伝えておく必要がある．

　また，職業上の都合などの理由により，外食や中食を頻回に利用する対象者においては，秤量記録法は事実上成り立たない場合もある．ただし，このような場合においても，外食や中食を利用した店舗を正しく特定することができれば，調査担当者が問い合わせることによって，構成する食品とそれらの分量を把握することができ，さらに対象者の摂取状況を加味することによって，実際の摂取量へ接近することも可能である．

　調査精度を一定のレベル以上とするためには，調査実施前における調査担当者による事前の説明，食事記録後の面接（聞き取り）と必要な場合における食事記録内容の確認・修正が求められる．

　また，食物摂取頻度調査法による食事調査を実施しようとする場合において，新規に調査票を作成するときには，対象集団に対し事前に秤量記録法による食事調査を実施し，出現頻度の高い食品を把握するなどの準備段階として，あるいは，作成した食物摂取頻度調査票の妥当性の検証に際して，秤量記録法による食事調査が実施されることもある．

2）目安量記録法

　対象者が摂取した食品や料理について，重量や容量の測定は行わず，一般的に食品や料理を数える単位である**目安量 portion size** によって量を把握し，その記録内容をもとに食品の摂取量を確定させた後に栄養素等を導き出す食事調査法である．秤量記録法のように，その都度測定を行う必要がなく，調査期間中における対象者の負担は比較的軽くなることから，食事内容に対するバイアスは秤量記録法より小さい．ただし，1杯，1切，1枚，1箱などと摂取した食品の目安量のみ記録するため，そのままでは科学的単位による実際の摂取量は不明である．このため，管理栄養士等の調査担当者による事前の説明と事後の面接（聞き取り）が必須である．食事を構成する食品を余すことなく把握し，それらの摂取重量を相応の精度で確定できれば，理論的に栄養素等摂取量も一定の範囲内で算出することが可能である．しかし，秤量記録法に比べると食品ごとの摂取量を正確には把握できないことを留意しておかなければならない．

　詳細はⅡ編　**1．食事記録法**を参照してほしい．

B. 24時間思い出し法　24-Hour Dietary Recall

　対象者に対して，食事調査開始前24時間，もしくは，前日に摂取したすべての食品や料理の内容や重量を調査担当者が聞き取り，その内容を調査担当者がすべて記録し，これらをもとに栄養素等摂取量を算出する食事調査法である．

I 食事調査の基礎知識

　対象者は，食事調査期間中の食事内容を自ら記録する必要はないため，負担は小さいとされている．一方で，調査担当者には高い対応能力が求められる．このため，調査全般に関するプロトコール（複数の調査担当者が，調査に関わる事項を確実に実行するための手順について定めたもの）を厳守できるよう，調査担当者に対しては，事前に十分な研修やトレーニングが必要である．この食事調査法では，調査実施時において，記録等参考となるようなものが何も存在しない中で調査を行わなくてはならない．このため，調査担当者は，対象者に対して，常に中立な立場で調査を進めなくてはなら

具体例の例示と検討

　ある調査対象者が「昼食後に紅茶を1杯飲みました」と思い出し回答をした場合，その後どのような対応を取ることが適切なのであろうか？
　① 特に追加の質問や確認は行わない（何もせず，次に移る）
　②「紅茶にミルクや砂糖を入れましたか？」と確認する
　③「それはどのような紅茶で，何かを加えたり，追加したりしていませんか？」と確認する．

　回答を100％信頼するのであれば，あるいは①の対応でもよいかもしれない．しかし，調査の精度を高めるためには，回答漏れや勘違いがあり得ることを想定して質問や確認を取ることが必要である．結果として何も加えていないことが確認されるのであれば，調査の信頼性は高まることになる．
　また，②と③の例は一見するとどちらも適切な確認のようにも思われるが，②は明らかに問題のある確認である．その理由は，調査員側が紅茶の浸出液にミルクや砂糖を加えるものと勝手に断定して回答を誘導しているからである．実際には缶入りの紅茶であったり，何も加えていない紅茶の浸出液であるかもしれない．あるいは，紅茶浸出液に別の物を加えていた可能性もある．それでも調査対象者が「はい」と回答すると，それに従わなくてはならなくなる．
　一方，③は特定の物を示さず確認している．この場合，調査対象者は紅茶の内容に加え，摂取した紅茶に何かを加えていたのか否かを具体的に回答しなくてはならなくなる．いわば回答を誘導せず，より中立な立場で確認を取ったことになる．
　内容の確認ができたところで，次に必要なのは1杯と回答された摂取重量の確認である．例えば，世の中に出回っているマグカップや茶碗などの大きさは千差万別であり，1杯の大きさはまったく特定できない．調査対象者自身が容量500mLのマグカップを1杯と想定している可能性もある．このため，少なくとも容積の異なる食器やフードモデルなどを複数示しながら，摂取量の把握を行うことも必要である．もちろん，調査員が勝手に摂取を決めつけたり誘導することは避けなければならない．
　調査中すべての場面でこのような対応を取ることができるとは限らないが，より真実に接近するため，調査員は可能な限り中立な立場で内容の確認を行うよう留意することが必要である．

ない．また，統一した適切な調査ツールを用い，どの調査担当者がいつ担当したとしても，一定の調査精度が得られるように留意する必要がある．さらに，高いレベルでの精度管理も求められることから，調査責任者による調査状況の確認や必要な場合の修正を行うなど，調査担当者間に常に一定の緊張感が維持できるような仕組みを構築する場合もある．このように，調査担当者の側に立つと，24時間思い出し法は，最も高い技術を必要とする食事調査法である．ただし，対象者の記憶に依存する食事調査法であることから，記憶や回答が曖昧である対象者の場合，その調査結果は評価するに適さない．

　詳細はⅡ編　2．24時間思い出し法を参照してほしい．

C. 食物摂取頻度調査法　Food Frequency Questionnaire（FFQ）

　食物摂取頻度調査法 Food Frequency Questionnaire（FFQ）は，がんなどの生活習慣病の疫学研究のために開発された方法で，食物や栄養素等の習慣的な摂取量が把握できる．FFQの構成は，① 食物リスト，② 最近1年間（または数ヵ月）における摂取頻度，③ 1回当たりの平均的な摂取量（目安量 portion size）の3要素である．摂取頻度は5〜8段階程度の択一式なので，食事記録調査や24時間思い出し法に比べて簡便で，多人数の調査に適用できる．栄養素等摂取量の算出は，各食品の摂取頻度と摂取目安量から食品の1日当たりの平均摂取量を求め，食品成分表を用いて推定される．調査者が対象者と面接して聞き取る面接法もあるが，一般的には，対象者自身が質問票に回答する自記式である．

　ハーバード大学のWillett（1945年〜）らが妥当性の高い調査票を用いた疫学研究結果を1990年代に報告したことが契機となり，FFQは栄養疫学の調査法として世界的に広がった．

　対象者の年齢や地域に応じて，国内・海外でいろいろなFFQが開発されているが，食物リストが比較的短くて，習慣的な摂取頻度のみを質問する定性的食物摂取頻度調査法と，習慣的な頻度と1回当たりの摂取量についても質問する半定量食物摂取頻度調査法 Semi Quantitative Food Frequency Questionnaire（SQFFQ）がある．後者の目標はエネルギー，栄養素あるいは食品成分の各個人における習慣的な摂取量を推定することである．しかし，推定された栄養素などの摂取量は個人の絶対量というよりは，疾患との関連を検討するため，集団におけるランク付けに用いられる相対量と考えるのがよい．

　詳細はⅡ編　3．食物摂取頻度調査法を参照してほしい．

1）適　用

　習慣的な食品・栄養素等の摂取量について，個人をランキングして集団を3〜5群にカテゴリー化し，摂取量と疾病との関連を検討する疫学調査に用いられる．栄養教育の場では，対象者のスクリーニング等に利用される場合もある．

2）長　所

　個人の習慣的な摂取量を評価でき，自記式は，対象者・調査者の負担，データ収集と処理の時間，費用が，食事記録法や24時間思い出し法に比べてはるかに小さいので，数千人，数万人を対象とする大規模疫学調査でも活用できる．データ入力についても光学式文字読み取り装置（OCR）やコンピュータで自己記入が可能である．

3）短　所

　過去の1年間あるいは1ヵ月間の食物摂取回数を，正確に記憶している人はいないので，対象者の直感的な記憶に依存する．日常に摂取する食品の1回当たり摂取量（目安量）には変動があるし，食物摂取には季節変動があるので，正確な回答を得ることはかなり難しい．したがって，直近の食事内容と分量の情報が得られる24時間思い出し法や食事記録法に比べると，FFQによって推定される栄養素等摂取量は正確ではない．

4）妥当性と再現性

　FFQは食事記録法や24時間思い出し法に比べると簡便ではあるが，精度は低い．したがって，精度が高いとされる食事記録法などとFFQとを，同じ人にやってもらい，両者の結果の平均値を比較したり，相関係数を評価したりする妥当性研究が重要となる．日本人向けに開発されたFFQの妥当性については，Wakai[1]（2009年）が21種のFFQをレビューした結果，対象栄養素の相関係数の中央値は，0.31〜0.56の範囲であると報告しており，2021年には亀田ら[2]が50報をレビューした結果，栄養素等摂取量の相関係数が0.5以上であった論文は少なかったと報告しており，総じてFFQと食事記録法の相関は，一般的な統計学で判断される"強い相関（0.7以上）がある"とはいえない．

　また，FFQは過去1年間などの習慣的な摂取頻度を回答するのだから，同一人物に繰り返し調査をしても，理論的には同じ摂取量の値になるはずである．しかしながら，FFQの再現性（同じFFQを2回実施すること）を示す相関係数の中央値は，Wakai[1]のレビューによると0.50から0.72程度である．

　妥当性や再現性が検証されたFFQを，別の研究で質的に異なる集団に用いる場合がある．FFQは，特定の集団を念頭において開発されているので，別集団で得られたFFQの結果は，その妥当性・再現性のレベルも変わる可能性がある点に留意されたい．

D．食事歴法　Dietary History

　食事歴という用語には，多様な意味があり，広義には，対象者に過去の食生活をたずねる食事評価方法のすべてを指す[3]．国内にはSasakiらが開発したDHQ（150項目）や簡易版のBDHQ（58項目），食事ベースDHQなどがあり，自記式質問法で幼児（保護者あるいは代理人の回答）から成人に至るまで幅広く適用されている．元来は，食事歴法は1947年にBurke[4]が提唱し，高度に訓練された面接者が聞き取る方法で，習慣的な食物摂取頻度だけでなく，典型的な朝昼夕の食事構成，3日

間の食事記録とのクロスチェックからなる調査であった．現在は，食事歴法という用語を，単なる食物摂取頻度による食事評価であると，誤認している場合があるが，食事歴法は単純な食物摂取頻度の自己記入だけではなくて，朝・昼・夕食ごとの状況，夜食，間食の有無やその摂取時間，平日・休日の摂取パターン，さらには食材別の調理法（揚げる，直火焼など）も聞き取ることで調理損失や煙の曝露などの調理環境をも評価できる．さらに3日分の食事内容を，何を，どれくらい食べているかを，食事歴のチェックリストとして照合する研究もあり，質問が複雑になる研究では面接者を伴って実施される．

1）適　用

　食事歴法は，直近の思い出しが困難な者，長期間の食習慣を認識できにくい者，例えば高齢者や子どもへの適用は難しい．詳細な聞き取りを行う場合は大きな集団への適用も困難である．

2）長　所

　最大の長所は，短期間の食事（食事記録法や24時間思い出し法）や主要な食物摂取頻度だけではなく，日常の食事様式と詳細な食物摂取状況を把握できることである．例えば，食品の調理法を詳しく知ることで，調理損失などを考慮した詳しい栄養素の摂取量を推定でき，焼き焦げの程度を聞くことで，食品成分以外の要因に曝露されたかを把握できる．

3）短　所

　対象者は，日常の食品と摂取量について，詳細な思い出しと判断を求められる．これらは対象者にとっては煩雑で困難なことである．食事歴法で評価された栄養素等摂取量は，食物摂取頻度調査法と同じように絶対量ではなく，相対的なものと考えるべきである．また1日3食などの食事パターンが決まっていないような対象者には不向きである．

4）妥当性

　食事歴法による推定栄養素等摂取量は，二重標識水法と比較した消費エネルギーや尿中排泄窒素量で算出したたんぱく質において，過小推定になったことが報告されている[3]．

E．その他（陰膳法，画像認識法など）

1）陰膳法　Duplicated Method

　対象者が摂取する食事と同じ内容と量の料理・食品を，もう1人分をつくって（duplicate 複製），それを検体にして化学的な含有量を測定する方法である．日本食品標準成分表が整備されていない食品組成や化学物質（ダイオキシン，水銀，鉛等）の含有量を推定できる強みがある．環境庁のリスク評価調査では，対象者が調査期間中の3日間に食べたものをすべて容器に保管して，回収し，3日分を混合して化学物質を測定し，対象者の1日分，体重1kg当たりの摂取量を算定している．

I 食事調査の基礎知識

　生活習慣病の予防を目的とした長期間の食習慣を把握する調査としては，陰膳法は対象者への負担が大きく，分析費用も高額になるので適用は難しい．測定のために，1食分を余分に準備することによって，食事内容や分量が通常とは異なってしまう可能性も指摘されている．

2）マーケットバスケット法

　一般的な小売店で，あらかじめ調べておいた代表的な食品を購入して，通常の手順で洗浄・調理をしたのち，食品に含まれている物質の量を化学的に測定する方法である．

　代表となる食品は，国民健康・栄養調査の結果を用いて選定される例が多く，食品添加物や残留農薬の摂取量を，1人1日当たりあるいは体重1kg当たりで推定して，年齢別・地域別に安全性を評価する．集団レベルの摂取量推定は可能だが，個人レベルの評価は不可能である．

3）情報学領域における料理写真の画像認識

　情報処理の分野では，大量の料理・レシピの画像，コンピュータに学習させた技術を用いて，対象者が撮影した**写真**が，どんな料理・食品であるかを自動認識できるようになってきた．わかりやすい例としては，スマートフォンで撮影しただけの整理していない写真を，GoogleやMicrosoftが自動的に"人物"，"猫"，"風景"等のラベル付けをして，整理・分類する機能と同じような仕組みである．開発初期には，教師データとして，料理名とエネルギー量が明らかになっている料理写真を，寿司，ラーメンなどのカテゴリーごとに数100枚程度準備しておき，その料理の色，形，食品らしさの数値指標や特徴量を学習させて判別プログラムを開発する．その判別プログラムの解析結果として，対象者が撮影した写真の料理名や食材が認識できて，「しょうゆラーメン，○○ kcal」といった文字情報が結果として表示される．すでに継続的な健康管理を目的にしたアプリも稼働している．対象者は料理名をテキスト入力する必要がないので，作業負担が圧倒的に軽減される方法であるが，今のところ，料理の分量や素材が個別対応になっているか，食品群別の集計値を把握しているかなどは，不明な場合が多い．今後，画像認識による食事調査においても，食事記録調査・24時間思い出し法，あるいは生体指標を基準にした妥当性の検証が望まれる．

F. まとめ

　主な食事調査法の種類と特徴のまとめ（表 I -1）と，食事調査法の特性別のフローチャート（図 I -1）を示す．

　食事調査法を選択する際には，栄養素等摂取量を算出したいのか（量的評価），栄養素等摂取量は不要か（質的評価），また，栄養素等摂取量を算出したい場合には，個人あるいは集団に対して絶対量として評価したいのか，相対量としてランク（順位）付けが行えればよいのか，という目的とする評価のレベルを考える．

　さらに，調査を実施する場合には，実現可能性（フィージビリティ）を考慮することも重要である．実現可能性には，対象者，調査実施者のそれぞれが実際に調査遂行可能であるかどうかに加え，

1 食事調査の概要

表 I-1. 主な食事調査法の種類と特徴

		食事記録法 Dietary Records (DRs)			24時間思い出し法 24h-Dietary Recall		食物摂取頻度調査法 Food Frequency Questionnaire (FFQ)		
1 特徴	概要	1日に飲食したすべての料理・食品の名称と量を記録する			1日に飲食したすべての食事内容を口頭等で回答する		食物リストに示された食品・料理の摂取頻度を択一式で回答する		
	調査期間	連続または非連続の1～7日間程度			前日または調査時点前の24時間		最近1ヵ月～1年程度		
	調査形式	前向き prospective			後ろ向き retrospective		後ろ向き retrospective		
	記述方法	自記式			他記式	自記式	自記式		
	記憶への依存	原則として記憶に依存しない			短期間の記憶に依存する *思い出しバイアスの原因となる		長期間の直感的な，漠然とした記憶に依存する *思い出しバイアスの原因となる		
	種類	秤量法	目安量法	写真法 *料理，食品名のメモや秤量法，目安量法と併用する場合もある	面接式や電話式がある	オンライン式 (p.77参照)	エネルギー・広範な栄養素を推定		特定の栄養素(ナトリウム，カルシウム等)を推定
							ポーションサイズの選択肢あり *半定量式と呼ぶ	ポーションサイズの選択肢なし	
	料理・食物の名称	オープンクエスチョン *回答の範囲を制限しない			オープン・クエスチョン(回答の範囲を制限しない)	自動化されたシステムに従って自身で回答・選択	クローズドクエスチョン *食物リストは100種前後が多い	クローズドクエスチョン *食物リストは50種前後が多い	クローズドクエスチョン *食物リストは10～20種前後が多い
	量の把握方法	対象者が秤や計量カップで秤量して記録	対象者が目安量を記録し，調査者が量を推定	対象者が定規等とともに撮影し，調査者が量を推定	対象者から量を聞き取り，調査者が量を推定 3Dモデルや食器，簡易的な図版を使用	調査者は介在せず，複数の画像から自身で選択	各食物リストに設定されたポーションサイズより多い(1.5倍等)，少ない(0.5倍等)を対象者が選択し，重み付けして計算 -i	各食物リストに設定された一律のポーションサイズを用いて計算 -ii	iiの形が多いが，iの形もある
	食品成分表	日本食品標準成分表を使用			日本食品標準成分表を使用	各国の成分表を使用	食物リストにあわせて開発された荷重成分表を使用することが多い．必ずしも最新の日本食品標準成分表に基づいていない		
2 調査の実行可能性(フィージビリティ)に関する事項	対象者の事務的能力	かなり必要	必要	必要	不要	必要	ほぼ不要		
	対象者の負担	大きい			食事記録法に比べ少ない		少ない		
	対象者向けの調査方法の説明	必要			不要 *面接，電話の日程調整は必要	必要(デモ動画等)	不要		
	調査者のスキル	必要			食事記録法以上に必要	不要	不要		
	調査コスト	大きい			大きい	小さい(ただしシステム開発費大)	小さい		
	調査可能人数	コスト，マンパワーの点で調査可能人数が限定される			コスト，マンパワーの点で調査可能人数が限定される	基本的に制限なし(システムによる許容範囲内)	万単位の人数まで可能		
3 摂取量推定の精度および誤差に関する事項	量の推定精度	高い			高い		食事記録法，24時間思い出し法より低い		
	調査による行動変容の可能性	高い．記録により普段より簡素または豪華な食事になる可能性がある *行動変容バイアスの原因となる			低い	低い			
	対象者が偏る可能性	高い．記録をする能力，意欲，時間がある人が参加する傾向 *選択バイアスの原因となる			食事記録法より低い．面接・電話応対の意欲，時間がある人が参加する傾向 *選択バイアスの原因となる	食事記録法，24時間思い出し法より低い			
	過小評価	調査法の特性としての過小評価は起きにくい *行動変容バイアスは除く			健康に好ましくない食物を少なめに回答する可能性がある．記憶漏れの可能性がある		健康に好ましくない食物を少なめに回答する可能性がある．食物リストにない食物は計算されない．食物リスト数が少ない調査票は過小評価される可能性がより高い		
	過大評価	調査法の特性としての過大評価は起きにくい *行動変容バイアスは除く			健康に好ましい食物を多めに回答する可能性がある		健康に好ましい食物を多めに回答する可能性がある．季節により摂取頻度が異なる食物を加算して回答し，過大評価になる可能性がある．食物リスト数が多い調査票は過大評価される可能性がより高い		

※食事歴法 Dietary History については本文を参照．食事歴法の主要部分がFFQ形式である場合は，FFQに準ずる

(今枝奈保美：食事摂取量の把握方法と結果の活用．日本スポーツ栄養研究誌，6：10-17, 2013を著者の許可を得て改変)

I 食事調査の基礎知識

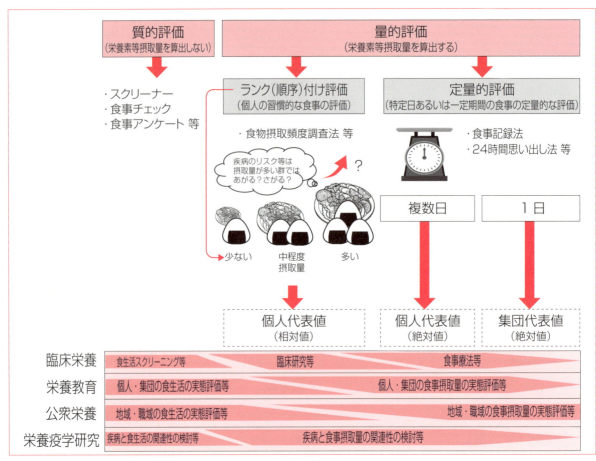

図 I-1. 食事調査法の特性別フローチャート

調査遂行可能な経費，時間，データ処理等に要するマンパワー等を含む．

　食事記録法は，定量的に評価する場合の最も優れた食事調査法と考えられている．現時点では複数日の食事記録法が，食事調査のゴールドスタンダードとなっている．しかし，一般の対象者に長期間（複数日）の食事記録法を実施することは難しい．また，栄養素等摂取量は個人内変動が大きいため，1日の調査で「個人の習慣的な摂取量（個人の代表値，真値）」を評価するのは困難である．

　一方，食物摂取頻度調査法は，長期間（1ヵ月〜1年等）の食事の摂取状況をたずねるため，個人の習慣的な摂取量として，個人内変動をより小さくした摂取量を評価できる．また，対象者の負担も調査実施者の負担も比較的小さいことから，循環器疾患やがんなどの慢性疾患と栄養素等摂取量の関連を調べる大規模な栄養疫学研究で広く利用されている．臨床栄養や栄養教育においても，ランク付け評価法として活用できると考えられる．

　しかし，食物摂取頻度調査法における摂取頻度の回答は，長期間の直感的で漠然とした記憶に頼るため，24時間思い出し法（短期間の記憶に頼る）や食事記録法（記憶に頼らない）と比較して，より思い出しバイアスが大きい．さらに，食物摂取頻度調査法では，そもそも摂取量の把握の精度が，食事記録法や24時間思い出し法とは異なっている．食物摂取頻度調査法では，摂取量は示されたポーションサイズと同程度か，多いか，少ないかの3段階程度で評価されるのみであり，詳細な摂取量としては把握されない．さらに簡易的な調査票では摂取量（ポーションサイズ）はまったく把握せ

ずに，すべて一律の摂取量として栄養計算される．また，食物摂取頻度調査法では，調査票に含まれる項目数（食物リスト数）が多い調査票ではエネルギー摂取量等が多めに計算され，少ない調査票では少なめに計算されることが指摘されている．

以上，食物摂取頻度調査法は，栄養素等摂取量の絶対量の評価法としての限界は存在するものの，調査実現可能性が高い調査法であり，摂取量のランク付け（順位）評価は可能と考えられている．また，食事歴法も主要部分が食物摂取頻度調査法と同じ形式である場合，その特徴も同様であると考えられる．各調査法の長所と限界を十分に認識して選択する必要がある．

現在，画像認識技術の進化とともに，料理画像の認識による食事調査法も開発され，商業的に利用されている（ここでは画像認識法と呼ぶ）．料理画像の認識レベルは近年著しく向上しており，多様な画像から，多様な料理が認識可能となっている．しかし，前述の通り画像認識法における栄養素等摂取量の推定方法には，不明な点が多い．今後の妥当性の検証により，画像認識法の学術的活用が進むことを期待したい．

I 食事調査の基礎知識

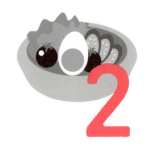

2 栄養素等摂取量算出のためのデータベース

A. 食品データベースとしての日本食品標準成分表

わが国における食品成分のデータベースは，文部科学省が公表している日本食品標準成分表である．成分表は，公表された時点での最新のデータであり，次の成分表が公表された時点で使命を終える．2023年4月時点での最新の成分表と収載食品を示す．

1. 日本食品標準成分表2020年版（八訂）：2,478食品
2. 日本食品標準成分表2020年版（八訂）アミノ酸成分表編：1,953食品
3. 日本食品標準成分表2020年版（八訂）脂肪酸成分表編：1,921食品
4. 日本食品標準成分表2020年版（八訂）炭水化物成分表編：1,075食品

2〜4の成分表は，1の成分表を補完する別冊である．

これらは文部科学省のホームページ（https://www.mext.go.jp/a_menu/syokuhinseibun/mext_01110.html）に，成分データはExcel形式，解説などはPDF形式で公表されている．また，各成分表を食品ごとに検索できる「食品成分データベース」（https://fooddb.mext.go.jp/）も公表されている．日本食品標準成分表2020年版（八訂），（以下，成分表2020（八訂））の改訂の要点は以下の通りである．

1）エネルギーの算出方法の変更

食品のエネルギー量は，エネルギー産生成分にエネルギー換算係数を乗じた値である．成分表2020（八訂）では，両者が変更された．成分表2020（八訂）のエネルギー量は，FAO（Food and Agriculture Organization of the United Nations，国際連合食糧農業機関）報告書[5]やFAO/INFOODS（The International Network of Food Data Systems，食品データ・システムの国際ネットワーク）の指針[6]に基づきエネルギーを算出している．成分表2020（八訂）のエネルギー産生成分を表I-2の★に，エネルギー換算係数を表I-3に示した．なお，日本食品標準成分表2015年版（七訂）（以下，成分表2015（七訂））の方法によるエネルギー値も，文部科学省版の成分表2020（八訂）の第3章の2に収載されている．

2）成分項目とその順番の変更

エネルギーの算出方法の変更に伴い，成分項目の収載順では，エネルギー算出の基盤となる成分を各成分群の左に配置し，糖アルコール，有機酸およびアルコールもエネルギー産生成分であるため収載された（表I-2）．食物繊維は総量のみとし，その組成は炭水化物成分表の食物繊維成分表に収載

表Ⅰ-2. 成分表2020（八訂）のエネルギー，エネルギー産生成分およびTagname*

		たんぱく質		脂質			炭水化物							アルコール
							利用可能炭水化物							
水分		★アミノ酸組成によるたんぱく質	●たんぱく質	★脂肪酸のトリアシルグリセロール当量	コレステロール	●脂質	★利用可能炭水化物（単糖当量）	(★)利用可能炭水化物（質量計）	差引き法による利用可能炭水化物	★食物繊維総量	★糖アルコール	●炭水化物	■有機酸	■アルコール
kJ	kcal	(………… g …………)			mg		(…………………… g ……………………)							(g)
ENERC	ENERC_KCAL	WATER	PROTCAA	PROT-	FATNLEA	CHOLE	FAT-	CHOAVLM	CHOAVL	CHOAVLDF-	FIB-	POLYL	CHOCDF-	OA	ALC

★ 成分表2020（八訂）のエネルギー算出方法によるエネルギー値とそれを算出するためのエネルギー産生成分
● 成分表2015（七訂）のエネルギー算出方法によるエネルギー値の計算に用いるエネルギー産生成分
■ 成分表2020（八訂）のエネルギー算出および成分表2015（七訂）の方法によるエネルギー算出ともに用いる成分
* FAO/INFOODSが定めた成分識別子（p.16参照）

表Ⅰ-3. エネルギー産生成分とエネルギー換算係数

成分名	換算係数(kJ/g)	換算係数(kcal/g)
アミノ酸組成によるたんぱく質／たんぱく質	17	4
脂肪酸のトリアシルグリセロール当量／脂質	37	9
利用可能炭水化物（単糖当量）	16	3.75
差引き法による利用可能炭水化物	17	4
食物繊維総量	8	2
アルコール	29	7
糖アルコール		
ソルビトール	10.8	2.6
マンニトール	6.7	1.6
マルチトール	8.8	2.1
還元水あめ	12.6	3
その他の糖アルコール	10	2.4
有機酸		
酢酸	14.6	3.5
乳酸	15.1	3.6
クエン酸	10.3	2.5
リンゴ酸	10	2.4
その他の有機酸	13	3

された．飽和脂肪酸，一価不飽和脂肪酸，多価不飽和脂肪酸は収載されず，脂肪酸成分表のみに収載された．ナイアシン当量も加わった．なお，食物繊維は，2種類の分析法で測定され，両者の値は大きく異なっているので，備考欄を見て分析方法を確認されたい．

3) 調理済み食品の充実

　成分表2015（七訂）の18群「調理加工食品類」は，成分表2020（八訂）では，「食品会社が製造・販売する工業的な調理食品及び配食サービス事業者が製造・販売する調理食品」を収載する食品群として「調理済み流通食品類」と名称変更された．また，各食品群の調理した食品の収載数の増加，調理による成分変化率表の充実も行われた．

4) 献立作成と栄養評価における使い分け

　成分表2020（八訂）のエネルギー値とエネルギー産生栄養素のセットは次の3つである．① 成分表2020（八訂）のエネルギー値とそれを計算した成分，② 成分表2020（八訂）のエネルギー値と成分表2015（七訂）の方法によるエネルギー値を計算した成分，③ 成分表2015（七訂）の方法によるエネルギー値とそれを計算した成分である．栄養計算結果には，どの方法による結果であるかを記載する必要がある．例えば，献立作成では，現時点の給与栄養目標量などに対しては，③ の値で評価し，① の値を実際の摂取量として把握するなど工夫が必要である．

B. 料理・複合調味料・標準的な味付けのデータベース化

　通常，私たちの食事は，食品や料理が組み合わされている場合が多い．このうち，料理や市販の複合調味料については，許容し得る範囲内で，その構成を標準的に取り扱える場合（例えば，「八宝菜」を構成する食品や調味料の内容やその割合），あるいは，標準的な味付けとして以前より定着している内容（例えば，酢物を調理する際の味付けとして用いる「三杯酢」）などについては，あらかじめデータベース化しておくことが望まれる．なかでも頻繁に出現する可能性の高い内容については，食事調査全体の効率化や標準化にとって有効である．

C. 食品データベースに登録されていない食品が出現した場合の対応

　わが国の食文化や食習慣は多様であり，ある限られた地域のみで摂取されている食品も多い．また，新しい加工食品や従来国内では存在しなかった食品が海外から取り入れられ利用されることもある．これらの食品については，既存の食品データベースでは取り扱われない（未収載である）場合がほとんどであり，仮に調査時に出現した場合には相応の対処が求められる．

　データベースに収載されていない食品については，本来，該当食品の成分値に関する情報を精査した上で新たにデータの新規登録を行うことが望ましい．しかし，実際には短時間での対応は難しく，それに代わる方法として，他の食品で置き換え（読み換え）て対応（コード化）する場合が多く，複

数の置き換え食品を組み合わせる場合もある．調査の目的や内容に応じ，置き換えの方針も異なる場合も考えられる．

D. わが国における食品データベース高度化への取り組み事例

これまでにも示したように，栄養素等摂取量を算出するためのデータベースには，常に種々の課題が生じる．このような状況を克服し，食品データベースを高度化しようとする取り組みがこれまでにも試みられている．

1）INTERMAP 研究での取り組み

INTERMAP 研究とは，日本，米国，英国，中国の 4 ヵ国で実施された栄養と血圧に関する国際共同研究のことである．この研究では各国間でデータの比較が可能な高い精度での栄養調査が求められた．このため，当時の日本食品標準成分表をそのままの形で食品データベースとして位置付けることができなかった．そこで，いくつかの改善策を講じて対応している．

まず，調理加工に伴う栄養成分や重量変化に対しては，各種の関連研究や書籍からの情報ならびに具体的な実験結果から，日本における調理加工のタイプを生状態の場合も含め 10 種類に分類し，食品群別に調理加工に伴う栄養素成分や重量変化の割合（変化率）を設定した．このように，食品成分表値をベースに調理加工に伴う変化率を乗じることで，実際に摂取した食品重量や栄養素量を真の値に近似させようとしたものである．また，料理ベースや複合調味料ならびに標準的な味付けに関するデータベースも構築した．さらに，実際の調査に際し出現した未登録の食品，医薬品扱いの製品も含むいわゆる栄養サプリメントや栄養ドリンク，料理などはいったん仮の登録をしておくものの，必ずデータを更新して登録するか適正な置き換えを実施した上で，各調査地（調査センター）の最終的なデータを確定し集計を行っている．

2）国民健康・栄養調査（国民栄養調査）での取り組み

国民栄養の現状〔1947（昭和 22）年～〕が，国民栄養調査〔1994（平成 6）年～〕となり，2001（平成 13）年の調査から食品データベースの大きな変更と改善が行われている．まず，基本となる日本食品標準成分表を四訂成分表から五訂成分表へ切り替えている．また，調理加工のタイプを生状態を除き 3 種類設定し，それぞれに変化率を設定している．さらに全国各地での調査に対応できるよう，標準的な外食と惣菜類について，直接コード付けできるようにデータベースが構築されている．また，食品番号表には，調味料や吸油率などに関する標準化された参考データもまとめられている．

2003（平成 15）年からは「健康増進法」に基づく国民健康・栄養調査として実施されるようになった．この年からは五訂成分表には収載されていない特定保健用食品，複合調味料，加工食品などを新たに食品データベースに追加したり，いわゆる栄養サプリメントや栄養素強化食品への対応が可能になるような仕組みの変更が行われている．

2005（平成 17）年には，五訂増補成分表が公表されたことに伴い，取り扱う食品や一部の栄養素

について単位の見直しが行われているほか，これまでの調査に際して出現頻度の高かった未収載食品や新しい食品などへの対応が継続的に行われている．

E. 食品データベース：海外の事情

1) どのような食品成分表/データベースがあるか

　各国の食品成分表/データベース（以下，成分表/DB）のコミュニティの中心はFAO/INFOODS（International Network of Food Data Systems, https://www.fao.org/infoods/infoods/en/）である．そのウェブサイト（https://www.fao.org/infoods/infoods/tables-and-databases/en/）には100以上の国や地域の成分表/DBの情報がまとめてある．FAO/INFOODSが編纂した成分表/DB（西アフリカ，フィチン酸，豆類，魚介類，等）もある．また，デンマークのDanish Food Informaticsのウェブサイト（https://www.danfood.info/links.asp）にも80以上の国や地域の成分表/DBの情報がある．FAO/INFOODSは公表した指針の一つ[6]で，利用者用の成分表/DBで使用する言語が英語以外の場合，英語版も作製することを勧めているので，英語版が利用できるものが多い．欧州連合（EU）には，域内諸国の成分表/DB編纂者のコミュニティであるEuroFIR AISBL（European Food Information Resources, https://www.eurofir.org/）があり，会員国（およびカナダ，日本，ニュージーランド，米国）の成分表/DBを横断検索できるFoodEXplorerを運用している．最近は，Pay Per Viewのオプションがあり，会員でなくても利用できるようである．

　市販製品の成分値が収載されているデータベースもある．米国農務省（USDA）のFoodData Central（https://fdc.nal.usda.gov）では，米国（およびニュージーランド）で流通している製品の成分値情報を，Branded Food Products Databaseの検索結果として，収集できる．成分表2020（八訂）には収載されていないコチュジャン gochujangを検索すると120以上の製品の成分値が得られる．

2) 参考となる情報

　FAO/INFOODSのウェブサイトには，成分表/DBの編纂/構築/利用などに関する情報がある．成分表/DBの利用経験の少ない読者にはFood composition data - Production, management and use[7]を通読することをお勧めする．また，Danish Food InformaticsがまとめているCompilers' Toolbox（http://toolbox.foodcomp.info/Toolbox.asp）は，編纂者向けのものであるが，利用者の参考となる情報も多い．

3) 留意点

a．利用しようとする成分表/DBの説明文を熟読する．特に成分項目の定義は同一ではない可能性がある．成分項目の記載にFAO/INFOODSが定めた成分識別子であるTagnameを併記していれば，成分項目が何を指すかは容易に理解できる．当該成分表/DBが利用している分析法が，成分表2020（八訂）のものと異なれば，得られる成分値も異なる可能性がある．

b．国によって同じ食品を指す語が異なる（ことがある）．よく知られているように，野菜類のナス

は，英国英語では aubergine という．英国の食品成分表（https://quadram.ac.uk/UKfoodcomposition/）は egg plant では収載していない．ragi は穀類のシコクビエである．インドの食品成分表[8]では，英国英語や北米英語の finger millet ではなく，ragi で収載している．いずれの場合でも，当該成分表の中で，学名を調べることが必要である．前者の場合 *Solanum melongena* とあれば，間違いなくナスであり，後者の場合 *Eleusine coracana* とあれば，シコクビエである．ただし，ある分類群を扱った論文の著者によっては正名 correct name であると容認された学名 accepted name ではなく，異名 synonym で記載されていることもあるので，注意を要する．例えば，*Solanum esculentum* や *S. insanum* などは *S. melongena* の異名である．植物の学名に関する最新の情報は，WFO – The World Flora Online（http://www.worldfloraonline.org/）で調べることができる．和名から学名を調べる際には，サイエンスミュージアムネット（https://science-net.kahaku.go.jp/）上にある pdf ファイル「学名辞書的に使えるウェブサイト・資料など」が参考になる．

c．成分表/DB の収載値が正しいかどうかは，利用者が判断する．英国の食品成分表は優れた成分表である．しかし，誤りもある．当該成分表では「ニンニク，りん茎，生（garlic, raw）」のでん粉の成分値を 14.7 g/100 g EP としている．しかし，ニンニクはでん粉を含まない[9]．優れたものであるがゆえに，他の諸国の成分表/DB でも 14.7 g/100 g EP を借用値として利用しているものがある．（成分表 2020（八訂）では，ニンニクのでん粉を 0 g/100 g EP としている．）

I　食事調査の基礎知識

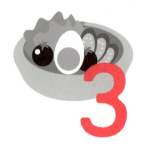

3 日本人の食事摂取基準（DRIs）による摂取量の評価

　食事調査によって得られたエネルギーや栄養素摂取量を個人あるいは集団レベルで評価するためには，日本人の食事摂取基準 Dietary Reference Intakes（DRIs）をよく理解し，正しく適用する必要がある．特に，栄養教育や給食管理といった「これからの食事」に対する計画（プランニング）と，人々が自由意志に基づいて摂取している食事を対象として行う食事調査といった評価（アセスメント）では，日本人の食事摂取基準の活用の仕方が根本的に異なる．また，評価の対象が個人の場合と集団の場合とでは，評価のアプローチを変える必要がある．

A. 基本情報の把握

　日本人の食事摂取基準を適用するためには，調査対象者の年齢，性別，妊娠・授乳の別（妊娠週数を含む），身体活動レベルなどの基本情報の把握が必要である．鉄については，月経の有無によって推定平均必要量 Estimated Average Requirement（EAR）および推奨量 Recommended Dietary Allowance（RDA）が異なるので，その情報を得るとともに，できれば「過多月経」があるかどうかを把握する．
　身体活動レベルについては，表Ⅰ-4，表Ⅰ-5を参考として判断を行う．ただし，1～5歳では身体

表Ⅰ-4．身体活動レベル別にみた活動内容と活動時間の代表例

	低い（Ⅰ）	ふつう（Ⅱ）	高い（Ⅲ）
身体活動レベル[*1]	1.50 （1.40～1.60）	1.75 （1.60～1.90）	2.00 （1.90～2.20）
日常生活の内容[*2]	生活の大部分が座位で，静的な活動が中心の場合	座位中心の仕事だが，職場内での移動や立位での作業・接客等，通勤・買い物での歩行，家事，軽いスポーツ，のいずれかを含む場合	移動や立位の多い仕事への従事者，あるいは，スポーツ等余暇における活発な運動習慣を持っている場合
中程度の強度（3.0～5.9メッツ）の身体活動の1日当たりの合計時間（時間/日）[*3]	1.65	2.06	2.53
仕事での1日当たりの合計歩行時間（時間/日）[*3]	0.25	0.54	1.00

　＊1　代表値．（ ）内はおよその範囲
　＊2　Black, et al.[10]，Ishikawa-Takata, et al.[11] を参考に，身体活動レベル（PAL）に及ぼす仕事時間中の労作の影響が大きいことを考慮して作成
　＊3　Ishikawa-Takata, et al.[12] による

（厚生労働省：日本人の食事摂取基準（2020年版）より引用）

3 日本人の食事摂取基準(DRIs)による摂取量の評価

表I-5. 小児の身体活動レベル別にみた活動内容（例）について

身体活動レベル	活動内容（例）
低い（Ⅰ）	体育や休み時間以外は活発な活動（運動・外遊びなど）がほとんどない（活発な活動が，1日当たり合計30分程度）
ふつう（Ⅱ）	放課後もよく外遊びする（活発な活動が，1日当たり合計1時間程度）
高い（Ⅲ）	「ふつう」に加えて，週末などに活発なスポーツを行っている（活発な活動が，1日当たり合計2時間程度）

(厚生労働省:「日本人の食事摂取基準」活用検討会報告書，平成22年より引用)

活動量の個人差が小さいと考えられ，身体活動レベルを区分せずに「ふつう（Ⅱ）」とする．また，高齢者は，他の世代に比べて身体活動レベルが異なっている可能性がある．日本人の食事摂取基準（2020年版）では，平均年齢75歳前後までの健康で自立した高齢者について，身体活動レベルを測定した報告から，前期高齢者（65～74歳）の身体活動レベルの代表値を1.70とし，身体活動量で集団を3群に分けた検討も参考にして，レベルⅠ（1.45），レベルⅡ（1.70），レベルⅢ（1.95）としている．75歳以降の後期高齢者に関する報告は，自立している者と外出できない者の2つに大別され，身体活動レベルが「高い」に相当する者が想定しづらい年齢層でもある．このため，後期高齢者についてはレベルⅠ（1.40），レベルⅡ（1.65）のみとしている．レベルⅠは，自宅にいてほとんど外出しない者を念頭に置いているが，高齢者施設で自立に近い状態で過ごしている者にも適用できる値である．

B. 日本人の食事摂取基準（DRIs）の基本的な考え方 (表I-6)

1）摂取エネルギー量の評価

日本人の食事摂取基準（2020年版）において，18歳以上の者のエネルギー摂取量および消費量のバランス（エネルギー収支バランス）の維持を示す指標としては，「体格指数 Body Mass Index（BMI）」が採用されている．したがって，BMIが増加すれば正のエネルギー出納，減少すれば負のエネルギー出納があったと評価できる．成人については，観察疫学研究において報告された総死亡率が最も低かったBMIの範囲や日本人のBMIの実態などを総合的に検証し，目標とするBMIの範囲（18～49歳：18.5～24.9，50～64歳：20.0～24.9，65～74歳：21.5～24.9，75歳以上：21.5～24.9）を示している．なお，65歳以上の高齢者では，フレイルの予防および生活習慣病の発症予防の両方に配慮する必要があることも踏まえ，当面目標とするBMIの範囲を21.5～24.9 kg/m^{2}としている．

18歳未満の者においては，18歳以上の者のようにBMIを用いることができないため，例えば，幼児（6歳未満）においては10年ごとに更新されている乳幼児身体発育調査による標準体重から，学童・生徒（6～17歳）の場合は学校保健統計調査における標準体重から肥満度を求めて判定する．また，成長曲線（乳幼児身体発育曲線，幼児の身長体重曲線）を用いて経時的な変化を観察することなどの配慮が必要である．

なお，理論上は摂取エネルギー量と推定エネルギー必要量 Estimated Energy Requirement（EER）

I 食事調査の基礎知識

表 I-6. 基準を策定した栄養素と指標[1]（1歳以上）

栄養素			推定平均必要量 (EAR)	推奨量 (RDA)	目安量 (AI)	耐容上限量 (UL)	目標量 (DG)
たんぱく質[2]			○b	○b	—	—	○[3]
脂質		脂質	—	—	—	—	○[3]
		飽和脂肪酸[4]	—	—	—	—	○[3]
		n-6系脂肪酸	—	—	○	—	—
		n-3系脂肪酸	—	—	○	—	—
		コレステロール[5]	—	—	—	—	—
炭水化物		炭水化物	—	—	—	—	○[3]
		食物繊維	—	—	—	—	○
		糖類	—	—	—	—	—
主要栄養素バランス[2]			—	—	—	—	○[3]
ビタミン	脂溶性	ビタミンA	○a	○a	—	○	—
		ビタミンD[2]	—	—	○	○	—
		ビタミンE	—	—	○	○	—
		ビタミンK	—	—	○	—	—
	水溶性	ビタミンB₁	○c	○c	—	—	—
		ビタミンB₂	○c	○c	—	—	—
		ナイアシン	○a	○a	—	○	—
		ビタミンB₆	○b	○b	—	○	—
		ビタミンB₁₂	○a	○a	—	—	—
		葉酸	○a	○a	—	○[7]	—
		パントテン酸	—	—	○	—	—
		ビオチン	—	—	○	—	—
		ビタミンC	○x	○x	—	—	—
ミネラル	多量	ナトリウム[6]	○a	—	—	—	○
		カリウム	—	—	○	—	○
		カルシウム	○b	○b	—	○	—
		マグネシウム	○b	○b	—	○[7]	—
		リン	—	—	○	○	—
	微量	鉄	○x	○x	—	○	—
		亜鉛	○b	○b	—	○	—
		銅	○b	○b	—	○	—
		マンガン	—	—	○	○	—
		ヨウ素	○a	○a	—	○	—
		セレン	○a	○a	—	○	—
		クロム	—	—	○	○	—
		モリブデン	○b	○b	—	○	—

[1] 一部の年齢区分についてだけ設定した場合も含む.
[2] フレイル予防を図る上での留意事項を表に脚注として記載.
[3] 総エネルギー摂取量に占めるべき割合（％エネルギー）.
[4] 脂質異常症の重症化予防を目的としたコレステロールの量と，トランス脂肪酸の摂取に関する参考情報を表の脚注として記載.
[5] 脂質異常症の重症化予防を目的とした量を飽和脂肪酸の表の脚注に記載.
[6] 高血圧及び慢性腎臓病（CKD）の重症化予防を目的とした量を表の脚注として記載.
[7] 通常の食品以外の食品からの摂取について改めた.
[a] 集団内の半数の者に不足又は欠乏の症状が現れ得る摂取量をもって推定平均必要量とした栄養素.
[b] 集団内の半数の者で体内量が維持される摂取量をもって推定平均必要量とした栄養素.
[c] 集団内の半数の者で体内量が飽和している摂取量をもって推定平均必要量とした栄養素.
[x] 上記以外の方法で推定平均必要量が定められた栄養素.

（厚生労働省：日本人の食事摂取基準（2020年版）より引用）

を比較することでもよいが，実際にはいろいろな難しい問題を含んでいる．その最大のものが，過小申告の問題である．すなわち，食事調査から得られるエネルギー摂取量は，調査法や調査対象者（例：肥満者）によっても異なるが，全般的に実際よりも少なく申告される場合が多いことが知られている．

2）推定平均必要量（EAR）および推奨量（RDA）が示されている栄養素の場合

　最も重要なことは，「個人の必要量」にはバラツキ（個人差）があり，一人ひとりの正確な値は「わからない」ということである．そのために，限られた人々を対象として行われた実験データをもとに必要量の平均値とバラツキから分布［図Ⅰ-2a］を推定し，そこからリスク曲線［図Ⅰ-2b］を仮定する．すなわち，ある個人の習慣的な摂取量に対して，必要量を満たさない（「不足」の）確率を示すことができる．図Ⅰ-2から摂取量＝推定平均必要量（EAR）であれば確率0.5（50％）で，摂取量＝推奨量（RDA）であれば確率0.02～0.03（2～3％）で「不足」ということがわかる．

　この確率曲線から明らかなように，摂取量が推奨量（RDA）を若干下回るからといって，すぐ「不足」だと判断することは誤りであり，「充足している（不足をしていない）確率」は比較的高い（例えば92％）可能性も考えられる．

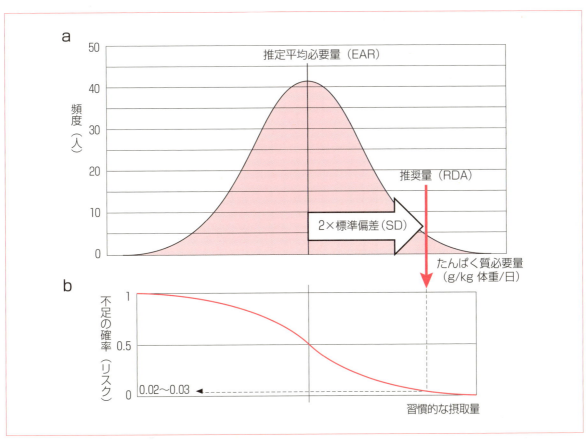

図Ⅰ-2．栄養素の必要量の分布から見た2つの指標（EAR，RDA）と「不足」のリスク曲線（たんぱく質を例として）

3）目安量（AI）が示されている栄養素の場合

目安量 Adequate Intake（AI）は，個々人における栄養素摂取の不足の有無を評価して得られるものではなく，不足状態を示す人がほとんど診察されない集団における平均的な摂取量（中央値すなわち 50 パーセンタイルを適用することが望ましい）を，「まあこれくらいであれば大丈夫だろう」という「目安」にしているものである．したがって，実験的に得られた個々人の必要量の平均値と分布から導き出される推定平均必要量（EAR）および推奨量（RDA）が示されている場合とは異なり，「確率的な判定」はできない．

そのために，ある個人の習慣的な摂取量が目安量（AI）以上の場合には不足となることは極めて少ないと考えられるが，それに満たない場合には確率的な判断の拠り所がないために評価は難しくなる．また，もともとが集団の摂取量の中央値もしくは平均値から得られた指標であることから，調査対象となったある集団において食事調査から計算された摂取量の中央値や平均値が目安量（AI）以上の場合には，集団全体として不足者の割合は少ないことが予想される．

4）耐容上限量（UL）の考え方

推定平均必要量（EAR）と推奨量（RDA）および目安量（AI）が各栄養素の欠乏症を防ぐための数値として設定されているのに対して，耐容上限量 Tolerable Upper Intake Level（UL）は過剰摂取による健康障害（肥満や脂質異常症といった生活習慣病とは異なる栄養素固有の過剰症）が発生する確率を低いレベルに抑えることを目的とした数値である．したがって，必要に応じて推定平均必要量（EAR），推奨量（RDA）および目安量（AI）とを組み合わせて，これらの指標を個人および集団の栄養素摂取量の評価に用いる必要がある．

5）目標量（DG）およびエネルギー産生栄養素の考え方

目標量 Tentative Dietary Goal for Preventing Life-style Related Diseases（DG）は，生活習慣病の発症予防を目的とした当面目標とする摂取量である．したがって，これ以外の推定平均必要量（EAR），推奨量（RDA）および目安量（AI）指標や耐容上限量（UL）のように栄養素摂取の過不足を評価することを目的とした指標ではない．

エネルギー産生栄養素とは，栄養素のうちエネルギー源となる「たんぱく質・脂質・炭水化物（アルコールを含む）」の総称である．また，各栄養素由来のエネルギーが総エネルギー摂取量に占める構成割合（％エネルギー）をエネルギー産生栄養素バランスという．このバランスは，構成成分である各栄養素の摂取不足を回避するとともに，生活習慣病の発症予防とその重症化予防を目的とするものである．したがって，その指標は目標量として示されている．評価に際しては，必要なエネルギー量を摂取できているのかを確認するとともに，栄養素ごとの％エネルギーが望ましい範囲内であるか否かを評価する必要がある．

C. 個人を対象とした食事調査データの解釈 (表I-7)

推定平均必要量（EAR）が示されている栄養素については，以前用いられてきた栄養所要量におけるいわゆる「充足率」的に個人の栄養素摂取量を評価・判定することは適切でない．すなわち，図I-3のようなレーダーチャートは「好ましくない」ということになる．それでは，どのように栄養素摂取の不足・充足を調査対象者に伝えればよいだろうか．

これについては，目的や考え方により，いろいろな方法が考えられると思われるが，表I-8や図I-4のような方法で食事調査結果を個人に返すことも一案である．

ただし，国民健康・栄養調査をはじめ，多くの大規模集団を対象とした調査では，1日ないし数日の食事しか把握していないので，個人内変動を十分に考慮して，食事調査データを評価することが求められる．

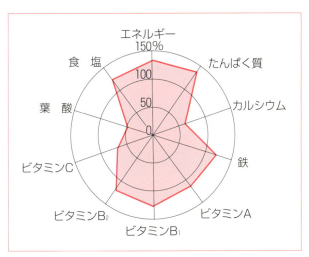

図I-3．いわゆる「充足率」的な考え方に基づく栄養素等摂取量の「好ましくない」表し方

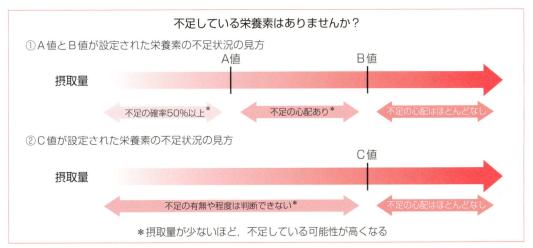

図I-4．推定平均必要量（EAR）と推奨量（RDA）および目安量（AI）を併記した栄養素摂取量の評価結果の表し方の例
　　　A値：推定平均必要量，B値：推奨量，C値：目安量

I 食事調査の基礎知識

表 I-7. 日本人の食事摂取基準（2020年版）を用いて個人または集団の食事摂取状態を評価する場合の考え方

目的	個人を対象として用いる場合			目的	集団を対象として用いる場合		
	用いる指標	食事摂取状況のアセスメント	食事改善の計画と実施		用いる指標	食事摂取状況のアセスメント	食事改善の計画と実施
エネルギー摂取の過不足の評価	体重変化量 BMI	○体重変化量を測定 ○測定されたBMIが，目標とするBMIの範囲を下回っていれば「不足」，上回っていれば「過剰」のおそれがないか，他の要因も含め，総合的に判断	○BMIが目標とする範囲内に留まること，又はその方向に体重が改善することを目的として立案 〈留意点〉おおむね4週間ごとに体重を計測記録し，16週間以上フォローを行う	エネルギー摂取の過不足の評価	体重変化量 BMI	○体重変化量を測定 ○測定されたBMIの分布から，BMIが目標とするBMIの範囲を下回っている，あるいは上回っている者の割合を算出	○BMIが目標とする範囲内に留まっている者の割合を増やすことを目的として計画を立案 〈留意点〉一定期間をおいて2回以上の評価を行い，その結果に基づいて計画を変更し，実施
栄養素の摂取不足の評価	推定平均必要量 推奨量 目安量	○測定された摂取量と推定平均必要量及び推奨量から不足の可能性とその確率を推定 ○目安量を用いる場合は，測定された摂取量と目安量を比較し，不足していないことを確認	○推奨量よりも摂取量が少ない場合は，推奨量を目指す計画を立案 ○摂取量が目安量付近かそれ以上であれば，その量を維持する計画を立案 〈留意点〉測定された摂取量が目安量を下回っている場合は，不足の有無やその程度を判断できない	栄養素の摂取不足の評価	推定平均必要量 目安量	○測定された摂取量の分布と推定平均必要量から，推定平均必要量を下回る者の割合を算出 ○目安量を用いる場合は，摂取量の中央値と目安量を比較し，不足していないことを確認	○推定平均必要量では，推定平均必要量を下回って摂取している者の集団内における割合をできるだけ少なくするための計画を立案 ○目安量では，摂取量の中央値が目安量付近かそれ以上であれば，その量を維持するための計画を立案 〈留意点〉摂取量の中央値が目安量を下回っている場合，不足状態にあるかどうかは判断できない
栄養素の過剰摂取の評価	耐容上限量	○測定された摂取量と耐容上限量から過剰摂取の可能性の有無を推定	○耐容上限量を超えて摂取している場合は耐容上限量未満になるための計画を立案 〈留意点〉耐容上限量を超えた摂取は避けるべきであり，それを超えて摂取していることが明らかになった場合は，問題を解決するために速やかに計画を修正，実施	栄養素の過剰摂取の評価	耐容上限量	○測定された摂取量の分布と耐容上限量から，過剰摂取の可能性を有する者の割合を算出	○集団全員の摂取量が耐容上限量未満になるための計画を立案 〈留意点〉耐容上限量を超えた摂取は避けるべきであり，超えて摂取している者がいることが明らかになった場合は，問題を解決するために速やかに計画を修正，実施
生活習慣病の予防を目的とした評価	目標量	○測定された摂取量と目標量を比較．ただし，発症予防を目的としている生活習慣病が関連する他の栄養関連因子及びに非栄養性の関連因子の存在とその程度も測定し，これらを総合的に考慮した上で評価	○摂取量が目標量の範囲内に入ることを目的とした計画を立案 〈留意点〉発症予防を目的としている生活習慣病が関連する他の栄養関連因子及び非栄養性の関連因子の存在と程度を明らかにし，これらを総合的に考慮した上で，対象とする栄養素の摂取量の改善の程度を判断．また，生活習慣病の特徴から考えて，長い年月にわたって実施可能な改善計画の立案と実施が望ましい	生活習慣病の予防を目的とした評価	目標量	○測定された摂取量の分布と目標量から，目標量の範囲を逸脱する者の割合を算出する．ただし，発症予防を目的としている生活習慣病が関連する他の栄養関連因子及び非栄養性の関連因子の存在と程度も測定し，これらを総合的に考慮した上で評価	○摂取量が目標量の範囲内に入る者又は近づく者の割合を増やすことを目的とした計画を立案 〈留意点〉発症予防を目的としている生活習慣病が関連する他の栄養関連因子及び非栄養性の関連因子の存在とその程度を明らかにし，これらを総合的に考慮した上で，対象とする栄養素の摂取量の改善の程度を判断．また，生活習慣病の特徴から考えて，長い年月にわたって実施可能な改善計画の立案と実施が望ましい

（厚生労働省：日本人の食事摂取基準（2020年版）より引用）

3 日本人の食事摂取基準（DRIs）による摂取量の評価

表Ⅰ-8. 日本人の食事摂取基準（2020年版）で設定されている各種指標と食事調査結果の評価への適用（例示）

（参照体位，身体活動レベルⅡの30歳男性の場合）

栄養素名		あなたの摂取量 総量	総量のうちわけ*1 通常食品	総量のうちわけ*1 強化食品	総量のうちわけ*1 補助食品	不足判断のための摂取量目安*2 （A値）A値以下でかなり不足の心配	不足判断のための摂取量目安*2 （B値）B値未満で不足の心配あり	不足判断のための摂取量目安*2 （C値）C値以上でほぼ不足の心配なし	耐容上限量*3
たんぱく質（g）		57.4	−	−	−	50	65	−	−
ミネラル	鉄（mg）	5.5	5.5	−	−	6.5	7.5	−	50
	リン（mg）	926	−	−	−	−	−	1,000	3,000
	マグネシウム（mg）	231	−	−	−	310	370	−	−
	カリウム*4（mg）	2,211	−	−	−	−	−	2,500	−
	銅（mg）	1.0	−	−	−	0.7	0.9	−	7
	亜鉛（mg）	6.2	−	−	−	9	11	−	45
ビタミン	ビタミンA（μgRAE）	547	−	−	−	650	900	−	2,700
	ビタミンD（μg）	0.8	−	−	−	−	−	8.5	100
	ビタミンE（mg）	14.3	14.3	−	−	−	−	6.0	900
	ビタミンK（μg）	214	−	−	−	−	−	150	−
	ビタミンB_1（mg）	0.92	0.62	0.30	−	1.2	1.4	−	−
	ビタミンB_2（mg）	3.39	0.99	2.40	−	1.3	1.6	−	−
	ナイアシン（mgNE）	23	−	−	−	13	15	−	350
	ビタミンB_6（mg）	7.3	1.3	6.0	−	1.2	1.4	−	60
	葉酸（μg）	292	−	−	−	200	240	−	1,000
	ビタミンB_{12}（μg）	2.4	−	−	−	2.0	2.4	−	−
	パントテン酸（mg）	5.5	−	−	−	−	−	5	−
	ビタミンC（mg）	349	129	220	−	85	100	−	−

*1 「通常食品」とは通常の食品からの摂取分，「強化食品」とは通常の食品に強化されている部分からの摂取分（カルシウム強化牛乳などの強化分），「補助食品」とは顆粒，錠剤，カプセル，ドリンク状の製品（食品・薬品を問わず）からの摂取分を示している．いくつかの栄養素についてはまだ把握されていない．

*2 A値，B値，C値により不足状況を判断する．原則として，A値（推定平均必要量）は不足している確率が50％の値，B値（推奨量）は不足している確率が低い（2〜3％）値，C値（目安量）はこの値以上だと不足している確率は非常に低い値．

*3 「耐容上限量」とはこの値を超えて摂取した場合，過剰摂取による健康障害が発生するリスクが0（ゼロ）より大きいことを示す値であり，いくつかの栄養素についてはまだ設定されていない．

*4 高血圧の一次予防のためには，カリウムを3,500mg摂ることが望ましいとされている（米国高血圧合同委員会第六次報告）．

D. 集団を対象とした食事調査データの解釈 （表Ⅰ-8）

集団レベルでの栄養素摂取量などの評価において，以前は集団における推奨量（RDA）の平均値と摂取量の平均値との比，いわゆる「充足率」［図Ⅰ-5中の③÷②×100％］を指標としてきた．

しかし，前述の理由からこのような指標は望ましいものではないことがわかる．集団における「習慣的な摂取量」の分布に関するデータが得られる場合には，推定平均必要量（EAR）を基準とし

25

I 食事調査の基礎知識

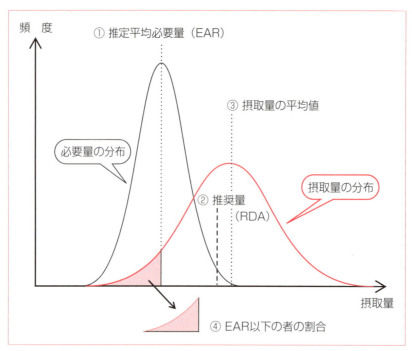

図 I-5. 必要量の分布と摂取量の分布からみた「不足者」割合の評価 (EAR カットポイント法)

て，不足者の割合を推定（図 I-5 の④）する方法（**EAR カットポイント法**）が比較的簡便で，理論的な整合性もとれていると考えられている．

このような考え方に立つと，集団としての摂取目標量は，集団に属するほとんどの人（97〜98％）が不足に陥らないという状況に分布を動かすことを目指すことになる［図 I-6］．

過去の国民健康・栄養調査報告においては，性・年齢区分に従った摂取量の分布がパーセンタイルとして示されていた．その内容を用い，EAR カットポイント法に基づく集団データの評価を表 I-9 に示した．表 I-9 では，推定平均必要量（EAR）を基準として，1 日の摂取量がそれ未満の大まかな割合が一覧できるように，棒グラフ様に網掛け（▓）をしている．ただし，国民健康・栄養調査の場合には，摂取量の値が 1 日だけの調査によるものであることに留意する必要がある．

食事摂取基準は「習慣的な摂取量」の基準であるから，理論的には，集団レベルでの栄養素摂取量などの評価においても，1 日だけの調査による摂取量の分布ではなくて，「習慣的な摂取量の分布」に対して EAR カットポイント法などを適用する必要がある．1 日だけの調査による摂取量の分布は，習慣的な摂取量の個人間のバラツキに，日々の摂取量の個人内のバラツキが加わるため，分布の幅が広いものとなることが知られる．そのため，1 日だけの調査では EAR 以下の者の割合は過大評価になってしまう（図 I-7）．

習慣的な摂取量を調べるためには非常に多数日の調査を実施して個人ごとにその平均値を計算すればよいが，実際に多人数に実施するのは困難である場合が多い．これらの統計学的手法については II 編 4-B．習慣的摂取量分布推定のための統計モデルで説明する．

3 日本人の食事摂取基準(DRIs)による摂取量の評価

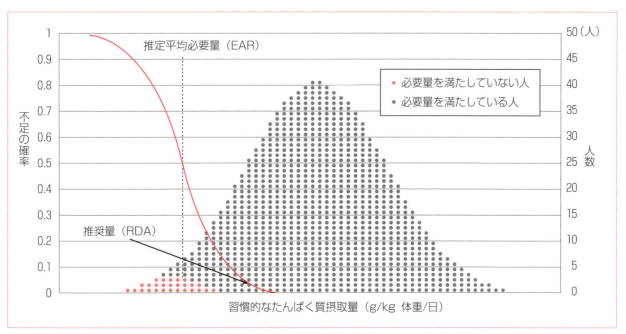

図Ⅰ-6. 集団の摂取量分布において不足者の割合が2〜3%である場合 (たんぱく質の例)
集団の摂取量の平均値（あるいは中央値）は，RDAよりもかなり高いことに注意.

表Ⅰ-9. 性・年齢階級別および妊婦・授乳婦における葉酸の摂取量分布（パーセンタイル）

	年齢(歳)	食事摂取基準(μg) EAR	RDA	UL	調査人数	平均値	標準偏差	パーセンタイル 1	5	10	25	50(中央値)	75	90	95	99
男	1〜2	60	70	300	90	142.6	65.8	21.1	47.2	63.5	92.4	137.1	174.8	232.8	265.4	346.9
	3〜5	70	80	400	130	179.3	65.9	62.1	84.6	100.5	135.9	167.7	223.5	257.8	297.6	366.3
	6〜8	90	110	500	133	217.6	77.7	66.8	113.2	129.1	162.8	207.1	260.8	316.8	358.1	485.8
	9〜11	120	140	600	177	258.7	96.2	111.5	142.3	157.3	189.4	243.3	310.1	369.5	428.9	562.3
	12〜14	150	180	800	152	283.7	92.3	109.1	151.2	180.1	217.6	272.6	341.8	401.4	452.7	536.1
	15〜17	170	200	900	150	280.3	120.7	94.1	126.3	140.2	187.1	262.5	340.5	427.4	508.5	706.2
	18〜29	170	200	1,000	442	268.1	144.4	54.3	92.9	123.5	172.4	245.2	333.7	430.3	533.4	751.3
	30〜49	170	200	1,000	1,005	275.0	138.3	62.4	114.2	137.9	185.5	248.8	331.0	440.3	506.7	699.2
	50〜69	170	200	1,000	1,280	349.9	155.5	99.7	151.2	185.4	246.7	322.0	431.9	535.3	620.6	854.8
	70以上	170	200	1,000	576	346.1	155.3	92.5	144.9	177.7	234.4	320.8	419.5	547.7	648.7	882.1
	総 数	−	−	−	4,135	299.4	148.3	66.8	115.3	146.3	199.2	274.5	369.3	479.6	563.9	771.4
女	1〜2	60	70	300	82	143.7	65.6	32.2	53.0	60.6	102.0	136.4	177.0	217.9	234.2	366.6
	3〜5	70	80	400	135	177.6	69.3	68.3	97.0	107.3	126.7	163.6	209.6	265.0	282.2	469.3
	6〜8	90	110	500	130	209.1	62.5	80.0	128.5	141.9	167.6	198.7	245.5	297.6	340.6	366.0
	9〜11	120	140	600	137	248.6	76.7	106.3	145.1	163.2	195.6	247.8	286.0	357.2	382.2	467.9
	12〜14	150	180	800	124	260.6	80.5	85.6	139.1	172.7	212.9	257.6	303.9	354.3	410.9	473.6
	15〜17	170	200	900	122	276.5	139.8	87.4	131.7	147.9	185.3	248.2	328.2	422.5	560.7	834.1
	18〜29	170	200	1,000	494	238.9	110.8	49.8	89.8	111.6	162.7	227.9	297.1	374.3	438.3	630.1
	30〜49	170	200	1,000	1,127	263.1	131.7	59.4	102.5	124.8	177.0	244.8	328.1	410.3	470.0	621.3
	50〜69	170	200	1,000	1,462	342.7	162.4	104.2	147.6	178.6	238.5	316.2	416.5	526.6	609.5	839.7
	70以上	170	200	1,000	747	324.6	147.1	94.3	134.6	160.9	223.8	303.5	390.8	521.8	582.7	807.5
	総 数	−	−	−	4,560	289.7	146.2	68.5	111.7	139.0	192.8	264.7	358.9	462.7	546.1	771.9
	妊婦	−	+200	1,000	29	286.2	171.6	100.6	126.0	143.5	197.8	243.5	331.3	412.6	603.2	996.0
	授乳婦	−	+80	1,000	38	271.5	129.5	99.1	103.9	126.6	187.1	244.5	339.4	379.3	649.7	713.5
	小 計	−	−	−	67	277.8	148.1	99.1	124.2	133.3	187.1	243.5	339.4	382.9	603.2	996
	総数+小計	−	−	−	4,627	289.5	146.2	69.0	111.7	138.9	192.6	264.5	358.2	462.4	546.5	771.9
全国		−	−	−	8,762	294.2	147.3	67.9	113.7	142.1	195.5	268.9	363.4	470	552.8	771.9

注）この例で用いた食事摂取基準の数値や年齢区分は「第六次改定日本人の栄養所要量」に基づく.

（厚生労働省：平成16年国民健康・栄養調査より作表）

I 食事調査の基礎知識

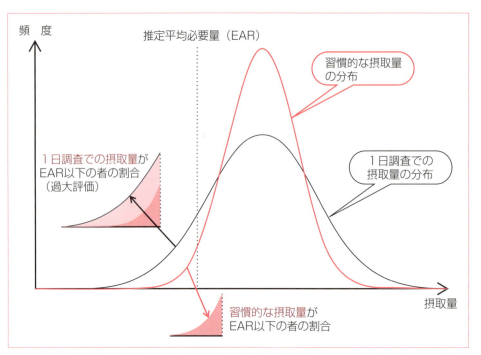

図I-7. 1日だけの調査による摂取量の分布に基づきEARカットポイント法で集団の評価を行うことの問題点

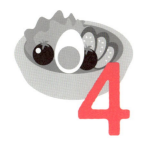

4 食事調査実施前に考えること

A. 調査実施前の準備（全般的事項）

1）食事調査の目的と対象（図Ⅰ-8）

　あなたが実施を計画している食事調査の目的は何だろうか．対象は誰だろうか．食事調査は，業務として実施される食事調査と，研究として実施される食事調査に大別される．また業務として実施された食事調査のデータが，その業務の目的とする範囲を超えて，研究として，新たな目的をもって活用されることもある．食事調査は，まず当該個人の食事の摂取状況を明らかにすることから始まるが，その活用形は，個人のアセスメント（臨床栄養実践等），集団における個人のアセスメント（栄養疫学研究，臨床栄養学研究等），個人の情報を集約した集団のアセスメント（公衆栄養等）など多様である．

　臨床栄養実践における個人のアセスメントは，明確な臨床的意図に基づいて実施される．食事調査の結果として得られる情報の量や質は，疾病管理や治療的介入等の臨床的意図の遂行に必要十分であることが優先される．また，臨床栄養実践では，食事調査の対象となる傷病者の状態（現時点でどの程度の負荷に対応可能かなど）について考慮することも必要だろう．対象者の状態やその対応能力はさまざまであること，また，疾病管理や治療的介入に求められる情報の量や質は病態などにより異なることから，臨床現場における食事調査の各プロセスは，一般的に個別対応になることも多いだろう．一方，臨床現場において日常業務の中で取得された食事調査のデータを，臨床栄養学的問題解決

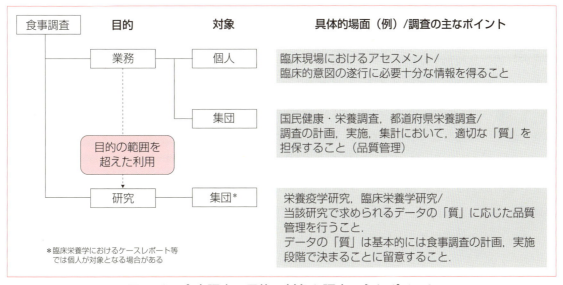

図Ⅰ-8．食事調査の目的，対象と調査の主なポイント

Ⅰ 食事調査の基礎知識

のために分析し，新たな知見を得て臨床現場に還元していくことは，臨床栄養学の発展のために非常に重要である．臨床栄養学研究として，日常業務の目的の範囲を超えて，食事調査のデータを集団として分析していく場合は，公衆栄養や栄養疫学研究における食事調査と同様，調査の質が重要となる．食事調査データ収集時のデータの質にバラツキがあると，データ数を多く集積しても全体としての調査の質は上がらない．分析段階で調査の質を高めることはできないため，食事調査の計画，実施時にできる限り質の高いデータを取得する努力が大切である．

2） 食事調査の研究利用

研究として食事調査を実施する場合は，研究の実施前に，研究計画が「人を対象とする生命科学・医学系研究に関する倫理指針」（以下，「倫理指針」）等のガイドラインに沿っているか，所属施設における倫理審査委員会の承認を受けているかなど，研究に必要な要件を確認し，要件を満たさなくてはならない．研究を行う場合は，自身が研究者として，研究倫理等に関する必要な教育を受けている必要がある．

倫理指針では，医療現場や行政機関等で業務として実施する食事調査は，研究の範囲外とされている．また，教育機関において，教育目的で実施する食事調査で得られた情報を教育に使用する場合は研究には該当しない．ただし，業務や教育目的で実施した食事調査であっても，その目的を超えて利用する場合，例えば，臨床現場で得られた多くの症例の食事調査データを集積して集計し，新しい知見として外部に公表する場合や，行政機関において法令に基づいて実施された食事調査であっても，その法令の定める業務の範囲を超えてデータを利用する場合は，研究とみなされる場合があるため，自身や所属機関において適切に判断していく必要がある．しかし，業務として取得された食事調査データを，研究として適切な手続きを経て活用していくことで，その分野の新たな知見が生まれたり，発展につながることがあるため，積極的に活用していくことが期待される．

3） 調査対象者への調査協力についての説明と同意（インフォームド・コンセント）

調査対象者に調査協力を依頼する際にまず重要なのは，調査対象者に調査の目的，意義を十分に理解してもらうことである．調査対象者に十分に理解してもらうためには，調査実施者（調査員）自身が調査の目的，意義を十分に理解していることが基本となる．具体的には，データがどのような視点で分析され（分析法の詳細ではなく），どのように地域保健の施策へ活用されるか，また，ほかに同様のデータが得られる機会があるのかなど，調査の全体像について理解しておきたい．

調査の説明は郵送などで行われたり，調査対象世帯主または記入者への打ち合わせ会などを開催して口頭で行われたりする．どのような場合でも，調査の目的，意義，方法の概要をわかりやすく説明する資料を用意することが望ましい（「調査依頼通知文」のようなものとは別に用意する）．調査対象者の理解を助けるためには，文章のみでなく，必要に応じて図やイラストを用いて示すのも効果的であり，調査内容の説明動画[注1]も活用するとよい．調査に参加する場合に要する時間など（聞き取り

注1：国民健康・栄養調査の説明動画は，**厚生労働省 YouTube 公式チャンネル**に掲載されている．

に要する目安時間，会場来場への必要性など）についても可能な範囲で示したい．一方，調査に参加することによる利点（健康管理，食生活管理への活用）についても触れるとよい．調査に参加する者の中には，調査の目的，意義への共感とともに，調査を通して得られる自分の健康・食生活状況の評価や，専門的アドバイスを期待している者も多いと考えられるからである．

調査への参加協力は，もちろん調査対象者の自由な意思によるものであるが，調査実施側の誠意をもったアプローチが，まず調査対象者が調査への参加を考慮する第一歩となるであろう．

> **インフォームド・コンセントを得る際のチェック・ポイント**
> □調査員自身が，調査の目的，意義を十分に理解し，納得している
> □調査の目的，意義，方法の概要をわかりやすく説明する資料を用意している

4）食事調査の品質管理

食事調査における品質管理とは，調査の計画，実施，集計等において，適切な質を担保することである．食事調査から得られるデータの質は基本的に調査の計画，実施時に決まる．近年，臨床研究の品質管理として，クオリティ・バイ・デザイン quality by design（QbD）が注目されている．QbDは「出口目標を明確にし，最適な品質を担保した研究のデザイン」を意味する[13]．QbDでは，（1）目標とする質を明確に描くこと，（2）プロセスを正確に設計すること，（3）各プロセスでの成果物の品質基準とその尺度を明確にし，その品質尺度が変動する要因を特定すること，（4）安定したモニタリング（品質管理活動）を行うこと[14]が鍵となる．この考え方に従って，食事調査におけるQbDの具体例を表Ⅰ-10に示した．

表Ⅰ-10．食事調査におけるクオリティ・バイ・デザイン（QbD）

QbDの各プロセス	食事調査を計画，実施する際に考えること（例）
（1）目標とする質を明確に描く	・栄養素等摂取量を定量的に把握したいのか，ランク付けしたいのか（→食事調査の方法の選定） ・どのくらいの誤差を許容するのか（→調査対象者数，調査日数）　など
（2）プロセスを正確に設計する	・調査マニュアルの作成 ・調査を支援するツール（実物大写真，フードモデル等）の活用，提供 ・調査マニュアルに従った手技（聞き取り，コード付け等）の統一，研修会の実施や e-learning 教材の提供 ・対象者との調整（時間，場所等）　など
（3）各プロセスでの成果物の品質基準とその尺度を明確にし，その品質尺度が変動する要因を特定する	・調査票の確認（確認例：調味料の記載＜食事記録法＞，未記入項目の点検＜食物摂取頻度調査法＞） ・食事記録調査等におけるコード付けの確認（確認例：食品成分表に記載されていない食品の取り扱い） ・栄養価計算後の確認（確認例：最大値，最小値，外れ値）　など
（4）安定したモニタリング（品質管理活動）を行う	・ダブルチェック ・確認のための検討会　など

a. 目標とする質を明確に描くこと

　食事調査を設計するときには，まずその出口目標として，どのようなデータを把握したいかを明確にする．表Ⅰ-1や図Ⅰ-1を参照して，食事調査法を選択する．栄養疫学研究では，多くの場合，「絶対的」な摂取量は必ずしも必要ではなく，個人の習慣的な摂取量に基づいて，集団内の各個人を，摂取量の少ない人から多い人に3～5段階にランク付けできればよい．一般的に，三分位（tertile：T1～T3），四分位（quartile：Q1～Q4），五分位（quintile：Q1～Q5）などにランク付けされる．このランク付けされたグループ間を比較することにより，特定の栄養素等摂取量が多い人（例えばQ5）は少ない人（Q1：比較の基準 reference）に比べて，ある疾患のリスクがどれだけ高いか，あるいは低いかなどが評価される．

　一方，ある栄養素等摂取量が不足しているリスクがどのくらいか（個人），不足している割合がどのくらいか（集団）など，食事摂取基準と比較したい場合は，定量的評価が可能となる食事記録法や24時間思い出し法による食事調査を複数日実施することが望ましい．また，ある集団の代表値を得たい場合は，1日の食事記録法や24時間思い出し法が活用できる．

b. プロセスを正確に設計する

　食事調査のプロセスの設計では，調査マニュアルの作成が重要である．調査員は調査マニュアルに従って具体的な手技を統一する．複数の調査員が関わる大規模な食事調査では，マニュアルを単に配布するだけでなく，研修会の開催や e-learning 教材の提供などを通して手技を統一するとよい．

　食事調査において，対象者に食事の摂取量を確認する際には，まず対象者と調査者の認識を共通のものとする必要がある．このためには，実物大写真や図などの平面モデル，フードモデルなどの立体モデル等のツールを使用するとよい．これらの使用についても調査マニュアルに記載し，調査員に提供する．食品のモデルに限らず，皿など食器のモデルを使用してもよい．

　臨床栄養における入院患者の食事調査では，供与される食事（栄養素量）は把握できるため，残菜量の把握が重要となる．残菜量の把握を病棟看護師などに依頼する場合は，看護業務などの中で遂行可能な形で把握・記録法を設定・統一する必要がある．しかし，目測で残菜量を正確に把握することはなかなか難しい．残菜量の把握法としては10段階の目測法（11件法）が採用されることが多いが，主食・副食別の目測は妥当性が低いため，料理別の目測が推奨されている[15]．臨床栄養の現場において，ルーチンで残菜量を把握，記録（数値として電子化保存）できる仕組みを確立できると，患者個人への栄養管理上のフィードバックとともに，臨床栄養学研究の推進にもつながることが期待される．

c. 各プロセスでの成果物の品質基準とその尺度を明確にし，その品質尺度が変動する要因を特定する

　食事調査では主に以下の3段階のプロセスで品質を確認する．また，調査員の研修および認定を第1段階とすることもある．

　第1段階は調査票・記録表の確認（対象者による調査票の記入が終了した段階など）である．食事

記録法では3食記入されているか（あるいは欠食か），調味料が記入されているかなど，食物摂取頻度調査法では未記入項目がないか，多くの項目にすべて同じ数値が選択されていないかなど，確認する内容をあらかじめ明確にしておく．

第2段階は食事記録法，24時間思い出し法などに限られるが，コード付け（食品番号の選択）と可食部重量の決定の段階である．地域特有の食品等の食品成分表に記載されていない食品が登場した場合の対応（他の食品への読み替えや，他の複数の食品への組み換え）などを確認する．

第3段階は栄養計算が終了した段階である．栄養素等摂取量は，摂取された食物の種類・量（一次データ）と食品成分表を用いて算出される二次データであるため，各段階で起こるエラーに気づきにくい実態がある．栄養素等摂取量などの最大値，最小値，外れ値を確認することにより，コード付けやデータ入力の段階では発見できなかった第2段階（ときに第1段階）のエラーに気づくことがある．例えば，鉄の摂取量が非常に多いということから，せん茶の食品番号が浸出液（100g中鉄0.2mg）でなく，茶葉（100g中鉄20mg）で計算されていたというエラーに気づくことがある．この段階での確認も品質管理上重要である．

d． 安定したモニタリング（品質管理活動）を行う

可能であれば品質管理のモニタリングとして，抽出した一部調査票のダブルチェックを行うとよい．栄養計算の前段階のコード付けは複雑で，時間や判断を要する内容が頻出するプロセスであるため，コード付け終了後に確認（レビュー）のための検討会を設けるとよい．この段階で明らかになった内容に基づいて，判断基準を統一し，調査マニュアルに追記したり，Q＆A集として蓄積し，活用していくことが望ましい．

5） 品質管理による食事調査の標準化の達成

標準化 standardization とは「基準（標準）にあわせること」を意味するが，分野や文脈によってさまざまな意味をもつ用語である．統計学では，正規分布するデータの平均を0，標準偏差を1に変換することを標準化（Z 値への変換ともいう．標準化データ $z =$（データ値 $x -$ 平均）／標準偏差）という．また，疫学・生物統計学では，人口構成等が異なった集団を比較する際に，その影響をできる限り排除して比較する操作を標準化という．直接法による年齢調整死亡率や，間接法による標準化死亡比がこれに該当する．

一方，食事調査における標準化は，「誰が調査を行っても，同じレベルで調査を実施できること」，「設定した基準に沿った調査を実施できること」を意味する．これは，品質管理された食事調査を行うことにより達成される．

国民健康・栄養調査や，都道府県栄養調査において，標準化が不十分な状態で食事調査が実施された場合，どのような問題が生じるだろうか．行政で実施される食事調査では，当該地域の食事・栄養の実態が把握される．把握された情報を基礎データとして，食事，栄養，健康に関わる施策が立案され，実施される．例えば，A県で食事記録法による食事調査が実施された際に，B保健所管内では調査員の教育が不十分で，対象者が書いた調査票が十分に確認されないまま栄養計算が行われ，C保健

I 食事調査の基礎知識

所管内では調査マニュアルに従って調査票が適切に確認され，不十分な点については補完されて栄養計算が行われたとする．対象者が記載した調査票の料理に調味料がまったく記載されていなかった場合，B保健所管内ではそのまま栄養計算され，C保健所管内では対象者に聞き取りを行って調味料が追加され，より実態に近い形で栄養計算されることなどが起こり得る．このような状況が重なった場合，B保健所管内とC保健所管内の食塩摂取量に本当は差がなかったとしても，C保健所管内は食塩摂取量が多い地域と評価される可能性がある．逆にB保健所管内がC保健所管内よりも食塩摂取量が多い地域であったとしても，両地域の食塩摂取量は同等と評価される可能性がある．後者の場合，A県では食塩摂取量の地域差を見逃し，これによる健康格差（例えば血圧の有病者割合の地域差）対策を推進できず，せっかく苦労して食事調査を実施しても，適切な対策の機会を失うことになる．

また，研究として実施する食事調査においても，調査の品質管理に基づく標準化は非常に重要である．栄養疫学研究において，標準化が不十分な食事調査が実施された場合，例えば，ある栄養素とある疾患の間に関連があっても見逃されたり，あるいは本来はないはずの関連があるとして，誤ったエビデンスが生まれる可能性がある．

行政等が業務として行う調査，あるいは研究として行う調査のいずれであっても，品質管理に基づく標準化が不十分な調査を実施することは，対象者の善意，時間，労力，および調査実施者の費用，時間，労力の浪費と対策機会の損失につながりかねないことに留意する．

6) 食事調査のフロー

食事調査を実施する場合には，食事調査自体の品質管理を適切に行うことに加えて，全体のフローを理解し，各段階を適切に進める必要がある．都道府県等の地域で実施される食事調査を想定したフローを図I-9に示した．

健康増進法に基づいて実施される国民健康・栄養調査では，調査票のほか，対象者への協力依頼用

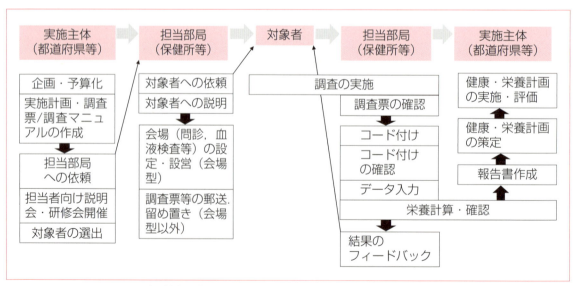

図I-9．都道府県等の地域で実施される食事調査を想定したフロー

のA4裏表1枚のカラーのチラシ，対象者への説明資料となる「栄養摂取状況調査票の書き方」，調査員の資料となる「調査必携」「栄養摂取状況調査マニュアル」「食品番号表（目安単位・重量表，調味料の割合・吸油率表，他）」が準備されている．都道府県等で実施される食事調査では，国民健康・栄養調査に準じて実施されることが多く，国民健康・栄養調査で使用されている各種資料を参考にできる．また，都道府県等で独自の調査法（例えば食物摂取頻度調査法など）を採用する場合は，調査方法に応じた書式やマニュアルの整備が必要となる．

a. 調査実施者（実施主体）の役割

　調査はまず企画，予算化から始まる．企画，予算化の段階から「出口目標」を明確にする必要がある．実施の決定後，具体的な実施計画を立てる．調査法の選択や調査マニュアルの整備は，調査の質を保つために重要である．調査票の表現やレイアウトにも配慮する．近年，外国人にも理解しやすい「やさしい日本語」が注目されている．文章表現はできる限り，単純化するとよい．また高齢者にとって「字の大きさ（フォントサイズ）」は重要である．視認性の良いフォントを選び，可能な範囲で大きなフォントサイズを選択する．

　調査の質を保つために，調査担当者に対する説明会・研修会を開催するとよい．説明会では，調査の目的，方法などを調査担当者と十分に共有する．説明会は，調査内容に関する担当者の疑問点を解決する場でもある．一方，研修会は調査に必要な技能を獲得する場として重要である．調査員に求められる技能の範囲と程度は，その調査が目標とする質により異なる．この技能は，管理栄養士などとしての経験の中で身につけている技能と共通する部分も多いが，その調査に特有の技能（その調査で使用される食品番号表に掲載されている食品を知っている，調査必携に記載されたコード付けのルールを十分に理解しているなど）もある．

b. 調査担当者の役割

　調査担当者は自身が調査の質を左右する役割を担っていることを認識する．対象者に直接接触することが多いため，調査自体や実施主体の印象を左右する立場でもある．

　食事調査は，食物摂取頻度調査のみが実施される場合は，郵送調査や留置調査（対象者に調査票を渡し，何日か後に回答が記入された調査票を回収する調査）でも実施可能である．国民健康・栄養調査に準じた食事記録調査が実施される場合は，調査対象者の家庭への訪問を通して行われる場合と，調査会場を設定して会場で行われる場合がある．後者の場合，設定する会場の場所や時間が，調査の参加率自体にも影響を及ぼす可能性があり，開催場所・日時を適切に設定する必要がある．調査対象者の便宜を考えると会場は対象地域の徒歩圏内であることが望まれるが，地域の事情によりそれが困難な場合もあるだろう．休日や夜間の開催についても，他の検査（血液検査など）の実施状況等も考慮した上で検討することが必要であろう．

c. 調査終了後

　食事調査は，調査終了後のアクションのために実施されるものである．行政における調査ではデー

I　食事調査の基礎知識

タを分析，結果を解釈して，健康・栄養施策の策定に利用する．あるいは健康・栄養施策の評価に用いる．臨床における食事調査の結果は，患者にフィードバックされる．研究における食事調査では，そこから得られたデータの分析にとどまらず，他のデータ（例えば，健診結果や生活習慣などに関するアンケート調査結果）とリンケージして分析されることも多く，新しい知見として公表される．食事調査を行った場合，最終的にはその結果を当初の目的に沿って十分に活用できたかについて，評価する必要がある．

B．調査地区および調査対象者の選定

1）調査地区および調査対象者の抽出方法

a．標本抽出方法の概要

　都道府県等の地域における食事調査を実施する場合には，国民健康・栄養調査と合わせて実施することが少なくない．その場合，すでに各都道府県において，いくつかの調査対象となる単位区が抽出されているわけだが，それだけでは標本数が不十分で高い精度で各都道府県における栄養素などの摂取量を推定することは困難なことが多い．

　2012（平成 24）年および 2016（平成 28）年国民健康・栄養調査では，すべての道府県で 10 国勢調査区（東京都のみ 15 国勢調査区）と通常年より多人数の調査が実施された．これは，都道府県間のおおよその比較を行うことを想定し，実行可能性を考慮した上で地区数を決めたのであって，各都道府県において詳細な集計を行うために十分な標本数という意味ではない．したがって，高い精度で推定を行うためには，都道府県独自に単位区（または国勢調査区）の追加を検討する必要がある．

　単位区の追加は，国民健康・栄養調査と同じ手順，すなわち各都道府県内の単位区に通し番号をつけ，乱数によって必要な数の単位区を抽出することにより行う．そして，国民健康・栄養調査と同一の手順で調査を実施する．国民健康・栄養調査とは独立して地域において栄養調査を実施する場合も，基本的な手順は同様である．

b．必要な単位区の数

ⅰ）誤差率

　調査の目的は，地域住民全体の食物や栄養素等の摂取量（例えばエネルギー摂取量）の平均値を，「ある精度」で推定することである．「ある精度」の指標としては，（標準）誤差率を用いることが多い．誤差率は「標準誤差÷標本平均」で計算され，誤差率が大きいほど推定精度が低いことを意味する．具体的な意味合いとしては，「誤差率が a％の場合は，標本調査で得られたエネルギー摂取量の平均値±2×a％の範囲内に，95％の確からしさで地域住民全体のエネルギー摂取量の平均値（母平均）がある」と考えることができる．

　一般に，標本数が少なければ誤差率が大きく，標本数が多ければ誤差率は小さくなる．したがって，高い精度で母平均を推定したければ，標本数が多いほどよい．ただし，そのために各世帯の食事調査の実施そのものの質が低下してしまってはかえってよくないので，予算やマンパワーなども考慮

した上で，誤差率とそれを達成するために必要な単位区の数を決める．

ⅱ）必要な単位区の求め方

地域住民全体のエネルギー摂取量の平均値は，次式で推定される．

$$\hat{\mu} = \left[\sum_{i=1}^{m}\sum_{j=1}^{N_i} y_{ij}\right] \Big/ \left[\sum_{i=1}^{m} N_i\right] \quad \cdots\cdots (式1)$$

ここで，$\hat{\mu}$ は地域住民全体のエネルギー摂取量（母平均）の推定値，m は調査を実施した単位区の数，N_i は単位区 i の住民の人数，y_{ij} は単位区 i の住民 j のエネルギー摂取量である．つまり，調査対象者全員の単純平均である．従来の多くの都道府県健康・栄養調査では，この方法が用いられているが，地域の実際の人口構成に合わせるために抽出率の逆数による重み付けを行うこともある（p.38　c. 層化クラスター抽出について，で後述する）．

ある誤差率を達成するために必要な単位区の数は，各単位区の住民の人数，母平均，その分散から計算される．**クラスター抽出法**を用いた場合の計算方法はかなり複雑なので，まず仮に**単純無作為抽出法**によって調査を行ったと考えた場合の必要な調査人数を計算する．平均値の推定法としては式1を用いるとする．

母平均と母分散は未知なので，代わりに標本平均 $\hat{\mu}$ と標本標準偏差 $\hat{\sigma}$ を用い，必要な誤差率を ε とすると，調査対象人数 n は，

$$n = \left[\frac{\hat{\sigma}}{\varepsilon\hat{\mu}}\right]^2 \quad \cdots\cdots (式2)$$

となる．$\hat{\mu}$ および $\hat{\sigma}$ は，過去の当該地域の栄養調査の値を用いればよい．ただし，これは単純無作為抽出法の場合に必要な調査人数の決め方である．クラスター抽出法では標準誤差が式2よりも大きめの値をとりやすいので，式2よりも多めの調査人数となるように，単位区の数を決めたほうがよい．

例えば，前回の当該地域の栄養調査でエネルギー摂取量の平均値 $\hat{\mu}=2{,}000$ kcal，その標準偏差 $\hat{\sigma}=700$ kcal だったとする．誤差率1%でエネルギー摂取量の平均値を推定するためには，まず式2を用いて，

$$n = \left[\frac{700}{0.01 \times 2{,}000}\right]^2 = 1{,}225 \text{人}$$

となるが，クラスター抽出法ではこれよりも多めにする必要があり，約1,500人程度とすればよいだろう（仮に1単位区当たり60人とすると，25単位区に相当）．なお，これらの人数は栄養素によって異なるので，エネルギー以外の栄養素についても人数を計算して，最終的に何人にするかを決める．また，性・年齢階級別にも高い精度で推定を行いたければ，**性・年齢階級別調査人数**についても計算しておく．最終的に決めた人数を超えるように，単位区の**無作為抽出（クラスター抽出）**を行う．

なお，どの程度多めにする必要があるかは，標準誤差がクラスター内での食事の類似度に依存する

表 I-11. 県民健康・栄養調査の調査対象地区を保健所管区によって層化クラスター抽出する例

保健所	管内人口（人）	県の総人口に占める割合（P）	調査対象単位区数（K）
A	80,000	3.3%	41 × 3.3% ≒ 1
B	110,000	4.5%	41 × 4.5% ≒ 2
C	560,000	23.0%	41 × 23.0% ≒ 9
D	100,000	4.1%	41 × 4.1% ≒ 2
E	360,000	14.8%	41 × 14.8% ≒ 6
F	520,000	21.4%	41 × 21.4% ≒ 9
G	430,000	17.7%	41 × 17.7% ≒ 7
H	50,000	2.1%	41 × 2.1% ≒ 1
I	220,000	9.1%	41 × 9.1% ≒ 4
合　計	2,430,000	100.0%	41

Kは調査単位区総数（=41）×Pを四捨五入したもので，各単位区の世帯数は約30以下でほぼ一定とする．国民生活基礎調査で設定した単位区から無作為抽出するのが現実的であろう．

ため，地域によって異なる可能性があり，明確な基準はない．また，標本の抽出方法を考慮して平均値$\hat{\mu}$と標準偏差$\hat{\sigma}$を推定することが望ましいので，調査計画の段階から専門家のコンサルトを受けるべきである．一般に，栄養素など量的変数の平均値を推定する場合に比べて，喫煙率や糖尿病有病率などの割合を高い精度で推定するためには，より多くの調査人数が必要となる．

c. 層化クラスター抽出について

　対象地域，例えばある県内を保健所管区別，人口規模別，「東部・中部・西部」のように複数の層に分けて抽出する場合には，層化クラスター抽出が適当であろう．このとき，県民全体の栄養素等摂取量などを把握するという目的を達成するためには，各層の人口と調査対象人数がほぼ比例関係になるとよい．例えば，保健所管区を層とする場合，調査対象とする単位区（1単位区は30世帯以下でほぼ一定）の数を各保健所管内人口によって比例配分する．表 I-11 には，前項 b. の検討によって求められた41単位区を保健所管区別にクラスター抽出する場合の例を示した．管内人口を考慮しないと，特定の管区が過度に重視されて偏った調査結果となるおそれがあるので注意が必要である．

　ただし，県内をいくつかの地域に分けて地域間比較を行いたい場合には，各地域で十分な人数となるように，あえて管内人口に比例せずに抽出することもある．その場合，県全体の平均値を計算するためには，抽出率の逆数で重み付けするべきである．ここでは計算式は省略するが，重み付け平均値が計算可能なソフトウェアを利用するとよい．

2）調査対象者の名簿作成とその管理

　調査対象となる地区および世帯の抽出後，対象世帯および対象者の名簿を作成する．例えば国民健康・栄養調査（通常調査年）では，当該年度にすでに実施されている国民生活基礎調査で確認された

世帯番号	世帯員番号	氏　名	性別	年齢	栄養摂取状況調査票			身体状況調査(歩数計調査は除く)	血液検査(20歳以上)	生活習慣状況調査(20歳以上)		備考
					世帯状況	歩数計調査(20歳以上)	食物摂取状況調査				紙	電子	
01	01	中野　花子	女	54	—	—	—	—	—	—	—	死亡
01	02	中野　敬子	女	31	○	○	○	○	○	×	○	
01	03	中野　博	男	6	○	—	○	—	—	—	—	
01	04	品田　猛	男	35	×	×	×	○	○	×	○	
〜〜〜													
07	04	高橋　健二	男	4	○	—	○	—	—	—	—	
08	01	田中　一朗	男	41	—	—	—	—	—	—	—	入院
08	02	田中　恵	女	39	○	○	○	○	○	○	×	
08	03	田中　和美	女	17	○	○	○	○	×	○	×	
		調査実施者数			14	7	14	12	7	5	4	

図Ⅰ-10．健康・栄養調査における調査対象者名簿の例

　世帯を調査対象としているが，その名簿をきちんと作成することは，その後の実際の調査を進める際に必要であるばかりでなく，調査への**協力率**（response rate＝調査実施世帯数／調査対象世帯数×100％）を算出するためにも極めて重要である．

　次に，調査対象となった世帯の世帯員についての名簿を作成する．この際，「世帯」という定義は厳密には難しいものであるが，国民健康・栄養調査においては，住居と生計をともにしている人々の集まりを一つの世帯としている．ただし，住居が別であっても，食生活をともにしている場合は，一つの世帯とみなしてもよい．調査対象者は，おおむね以下のような取り扱いとなっている．

> 　原則として，当該年度の国民生活基礎調査で調査された世帯の1歳以上の世帯員であり，国民健康・栄養調査の調査日現在，調査対象世帯に在住して食生活をともにしている者（下宿人・住み込み店員など，国民生活基礎調査において別世帯であっても，調査日に調査対象世帯と食生活をともにしている者を含む）で，在宅患者で疾病等の理由により通常の食事をしていない（流動状の食品や薬剤のみの摂取・投与）者は対象外としている．また，出張，入院，別居などのように，調査期間を通じて調査対象世帯に在住していない者は，調査対象とはしていない．

　このように，定義された調査対象者の名簿を作成し，個々の調査への協力の有無などを正確に記録し，実際に収集された調査票と，世帯番号・世帯員番号などの個人を識別する番号（ID）や性・年齢などの基本属性について，十分な確認を行うことは極めて重要である．

　参考までに健康・栄養調査における**調査対象者名簿**の記入例を図Ⅰ-10に示す．

　また，**個人情報保護**の観点から，このような個人名が特定されるような書類の管理については十分な注意を必要とすることはいうまでもない．

● I編　引用文献 ●

1) Wakai K.：A review of food frequency questionnaires developed and validated in Japan. J Epidemiol. 19(1)：1-11，2009.
2) 亀田沙季，須藤紀子：日本人を対象に開発された妥当性が検討されている食物摂取頻度調査票の系統的レビュー．日本健康学会誌，87(1)：3-14，2021.
3) Thompson FE, Subar AF：Dietary Assessment Methodology. In：Nutrition in the Prevention and Treatment of Disease, fourth edition. p.5-48. Coulston AM, Boushey C, Ferruzzi MG, Delahanty LM, editors. London, San Diego, CA：Academic Press；2017.
4) Burke BS：The dietary history as a tool in research. J Am Diet Assoc, 23：1041-1046, 1947.
5) Food and Agriculture Organization of the United Nations：Food energy - methods of analysis and conversion factors, Report of a technical workshop, FAO Food and Nutrition paper 77, 2003.
6) FAO/INFOODS：FAO/INFOODS Guidelines for Checking Food Composition Data prior to the Publication of a User Table/Database-Version 1.0. FAO, Rome, 2012.
7) Greenfield H and Southgate DAT：Food composition data-Production, management and use. FAO, Rome, Italy, 2003.
8) Longvah T, Ananthan R, Bhaskarachary K and Venkaiah K：Indian Food Composition Tables. National Institute of Nutrition, Telangana, India, 2017.
9) Pollock CJ：Tansley Review No.5 Fructans and the metabolism of sucrose in vascular plants. New Phytol, 104：1-24, 1986.
10) Black AE, Coward WA, Cole TJ, et al.：Human energy expenditure in affluent societies：an analysis of 574 doubly-labelled water measurements. Eur J Clin Nutr, 50：72-92, 1996.
11) Ishikawa-Takata K, Tabata I, Sasaki S, et al.：Physical activity level in healthy freeliving Japanese estimated by doubly labelled water method and International Physical Activity Questionnaire. Eur J Clin Nutr, 62：885-891, 2008.
12) Ishikawa-Takata K, Naito Y, Tanaka S, et al.：Use of doubly labeled water to validate a physical activity questionnaire developed for the Japanese population. J Epidemiol, 21：114-121, 2011.
13) 松山琴音：臨床研究における品質確保―Risk based Approachと Quality by Design―．医機学，89(4)：388-395，2019.
14) 岩崎幸司：臨床研究における Quality by Design (QbD) 及び Risk Based Monitoring (RBM) の導入．月刊 Pharm stage，19(1)：19-22，2019.
15) 小林奈穂，村山伸子，石田裕美：目測による食事摂取量の推定―管理栄養士養成課程学生を判定者とした目測値の実験的検討―．栄養学雑誌，73(2)：41-50，2015.

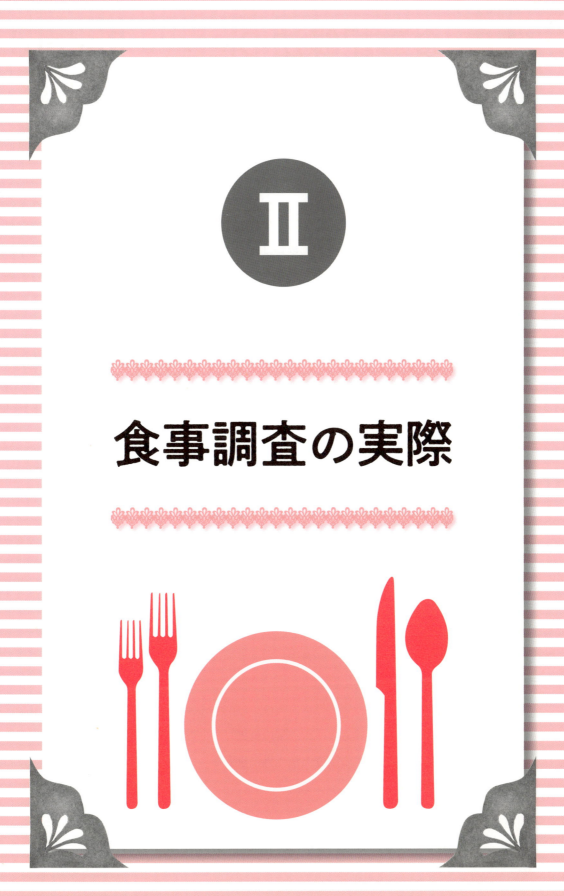

II

食事調査の実際

Ⅱ　食事調査の実際

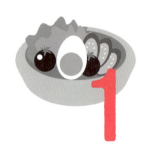

1 食事記録法 Dietary Records (DRs)

　食事記録法（DRs）は，調査対象となった人（本人あるいは世帯構成員）がある特定の日に摂取したすべての食品の種類と量を記録する方法である．あらかじめ調査対象者に食事を詳細に記録することを依頼するが，その際どこまでの詳細さを求めるかということが，データの精度とともに調査対象者および調査実施者の作業負担に大きく影響する．できる限り個々の食品の重量や容積を秤や計量スプーンで測定する秤量記録法と，個々の食品の秤量はせずに日常的な適当な尺度によって記録する目安量記録法に大別される（くわしくはⅠ編1．**食事調査の概要**を参照）．しかし，両者ははっきりと分離できるものではなく，実際には一部の食品は秤量し，一部は目安量で記録されるといった折衷的な状況となることも多い．

　本項では，国民健康・栄養調査としてわが国で長く行われてきた秤量記録法を参考にしながら，データ収集・処理の実際を解説する．目安量記録法については，秤量記録法の簡易的な変法であるとも考えられるので，目安量記録法を計画・実施しようという読者もまずは秤量記録法についての理解を深めていただきたい．

　なお，目安量記録法では，目安量で記載された食品に対して，調査実施者が個々にグラム重量に変換する作業が生じる．

A．データの収集・処理の実際

1）食事調査の実施にあたっての調査対象者への説明

　非専門家である調査対象者に，スムーズに秤量記録法による食事調査に取り組んでもらうために，調査実施者は調査方法に関する調査対象者向けの説明会などを開催することが望ましい．また，説明の際には，通常の説明書に加えて，用紙1枚程度にポイントを簡単にまとめた短縮版資料（Ⅲ編　資料3．記録の手引き）が準備できるとよい．

　具体的な調査方法（食物の秤量法，調査票の記入法）に関する説明のポイントは，同じ食事記録法による調査でも，それぞれで用いる調査票や栄養量の算出ソフトウェアなどにより異なることが予想される．したがって，ここでは具体的な調査方法以外に重要な，調査対象者に対する説明の一般的なポイントについてまとめた．

> **調査対象者への説明の一般的なポイント**
> ① 「普段の食事」を記録する（見栄を張らない，簡素化しない）
> ② 食べたもの，飲んだもの，すべてを記録する
> ③ 家族にも協力してもらう
> ④ 計れるものはすべて計る．計れないものは無理しない

a. 普段の食事について

　秤量記録法で日頃の食事を把握する際に最も重要なことは，普段の食事をそのまま正確に記録することである．1日調査の場合，調査日は特別な行事などのない平日が選択されることが多い．3日間の調査などでは平日2日，休日1日などが選択されることもある．調査では普段の食事を把握したいので，調査を行うことによる食事の変化をできる限り避けるようにしてもらうことが肝要である．

　具体的には，調査対象者には，調査のためにご馳走を用意する必要はなく（ご馳走にしてはいけない），また逆に記録が面倒だからといって，食事を簡素化しないように伝える（実際の調査では，記録が面倒だから食事を抜いた，ということも起こりうる）．記録が困難な場合は食事を簡素化するのではなく，できる範囲の記録にとどめ，調査員のサポートを得て記録を完成させるほうがよい．「秤量・記録が難しい場合はいつでも相談してください」というサポート体制を取ることが望ましい．

　普段の食事をありのままに記録することが，調査データとして有効であり，本人の食生活状況の評価にとっても役立つものであることを伝える必要がある．

b. 飲食したものすべての記録

　次に重要であるのは，食べたもの・飲んだものを忘れずにすべて記録することである．記録から落ちやすいものは，3度の食事時間以外に食べたり飲んだりしたものや，家庭外で食べたり飲んだりしたものであるので，これらに対する注意をあらかじめ促すとよい．

c. 家族の協力について

　国民健康・栄養調査方式の秤量記録法では，世帯の中から調理担当者らが世帯員全員の食事を記録することになっている．調理担当者といえども，記録者以外の世帯員が，家庭外で飲食したものをすべて正確に把握することは非常に困難である．可能ならば，記録者以外の世帯員が家庭外で飲食した場合には，世帯員各自が簡単な記録をする（メモを取る）よう協力を依頼するとよい．このような記録が得られない場合，その部分の飲食については実質上，24時間思い出し法に近いものとなる．

d. 計量について

　秤量記録法による調査を行う場合，一連の作業の中で，調査対象者にとって最も負担感が大きい作業は，重さを計る作業である．特に調味料計量の負担感が大きい．食生活改善推進員を対象として，料理用のデジタルスケールを配布して，秤量記録法による食事調査を行った際の経験では，「調味料

Ⅱ 食事調査の実際

を計るのが大変」,「調味料を計っていたら,いつもと違う味付けになってしまった」という訴えが非常に多かった.調味料を計量したために,普段の食事と異なる量が記録されるのでは本末転倒である.また,たとえ普段の食事の調味料が正確に秤量された場合でも,煮魚の煮汁などが鍋・皿などに残った分の調味料を差し引かないと,正確な摂取量はわからない.これらの事情を考慮して,国民健康・栄養調査食品番号表(Ⅲ編 資料1)では「調味料の割合・吸油率表」が示され,「調味料の重量は,調査担当者からの記録が不正確な場合や記入漏れが多いので,調査実施者は『調味料の割合・吸油率表』を参考に,個人差・地域の特性に配慮して調味料を推定する」こととされている.秤量記録法では「計れるものはすべて計る」ことを原則とするが,「計れないものについては無理をしない」という視点も調査の実際上必要と思われる.

さらに,食品の重量を記録する際の注意事項として,対象者には,「グラムで記録するのは,実際に秤で計量した場合やパッケージに重量が記載されている場合に限る」よう説明するとよい.これは,一般の人が計量せずに推測で書いた「グラム」はあまり正確でないことが多いためである.あたかも計量した値のように示された「グラム」が,実際には摂取した食品の重量と大幅に異なるにもかかわらず,「グラム」で記入されているために調査員のチェックをすり抜けてしまうというおそれがある.計量できない場合は「グラム」ではなく,「かさ」や「皿,椀」などを基準とした目安量を記録するように説明し,調査員がグラム重量に換算すべきである.

また,最近の試みとして,デジタルカメラ,スマートフォンなどによる写真を用いた食事調査も行われている.料理をスケールと一緒に撮影することによって,食材の大きさ・分量を具体的に推定することができる.しかし料理の内部に入っている食材を写せなかったり,色の具合によって食材を見誤ったり,食べ残した分量がわからないなどの理由で,食事記録と完全に置き換わるものではないと思われる.一方,写真は,食事記録の不備を補うツールであると考えると写真の併用は有用である.

以上,調査対象者に調査方法を説明する一般的なポイントをまとめた.秤量記録法における調査は,調査対象者に要求する事項(負担)が非常に多くなる.調査対象者への過度の負担は,調査への参加率を下げ,調査結果の解釈を難しくする.実際の調査では,上記のような基本を踏まえたうえで,柔軟な対応を必要とする場合も多いだろう.どのような柔軟性を認めるかについても,調査マニュアルに明示して,全調査員が同じ対応を取ることが重要である.

調査方法を調査対象者に説明する際のチェック・ポイント

☐ 調査員自身が,調査方法の詳細とデータ処理の概要を十分に理解している
☐ 調査方法を説明するためのわかりやすい資料を用意している
☐ 普段の食事をそのまま正確に記録することが,調査対象者の食生活状況を的確に評価することにつながることを理解し,説明できる
☐ 記録を忘れやすい食事・食品と,それを防ぐ工夫を説明できる
☐ 食品を計量・記録するポイントを説明できる

Ⅲ編　資料3に食事記録調査の様式と調査対象者への手引きの例を掲載したので参考にしてほしい．

2) 調査対象者への確認面接
　～調査対象者の食物摂取状況を正確に把握するための具体的技能～

　受け取った食事調査票を限られた時間で点検し，調査対象者に質問すべき事項を列挙していくには，調査の精度に応じたチェック・ポイントを決めておくとよい（表Ⅱ-1）．

　専門知識に相当する具体的な技能には，一般的な料理に用いられる食品（食材，調味料）の構成と量，調理法を知っていること，食品を見て（食品の「かさ」を説明されて）重量を推定できること，一般的な食品と調理法について，調理による重量変化を知っていること，一般的な食品の廃棄部と廃棄率を知っていること，日本食品標準成分表にどのような食品が掲載されているのかを理解していることなどがある．

　例えば，ある料理が記録されている場合，その料理に一般的に使われる食材，調味料とその重量に関する知識があれば，調査対象者の食材の記入漏れを発見しやすいであろう．また，調理変化に関する知識があれば，調査対象者が記入した重量が，記入したときの状態における摂取量として，一般的に考えられる範囲の量といえるものであるかどうか判断し，非常に多い，あるいは非常に少ない場合には，調査対象者に確認することができるであろう．大規模な調査では，秤量記録法であっても，すべての食材，調味料が漏れなく秤量されていることはむしろ少なく，食品の「かさ」などを説明されて，重量を推定できる技術は重要であると考えられる．また調査対象者が，可食部と廃棄部を明確に理解していないこともあるため，記入された重量が，可食部重量であるか，廃棄部を含めた重量であるのか曖昧なことも多い．食材の廃棄部・廃棄率に関する知識があれば，廃棄部をもつ食材につい

表Ⅱ-1．食事記録調査票の点検チェックリスト

A．食事・料理に関する確認
□1　記録日ごとに朝・昼・夕食があるかどうか，「欠食」か「記入漏れ」か確認
□2　食事ごとに，主食があるかを確認
□3　料理ごとに，調味料を確認
□4　卓上調味料を使う料理を確認
□5　料理名と使用食材の整合性を確認
B．食品番号に関する確認
□1　食品番号表に未収載の食品がないかを確認
□2　詳細な区別をする必要のある食品は，食品の種類を確認
□3　乾物食品は乾燥か水戻しかを確認し，重量も確認
□4　「濃縮倍率」に注意する食品は，記録重量と希釈用水を確認
C．食品重量に関する確認
□1　重量が記載されていない食品がないかを確認
□2　1回当たりの重量が多過ぎる（少な過ぎる）食品はないかを確認
□3　食品重量を推定する際は，不明確な目安量や容量が記録されていないかを確認
□4　廃棄率が大きい食品（貝類・すいかなどの皮つき果物）は，秤量された状態を確認
□5　目測で記録されたような疑わしい重量がないか（乾燥食品，粉末状食品は要注意）を確認
□6　調味料は調理に使用した重量でなく，1人分の純摂取量が記録されているかを確認

Ⅱ　食事調査の実際

て，廃棄状況を確認することが可能であろう．

　ところで，日本食品標準成分表は2015年版（七訂）から2020年版（八訂）へ改訂されるに伴い，掲載されている食品は見直しや変更がなされている．このため，当該の食事調査に際して用いる日本食品標準成分表については，いつの時点の内容のものを使用するのか確認しておくとともに，事前に内容を把握し，出現した食品をどのレベルまで把握する必要があるのかを事前に調整しておく必要がある．具体例としては，改訂に伴い，「ゆで」「焼き」などの調理法だけでなく，「電子レンジ調理」が追加収載された食品が存在していること．成分表2015（七訂）に収載されていた「中華スタイル即席カップめん」は，成分表2020（八訂）では収載されず，「中華スタイル即席カップ麺油揚げしょうゆ味・乾」，「調理後のめん（スープを残したもの）」など，新たに5種類に分類がなされていること．その一方で，五穀のように，成分表2020（八訂）では欠番となった食品が存在することなど，である．

3）調査票の整理とコード付け

　調査対象者に確認面接を行ったあとは，朝食・昼食・夕食・間食の区切りを点検し，不明だった点に註釈をメモするなど，調査票の整理をする．そして調査員は，食事記録の一つひとつの食品に対して，食品番号を付ける作業「コード付け」を行う．

　コード付けは，①その食品に最も適切な番号を選択する．②調査対象者の食事の実態に最も近いと推定される食品の摂取重量を決定する，という2段階のプロセスがある．さらに，調理後の栄養素量を推定するための調査では，これに加えて，③適切な調理コード（国民健康・栄養調査方式の場合，p.60～61を参照）を選択する必要がある．

　収載された調査票において的確なコード付けを行うためには，食事内容を正確に把握する技術に加えて，その食事記録調査で決まっているコード付けのルールを十分に理解していることが求められる．また，インターネット上にも，適切な食品番号を付けるための食品説明が整備されている（食品成分データベース https://fooddb.mext.go.jp/ など，日本食品標準成分表2020年版（八訂）第3章資料，1．食品群別留意点）．コード付けの作業では，食品の定義や成分に関する詳細な知識が必要なので，疑問がある場合はよく調べてから，コード付けを行う．

4）調査データの入力

　データ入力には，食事記録調査に特化したコンピュータソフトウェアを用いる．通常，このようなソフトでは，食品番号の選択に迷ったときに参考にする食品説明や食品の目安量から重量に換算するための情報を格納していることが多い（**表Ⅱ-2**）．また，入力時に明らかな過誤（存在しない食品番号，極端な値の食品重量など）をチェックし，入力者に対して「警告」を発するような機能があると，データの質の向上が期待できる．

　入力過誤を防ぎ，全体的な作業効率を高めるということにおいて，コンピュータは万能である．しかし，食事記録の行をとばしてしまうなどの入力漏れは，コンピュータでは見つけられない．そのような単純なミスの対策は，担当者が目視で確認する以外にないので，ソフトには，入力内容を調査原票の通りに印刷するような機能（**図Ⅱ-1**）が必要である．

1 食事記録法

表Ⅱ-2. 食品番号や重量を適切に選択・入力するための情報データベース

A．食品番号の適切な選択のために
① 日本食品標準成分表の備考情報や収載食品の説明
② 食品検索のための分類，辞書機能（別名，類義語など）
③ 日本食品標準成分表に収載されていない食品などの置き換え，分解

B．食品重量推定の標準化のために
④ 目安量・重量換算表（密度換算を含む）
⑤ 料理に対する使用調味料などの系統的な整理（調味料％，吸油率など）
⑥ 調理（水戻しなどを含む）による重量変化

地区番号：99-999-99　世帯番号：99　世帯主名：栄養太郎

食事	整理番号	料理番号	料理名	区分	食品番号	食品名	料理コード	純使用量(g/人前)	比率1	2	3	4	残食	読み替え扱い区分	目安量内容 目安量	使用重量(g)
朝	1001	53004	トースト	家	1026	食パン	R	240.0	1	1	1	1			1斤6枚切り1枚(60g) 4.0	240.0
朝	1001			家	14020	ソフトタイプマーガリン		12.0	1		1	1			小さじ1 3.0	12.0
朝	1002	55008	ゆで卵	家	12004	鶏卵	B	150.0	1	1	1				1個(M)(50g) 3.0	150.0
朝	1002			家	17012	食塩		1.5	1	1	1				1つまみ(0.5〜1.5g) 3.0	1.5
朝	1004	85000	カルシウム強化の牛乳	家	13003	普通牛乳		824.0	1	1	1	1			1本(200mL) 4.0	824
朝	1004			家	97113	牛乳に強化されたカルシウム		121.0	1	1	1	1				121.0
昼	2001	30504	魚みそ煮定食	外	30504	魚みそ煮定食		1.0 人前	1						1人前 1.0	
昼	2002	51012	ご飯	家	1088	めし		150.0		1						150.0
昼	2003	40203	牛肉とピーマンの炒め物（チンジャオロース）	惣	40203	牛肉とピーマンの炒め物（チンジャオロース）		100.0		2		1				100.0
夕	3001	51012	ご飯	家	1088	めし		700.0	20	15	20	15				700.0
夕	3002	54011	から揚げ	家	11221	鶏もも		400.0	2	1	2	2	1			400.0
夕	3002			家	80003	衣（から揚げ・しょうゆ味）(0.4%塩分)		32.0	2	1	2	2	1	読み替え食品	素材重量100g=1単位：8g 4.0	32.0
夕	3002			家	17007	濃口しょうゆ		14.2	2	1	2	2	1	衣（から揚げ・しょうゆ）		
夕	3002			家	1015	薄力粉		17.8	2	1	2	2	1	衣（から揚げ・しょうゆ）		
夕	3002			家	14006	調合油		44.0	2	1	2	2				44.0

図Ⅱ-1．入力されたデータを調査票とつき合わせてチェックするための出力例

B. データの収集・処理にあたって留意すべき点

1) 適切な食品番号の選択

a. 食事調査で把握する「食品」の範囲

多くの食事調査では，「日本食品標準成分表2020年版（八訂）」（以下，成分表2020（八訂）と略記）に収載されている食品を中心に，惣菜・外食などを加味した範囲で，対象者の食事を把握する．調査目的が，水分の摂取量も推定する必要があるのであれば，だし汁・スープ，水（お茶のように嗜好的に飲む水，薬を飲むときの水）を調査対象に含めるべきであろう．また，ヨウ素の摂取量を把握する場合には，「昆布だし」や「かつお・昆布だし」の摂取量にも留意しておく必要がある．

日本食品標準成分表に収載されていない食品としては，「保健機能食品（特定保健用食品・栄養機能食品・機能性表示食品）」，「錠剤・カプセル・顆粒・ドリンク状のビタミンやミネラル」，「いわゆる健康食品」がある．また，人が経口的に摂取する栄養素としては医薬品も考えられる．これらの食品やサプリメントを調査対象に含めるか，除くかについては，その調査の目的に応じて決定する．仮に，食事記録法で把握するならば，商品名，製造者か販売者，物質名，基本単位（1錠，1本等），含有量（mg，μg）を対象者から申告させる必要があり，栄養量を集計するためには，製造者か販売者から情報収集して栄養成分表を整備する．申告漏れを防ぐためには，一般の食事とは別の質問票で，習慣的な頻度状況と量をたずねることがよいであろう．

b. 国民健康・栄養調査の食品番号表による整理

国民健康・栄養調査の食品番号表（Ⅲ編　資料1）は，その調査時点で使用が決められた日本食品標準成分表をベースにして，食品群は第1群から第17群を基本としている．日本食品標準成分表の第18群　調理加工食品類は，食品群の集計ができないので国民健康・栄養調査では使用しない（表Ⅱ-3）．

水については，国民健康・栄養調査では，調査結果を食品群別重量として評価するための工夫をしており，「希釈用の水」が食品番号表に収載されている．例えば，粉末のインスタントコーヒーを2g摂取した場合は，「希釈用の水」を180gとコード付けする．この工夫によって，インスタントコーヒーは182gと計算されるので，缶コーヒー190gとほぼ同じ重量として評価できる．

なお，日本食品標準成分表の食品番号と，国民健康・栄養調査の食品番号とは同じである．日本食品標準成分表は「国民がエネルギー等を摂取するための資源」として食品を考えているので，流通の少ない食品も掲載しているし，同じ食品でも種類・品種・部位が多くて，一般の人には判別できにくいものもある．このため，国民健康・栄養調査の食品番号表では，目的を食事調査に限定して通常市販されていない食品や流通量の少ない食品を除外し，調査精度と能率を向上させるような工夫がされている．

表Ⅱ-3. 日本食品標準成分表と国民健康・栄養調査食品番号表における食品群および食品番号体系[*1]の比較

食品群	食品番号体系[*1]	
	日本食品標準成分表[*2]	国民健康・栄養調査食品番号表[*2]
1　穀　類	01001～	01001～
2　いも類及びでん粉類	02001～	02001～
3　砂糖及び甘味料	03001～	03001～
4　豆　類	04001～	04001～
5　種実類	05001～	05001～
6　野菜類	06001～	06001～
7　果実類	07001～	07001～
8　きのこ類	08001～	08001～
9　藻　類	09001～	09001～
10　魚介類	10001～	10001～
11　肉　類	11001～	11001～
12　卵　類	12001～	12001～
13　乳　類	13001～	13001～
14　油脂類	14001～	14001～
15　菓子類	15001～	15001～
16　し好飲料類	16001～	16001～
17　調味料及び香辛料類	17001～	17001～
18　調理加工食品類	18001～	―
給食（給食番号）	―	20001～
外食（外食番号）	―[*3]	30001～
惣菜類（惣菜番号）	―[*3]	40001～
水（飲料の希釈用）	―	90001～

[*1] ―は，各食品群に対応していないことを意味する
[*2] 日本食品標準成分表2015年版（七訂），令和元年度国民健康・栄養調査番号表（一部の番号は除外）
[*3] 日本食品標準成分表2015年版（七訂）では資料として，家庭や給食で常用されることが多いと考えられる惣菜41食品（和風惣菜15食品，韓国惣菜1食品，中華惣菜6食品，洋風惣菜19食品）が収載された

c. 食品番号を実際にどう選択するのか

　調査で出現した食品に最も適切な食品番号を選択するためには，まず，その調査で用いられる食品番号表（食品データベース）にどのような食品が収載されているかを把握し，取り扱われている食品の中でどの食品を選択することが最も適切なのかを判断しなくてはならない．その把握は，調査対象者への確認面接をする前にしておくことが理想である．このことにより，どこまでを確認するのかが異なってくる．例えば，成分表2015（七訂）では，豆腐として「木綿豆腐」「絹ごし豆腐」「ソフト豆腐」「充てん豆腐」「沖縄豆腐」「ゆし豆腐」「焼き豆腐」の7種類が収載されていたが，成分表2020（八訂）では，木綿豆腐と絹ごし豆腐は，凝固剤の種類（塩化マグネシウム，硫酸カルシウム）で細分化された食品も収載されている．そのため，調査対象者が「豆腐」とだけ記入している場合は，豆腐の種類（場合によっては商品名）を詳細に確認し，必要に応じて対象者が利用している購入店舗などで確認する．確認が不十分であると，摂取栄養素量の推定に誤差が生じる可能性が大きくなる．

d. 調査対象者の情報が曖昧な場合の対応

　一方，調査員が確認しても，調査対象者自ら摂取した食品の種類やそれらの詳細がわからないという状況もあるだろう．この場合，最も望ましい対応としては，一連の内容を回答できる調理担当者らに問い合わせて情報を収集することである．また，調査員と調査対象者間での面接等で確認できなかった場合は，改めて，調査対象者・調理担当者に対して書面やメール等で確認を依頼する．これらの確認は，多少なりとも面倒な作業であるが，正確な栄養素等摂取量の評価のために必要である旨を調査対象者に話して，対象者のモチベーションを妨げない範囲で情報収集する．加工食品や弁当，惣菜などは製造業者のホームページや問い合わせ窓口（コールセンター）等で内容の確認が可能な場合がある．それでも最終的に確認できなかった場合，その地域で一般に用いられる料理，食品，詳細な種類を，調査員が予想できるならば，該当の食品番号を選択する．ちなみに，国民健康・栄養調査の食品番号表（Ⅲ編　資料1）では，このような場合に優先すべき食品に優先度に合わせて「＊」～「＊＊＊」が付けられている（例えば，豆腐の場合は「ソフト豆腐」に「＊＊＊」が付けられている）．

e. 食品番号の選択に関する調査員間の標準化

　食品番号の選択において重要なことは，どの調査員が番号を選択しても，同じレベルのコード付けが行われることである．全国規模の調査におけるコード付けのルールは，原則的に全国一律でなくてはならない．地域あるいは個々の調査員により食品番号の選択基準が違っていると，観察された栄養素等摂取量の差は，実際の地域差だけでなく，調査員が食品番号を選ぶ基準の違いが原因である可能性も出てくる．

　しかし，各地域により食事の摂取状況や食品の選択状況が異なるのも事実であり，そのような地域差については調査結果に反映させる必要がある．例えば，ある地域では市販されているほとんどの豆腐が木綿豆腐である，という実態があれば，その地域では詳細不明の豆腐は木綿豆腐とするのが適切であろう．また，ある地域で一般に流通している豆腐一丁の規格が450ｇであれば，豆腐一丁＝450ｇを採用すべきであろう（国民健康・栄養調査の食品番号表における目安量は豆腐一丁＝300ｇ）．このような地域の状況に対応した独特の判断ルールがある場合には，調査必携に追加記載して，地域内で統一した対応を取ることが望ましい．ただし，このような場合でも，一律に「豆腐＝木綿豆腐」「一丁＝450ｇ」と扱うのではなく，調査対象者または，その対象者の食事をよく知っている者から得られた情報（代理人からの情報）が優先されることはいうまでもない．

f. 食品番号表にない食品への対応

ⅰ）　食品の置き換えについて

　食に関する文化や習慣は多種多様であり，幅広い地域性がある．また，新規に出回り始めた食品や新たな食べ方，従来は国内で流通しなかった輸入品が店舗に並ぶ事例もよく認められる．この種の食品は食品番号表（食品データベース）に収載されていないことが多い．また，実際に調査対象者が調査原票に記録した食品名が，同じ名前で食品番号表に収載されているとも限らない．

　図Ⅱ-2に，調査対象者が記録した食品名を，調査員が食品番号表に収載されている食品に当ては

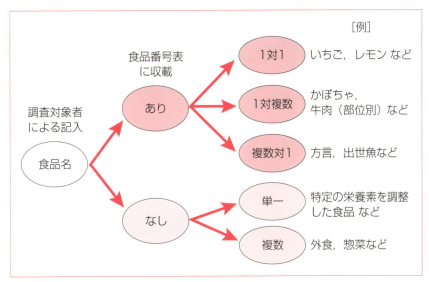

図Ⅱ-2. 食事調査における食品の当てはめ

める作業を示した．調査対象者により記入された食品名は，食品成分表に収載されているものといないものに分類される．

＜食品番号表に収載されている場合＞
① 1つの食品名に対して1つの食品番号で対応できるもの（1対1）
例：調査対象者の記載が「アボカド」や「ざくろ」などの場合
食品番号と食品名は一致し，容易に確認することができる
② 1つの食品名に対して複数の食品番号が存在するもの（1対複数）
例：調査対象者の記載が「かぼちゃ」や「もやし」などの場合
「かぼちゃを100 g食べた」と記入されていても，「日本かぼちゃ」（41 kcal/100 g）か「西洋かぼちゃ」（78 kcal/100 g）かによって，ここからの摂取エネルギーには約2倍の差が生じる．
③ 複数の食品名に対して1つの食品番号で対応できるもの（複数対1）
例：調査対象者の記載が方言あるいは出世魚の場合
「きはだまぐろ」は，関西，四国，九州地方では，「あしび」や「しび」と称されている．「しいら」は釣り上げるときにその引きが強いことから多くの地域で「まんびき」と呼称されている．また，「ぶり」に代表されるように，本来同じ魚であっても，その成長段階により呼び名が異なる出世魚などもこれにあたる（図Ⅱ-3）．

＜食品番号表に収載がない場合＞
① 単一の食品名として記載されたもの（単一）
例：単一の食品名として記載のある場合

Ⅱ 食事調査の実際

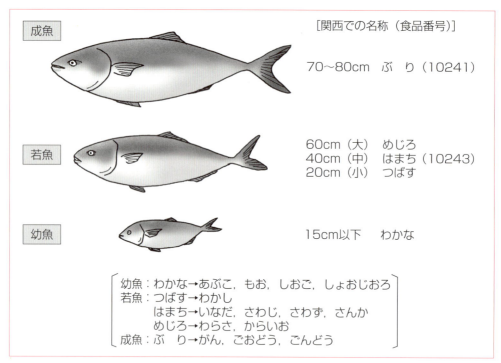

図Ⅱ-3. 出世魚のさまざまな呼び名 (ぶりの例)

「アイスキャンディ」や「果汁入り野菜ジュース」,「クリームシチューの固形ルー」など食品番号に収載されていない食品の場合,「置き換え」あるいは「分解」してコード付けする.「置き換え」は,出現した食品の原材料や栄養成分表示などを参照して,日本食品標準成分表に収載されている類似した食品の食品番号でコード付けすることをいう.「分解」は,その食品の原材料と配合割合を勘案して,1つの食品を複数の食品に分解してコード付けすることをいう.「置き換え」や「分解」は,もとの食品と同じ食品群に属する食品でコード付けをすると,食品群別集計を解析・評価する際の矛盾が軽減できる. ただし,いずれの置き換え・分解も,妥当性を検討する必要がある.

② **料理名で記載されたもの(複数)**

例:複数の食品または料理として記載のある場合

外食で「皿うどん」を食べたとの記録があった場合,「皿うどん」を食品番号表に収載のある食品に分解する必要がある. ただし,献立に関する一般書籍などを参考に,調査対象者が摂取した「皿うどん」と置き換えた料理の妥当性を検討する必要がある.

ⅱ)加工食品,惣菜,外食(給食を含む)のコード付け

レストランや喫茶店など,家庭以外で食事をすることを「外食」といい,コンビニエンスストアやスーパーマーケットなどで,弁当やおにぎり,サンドイッチなどできあがった料理を購入して家庭や職場で食べることを「中食」という. 次頁以降の①②では,調査対象者が購入後そのまま摂取できる調理済み食品を「惣菜」,焼いたり油で揚げたりするなどの調理操作を加えるものを「加工食品」と

して扱う．外食や惣菜をコード付けするには，使用食材や重量が正確にわからないので，一定の標準化が必要となる．具体的には，代表的な料理あるいは惣菜に料理番号を付与したデータベースを整備し，料理番号ごとに標準的な食材と調味料の食品番号と重量を決めておく．対象者に外食や惣菜の内容をたずねても，答えられない場合は，調査者は料理番号をコード付けする．この方法によれば，経験の少ない調査者でも標準的な調味料や食材料を漏れなく集計できるので，調査者間の誤差が軽減できる．

食事記録調査に用いる食品番号を新たにつくる場合は，外食・惣菜の料理番号は，日本食品標準成分表の食品番号と重複しない番号，例えば30000番台の番号で，料理の分類ごとに整理すると便利である．

① 加工食品

加工食品は，日本食品標準成分表の第18群に調理済み流通食品類として，ぎょうざやハンバーグなどが収載されているが，コード付けでの利用価値は乏しい．その理由は，第18群の番号では食品群別の評価ができないこと，そして微量栄養素や脂肪酸などの栄養成分が欠損値になっていることがあげられる．そこで，加工食品については，日本食品標準成分表の第1～17群までの食品番号を用いるか，調査で新たに作成した惣菜の料理番号を用いてコード付けする．

しかし，調査の目的がエネルギー産生栄養素や食塩相当量の摂取量を知ることのみにあるならば，市販の加工食品の容器包装にある栄養成分表示を，そのまま利用してもよいし，メーカー等が公表している資料を活用しても食事調査のコード付けはできる．さらに，調査対象の地域で，特に摂取頻度の高い加工食品がわかっている場合は，それらの含有栄養素量を独自に食品分析し，その結果をデータベースに加えることも一つの方法である．

加工食品コード付けのチェック・ポイント（例：コロッケ）

☐ 自宅で調理したものか，市販品か
　…「自宅で調理した」場合は，じゃがいもやひき肉などの食品に分解し，それぞれの重量を聞き取る必要がある

☐ 市販品の場合，揚げてあってそのまま食べられる状態であったか，自宅で揚げる調理操作をしたか
　…「自宅で揚げなければならなかった」場合は，「揚げ油」のコード付けを忘れてはいけない．また，秤量のタイミングが，揚げる前に計ったのか，揚げた後の重量なのかも明確にすべきである

☐ 食卓で調味料を使用したか
　…ソース，しょうゆ，ケチャップなどをかけて食べたかどうか確認する必要がある

② 惣　菜

　　出現頻度が高い惣菜は，使用食材と重量をあらかじめ標準化した「惣菜番号」としてデータベース化する．惣菜は，グラム単位で販売されていることが多いので，惣菜 100 g 当たりの使用食材と調味料の食品番号と重量に標準化しておく．食材の種類が多い惣菜であっても，調査者がコード化するのは 1 つの惣菜番号だけなので作業負担が減る．「惣菜番号」を用いれば，食品群別摂取量の解析も可能になる．なお，成分表 2020（八訂）においても一部の代表的な惣菜が 18 群に収載されており，適宜，参照することも可能である．

③ 外　食

　　惣菜と同じように出現頻度の高い外食についても，外食を構成している食品の食品番号と重量をデータベース化しておくと，コード付け作業の効率がよくなる．ただし，外食は，惣菜と異なり，全体量が何グラムなのかは不明なので，外食料理 1 人前当たりの食材構成を「外食番号」としてデータベースに整理する．

　一般的には，惣菜・外食の番号は，調査対象者の記載内容が不明などで，やむを得ない場合にのみ用いるべきである．つまり，「大豆の五目煮」などの食品の種類が多い料理や，「麻婆豆腐」など調味料が複雑な料理であっても，家庭での使用食材が記録されていたら，一つひとつの食品の食品番号でコード付けをしたほうが適切であろう．ただし，食品番号の詳細度とコード付け作業の時間短縮とで，どちらを優先するかについては，食事記録調査の目的にもよるので，計画立案するときのプロトコールを決めておく．

2）食品重量について

a．摂取重量の把握

　秤量記録法による食事調査における食品重量の把握の手順を図 II-4 に示した．調査員は，対象者

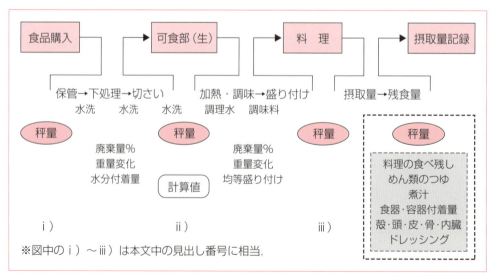

図 II-4．食品摂取重量の把握方法

が「どの段階で秤量したか」を的確に判断して，その状況にあった食品番号と摂取量を見積もることが重要である．

ⅰ）食品を購入した際に秤量する（使用量）

　一般に，食品の秤量は，その食品を購入したときの単位で秤量されることが多い．肉や豆腐などがその例である．しかし，野菜や果物などは，廃棄量を考慮しなければならないので，対象者が記録した秤量値が正味摂取量なのか，皮などの廃棄量を含んだ値なのかを確かめる必要がある．例えば，バナナ1本を秤にのせると，1本の重量は容易に把握できるが，皮をむいたバナナを秤量するには，皿を用いて秤量するか，食べた後に皮だけの重さを秤量するなど，対象者にとって面倒な作業が増える．食事記録には，正味重量なのか，廃棄量を含んだ量なのか（どの部位を含めた量なのか）がわかるメモが必須である．

ⅱ）食品を下処理してから，可食部を秤量する（純使用量）

　家庭で調理をする前に，料理の素材を秤量した場合は，純使用量が把握できる．下処理が済んだ野菜やいも類などは，可食部だけが秤量されている．

　米，乾めんは，乾物の状態とした処理が済んだ状態の両方の食品番号が収載されているが，炊いたり，ゆでたりの下処理が済んだ状態の秤量値を，該当する食品番号でコード付けしたほうが，メリットが多い．参考までに，2001（平成13）年以降の国民健康・栄養調査では，精白米は「めし，食品番号：01088」としてコード付けされているが，2000（平成12）年までは，「米（穀粒）：01083」として，重量を把握していた．つまり，調査対象者が「ご飯」を茶碗で1杯（165 g）食べたと記録した場合，「ご飯」＝「めし」の重量を2.2で除して「精白米」として重量に換算し，精白米（75 g）を摂取したという計算を行っていた（図Ⅱ-5）．

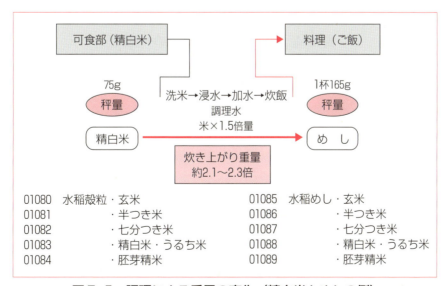

図Ⅱ-5．調理による重量の変化（精白米とめしの例）

Ⅱ　食事調査の実際

　なぜ，現在の食事記録調査では，炊く前の状態の「精白米」を，炊きあがった状態の「めし」に換算して，コード化するルールに変更されたのだろうか．それは，1人分の重量を正確に把握するには，食べる直前（つまり，炊いたご飯の状態）で秤量したほうが便利だからである．さらにもう一つの理由は，「精白米」と「めし」のエネルギーが同じになるように重量換算しても，ビタミンE，鉄の含有量は，「精白米」で栄養価計算すると，「めし」よりも多く見積もってしまうからである．すなわち，コード付けにおいては，できるだけ口に入る状態に近い摂取量を把握したほうが，秤量の実行可能性が高くなり，調理損失の誤差が小さくて，実際に摂取した栄養素量の近似した値が推定できる（このように，米の重量は，把握する状態が変更されている．当然ながら，「2000（平成12）年から2001（平成13）年の年次変化において米類の摂取重量は2倍になった」と誤った評価をしてはならない）．

ⅲ）調理後，皿に盛り付けた状態で料理を秤量する（盛り付け量）

　加熱・味付けなどの調理作業後に，料理のできあがり，つまり，盛り付け量を把握する．この場合の秤量値には，食べ残した量や，器に残っているめん類のつゆやラーメンスープ，煮物の煮汁などが含まれている点に留意する．コード付けは，日本食品標準成分表の調理済み流通食品類の食品番号を用いるか，秤量値を調理前の重量に換算してから"生"の食品番号を用いるかを判断する．日本食品標準成分表が八訂になり，詳しく示されるようになったが，すべての食品について"調理後"が収載されているわけではない．したがって，食品群別に重量変化を示した「調理による重量変化の一覧表」（表Ⅱ-4）の運用が役に立つであろう．

ⅳ）世帯の摂取量から個人の摂取量を推定する場合（推定値）

　秤量法による食事調査においては，原則的には個人一人ひとりの摂取量を秤量することを，対象者に求めるが，実際にはかなり困難である．調理担当者の人が，世帯の人数分の純摂取量（前述の

表Ⅱ-4．調理による重量変化の一覧表

食品群	食品名・調理法	重量換算係数
1 穀類	乾めんを「ゆで」た場合 生めんを「ゆで」た場合	2.3 1.8
2 いも類	「生」の食品を「ゆで・煮」た場合	0.9
4 豆類	乾物を「ゆで・煮」た場合	2.3
6 野菜類	「生」の食品を「ゆで・煮」た場合：葉類 　　　　　　　　　　　　　　　　：乾燥野菜	0.7 6.4
8 きのこ類	「干し・乾燥」の食品を「ゆで・煮」た場合	6.2
9 藻類（昆布）	「干し・乾燥」の食品を「ゆで・煮」た場合	3.0
10 魚介類	「生」の食品を「ゆで・煮」た，「焼いた」場合	0.8
11 肉類	「生」の食品を「ゆで・煮」た，「焼いた」場合	0.7

「ii）食品を下処理してから，可食部を秤量する」を参照）を秤量・記録して，「この料理を XX 人で分けました」というメモがある事例は，よく見受けられる．この場合，1 人分の摂取量を調べる調査であっても，世帯全体の摂取量が記録されているので，メモを見落とさないように十分に注意する．

現在の国民健康・栄養調査では，世帯員全員を調査対象としているが，性・年齢階級別の摂取量（集団の代表値）を算定する目的で，「案分比率」による方法が用いられている．「案分比率」とは，世帯全体で摂取した料理／食品について，それぞれの世帯員がどのくらいずつ分けて食べたかを示す割合をいう．これは，1995（平成 7）年に国民健康・栄養調査（当時は「国民栄養調査」（厚生省））に採用され，個人別摂取量の把握方法として特徴的であり，わが国の栄養政策を立案・評価する上で，重要である．しかし，現実的にはおのおのの食品について正確に案分比率を申告することは難しいので，若干の誤差を含むものと考えられている．

ｖ）食品番号と食品重量を誤って対応させた事例

対象者が記録した食品名をそのままコード化しても，適切な栄養価計算できない事例もある．例えば「乾めんを 100 g ゆでて食べた」と書いてあった場合，「干しうどん・乾（食品番号：01041）」と「干しうどん・ゆで（01042）」の 2 種類のうどんのうち，「ゆで（01042）」をコード化すべきである．重量はゆでたときの重量変化を考えて 240 g とする．乾めんの塩味はゆでれば流出する．したがって，「乾めん 100 g」で栄養価計算すると，食塩相当量に大きな誤差が生じる（図Ⅱ-6）．また，「せん茶」は，「茶（16036）」と「茶浸出液（16037）」が日本食品標準成分表に収載されている．ここでいう茶は湯で抽出する前の茶葉の状態のものをいう．葉っぱで入れた緑茶を 150 g 飲んだとの申告に対して「茶（16036）2 g と水 150 g」と見積もると，お茶の葉を食べたことになってしまい食物繊維などの値に誤差が生じる（図Ⅱ-7）．正しくは「茶浸出液（16037）150 g」と見積もる．似た例で「コーヒー」は日本食品標準成分表では「コーヒー浸出液（16045）」と「インスタントコーヒー（16046）」，「コーヒー飲料（16047）」の 3 種類がある．インスタントコーヒーをカップ 1 杯 200 g 飲

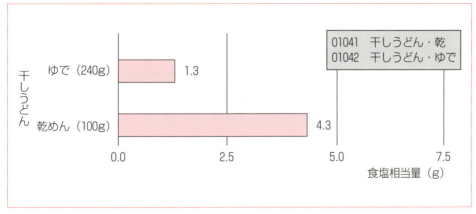

図Ⅱ-6．干しうどんのナトリウム

II 食事調査の実際

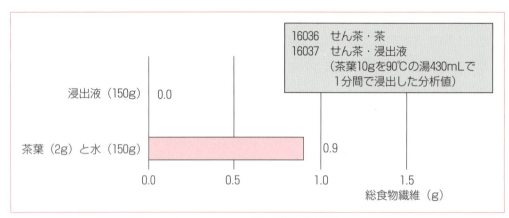

図II-7. せん茶の総食物繊維

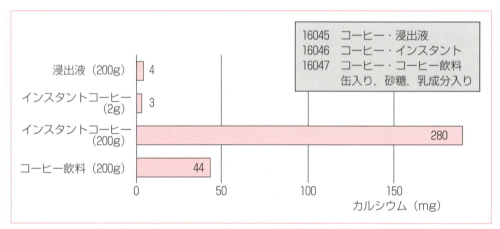

図II-8. コーヒーのカルシウム

んだとの申告に「食品番号16046, 200 g」と見積もると, 栄養素摂取量の誤差は深刻である（図II-8）. 正しくは「インスタントコーヒー（16046）2 gと水198 g」とする.

調査員は, 日本食品標準成分表に収載されている食品と, その形状・成分を熟知しておくことが大切で, 対象者の食事内容に対して, 最も適切な食品番号と重量を見積もるスキルが必要である.

vi）対象者の秤量値に疑問があるような事例

デジタル秤を用いた食事記録調査では, 秤量された値は50 g, 80 gのようにキリのよい値ではなくて, 53.2 g, 83 gのような端数があって当然である. 端数がある値は, 実際に秤量した値が記録されていると考えればよいが, ときとして対象者は煩わしい秤量を避けて, 直観的な数値を記録してしまうことがある. 調査者には, 対象者が書いた値が一般的な重量から逸脱していたら, 怪しいと思うスキルをもってほしい. 例えば, ちらしずしの切りのりが10 g, ゆで卵1個に対して食塩2 gという記録は要注意であろう. 特に水分が15％未満の乾燥食品において重量見積もりの誤差があると, 微量栄養素の推定に大きな影響が出てしまう.

> **COLUMN**
>
> ## 日本食品標準成分表の資料と備考は，熟読しよう
>
> 　日常的な食品は，日本食品標準成分表と同じ手順で調理されているとは限りません．例えば，高級緑茶の「玉露」（食品番号：16034）は，日本食品標準成分表では10 gの茶葉を60 mLの湯で抽出した成分です（Ⅲ編　資料1）．普通のせん茶（同16036）と比較すると，葉酸は約10倍，ビタミンCは3倍，カリウムやリンもかなり高いです．「玉露入り緑茶」と表示した商品はよく市販されています．食事記録に「玉露」と書かれていたら，お茶を出した方法を対象者に確かめてみるべきです．安易に，食品番号16034玉露で500 gとコード付けすると，栄養素摂取量の過大見積もりになってしまいます．
>
> 　また，成分表2020（八訂）では，即席めん類は，調理前と調理後だけでなく，スープを残した場合の食品番号も掲載されるようになりました．対象者の喫食状況をよく聞き取り，適切なコード付け（食品番号と重量）をする必要があります．

b. 目安量・重量換算

　重量については，秤量が原則であるが，実際には1個，1切れなどの目安量の記録が混在する．目安量からグラム重量に換算するには，各調査員ごとによって大きくバラつくことのないよう**標準化**を行う．国民健康・栄養調査では，標準化するために，「食品番号表」（Ⅲ編　資料1）に，**目安量・重量換算表**を収載している．

　この目安量・重量換算表は，農・畜産物に関しては，流通上の標準規格に関する資料に基づいて作成され，各規格（M, Lなど）を目安単位とし，それに対応する代表的な重量が示されている．市販食品に関しては，容器・包装にある表示を参考に標準的な量を収載している．計量カップや計量スプーンを用いた記録（例えば大さじ1杯など）は，**容量**から**グラム重量**に換算するために，実測データや**比重**を示した換算表が作成されている．

　農・畜産物の規格重量は，生産・収穫単位で設定されるので，**可食部**だけではなく**廃棄部**も含んでいる．食品番号表には，日本食品標準成分表の廃棄率および目安量に対応する**可食部重量**が，一覧表として収載されている．ここで，「さんま」を例にして，廃棄部に関する栄養評価の限界を考えてみよう．さんま・焼き（食品番号10174）の廃棄部は，日本食品標準成分表によると，頭部，内臓，骨，ひれであり，その廃棄率は30％である．某対象者が，焼いたさんまを食べて，頭部と骨のみを残したとする．焼き上がった後の全体重量と残した頭部と骨の重量が秤量されていれば，実際に食べた重量は明らかである．しかし，廃棄部の重量が不明な場合は，廃棄率一覧表の「標準的な」廃棄率を用いるが，"廃棄率30％"では実際に食べた内臓およびひれの重量も廃棄部と見なされ，可食量が過小見積もりになってしまう．この誤差の対策としては，調査員は，実際の調査での廃棄部と食品番号の廃棄部とが一致していないことを知っていて，食べた重量を多めに見積もるべきであろう．また，皿に残った頭部と骨の重量（廃棄部）が記録してあり，実際には食べてしまった内臓およびひれの重量

Ⅱ　食事調査の実際

が正確に把握できたとしても，各種栄養素の量は正しく推定できない．なぜならば，日本食品標準成分表の成分値は，内臓とひれを含んでいないからである．総じて，調査員は，日本食品標準成分表による摂取量推定には限界があることを理解した上で，得られた値を評価すべきである．誤差を少なくする手立てがあれば，努力を惜しまずに，精度を高める工夫をしなければならない．目安量・重量換算表はその工夫の一つである．

c. 調味料の割合と吸油率

実際に「口に入る」調味料や調理油を量的に把握することは，次の2つの理由により困難な場合が多い．

①量的に少なく，秤や計量スプーンなどでの計測ができない．
②使用量を計ることができても，調理の過程で食品に浸透・吸着することにより，実際の摂取量を直接的に計ることができない．

少量であれば，栄養素の摂取量としてはさほど問題にならないケースもある．一方で，調味料として摂取する食塩や油などは，栄養素としてのナトリウム，脂質の摂取量に大きく寄与しており，摂取量を適切に把握することは結果に大きく影響する．

調味料や調理油を量的に把握する際には，調査員は，調査対象者に面接・電話などで確認し，「口に入った量」を推定する．この確認スキルは，当然，調査員が備えておくべきであるが，調査員による技能の差を少なくするために，推定に関する一定の考え方を示した標準化資料「調味料の割合・吸油率表」が必要である．

国民健康・栄養調査では，調理に使用する食品の重量に対する調味料の重量割合である「調味割合（調味％）」の考え方を食品番号表に収載し，調味料の摂取量を推定する方法の標準化を試みている．しかし，これはあくまで一般的と思われる設定であり，味付けには個人差・地域差があると予想される．したがって，その点を十分配慮し，活用することが望まれる．調査員には地域でよく食べられているものの味の濃さを量的に把握する努力が必要となる．また，調査対象者との確認面接などを利用して，調査対象者の味の好みや味の濃さを聞いておくことも1つの方法である．

3）調理による変化の捉え方

日本食品標準成分表では，穀類，いもおよびでん粉類，豆類，種実類，野菜類，果実類，きのこ類，藻類，魚介類，肉類，卵類の食品の一部について，調理（小規模調理）後の食品成分値が示されている．加熱調理としては，水煮，ゆで，炊き，蒸し，電子レンジ調理，焼き，油いため，ソテー，素揚げ，天ぷら，フライ，から揚げおよびグラッセなどがあり，非加熱調理は，水さらし，水戻し，塩漬けおよびぬかみそ漬けがある．日本食品標準成分表の成分値に調味料や油などが含まれているかを，「調理方法の概要」などでよく確認することが必要である．判断を間違えると，調味料や調理油の重複入力や入力漏れが生じてしまう．

食事調査では，調理損失を加味して，「口に入る状態」にできるだけ近似した食物摂取状況を推定する必要がある．栄養価計算にあたっては，日本食品標準成分表の調理した食品の成分値〔可食部

100 g（100 gEP）当たり〕と，調理前の食品の可食部重量を用い，次の式により調理した食品全重量に対する成分量が計算できる．

$$\text{調理した食品全重量に対する成分量(g)} = \text{調理した食品の成分値(g/100gEP*)} \times \frac{\text{調理前の可食部重量(g)}}{100(g)} \times \frac{\text{重量変化率(\%)}}{100}$$

*可食部100g

　重量変化を加味した栄養価計算のプロセスは，コンピュータ内で処理したほうが効率的で誤りも少ないと考えられることから，国民健康・栄養調査においては，「ゆで物」「煮物」などは"B"（boiledの略），「焼き物」は"R"（roastの略）という**調理コード**を用いて，加熱調理による食品重量および成分値の変化に対応している．その際の栄養素量の算出方法の例を**図Ⅱ-9**に示す．

　このような調理変化を考慮したデータの取り扱いにおいて注意すべきことは，選択した食品番号（「生」「ゆで」「焼き」など）と食品重量（g）の状態を一致させることである．それでは，日本食品標準成分表に加熱調理後の重量や成分値が掲載されていない食品について，調理後（例えば「ゆで」）の重量が秤量・記録されているような場合はどのようにしたらよいだろうか．国民健康・栄養調査は，**表Ⅱ-4**参照のように食品群ごとに加熱調理をした場合の重量換算係数で対応している．

　また，成分表2020（八訂）には「調理方法の概要および重量変化率表」，「揚げ物における衣の割合及び脂質量の増減」，「いため物における脂質量の増減」が付表として掲載されている．さらには，「調理による成分変化率区分別一覧」を用いることで，およその加熱調理の成分値が推測できるので，参考にされたい．

調理による重量変化（調理後重量から生重量へ）の換算

例えば，対象者が調理済みの状態（ゆで，または焼き）で，豚肉・肩を計って記録した場合，「調理済みの状態」豚肉・肩80 gから「生」の豚肉・肩の重量を求める式は下記の通りである．

80（重量 g）÷ 0.7（肉類の換算係数）＝ 114.3（g）

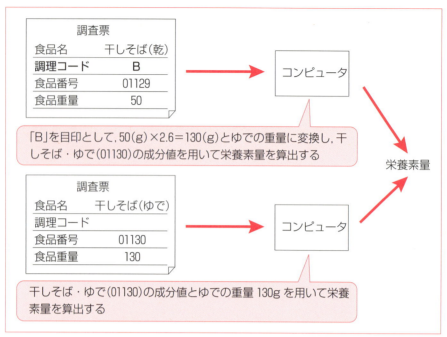

図Ⅱ-9. 調理コードに対応した栄養素量の算出方法の例

4) コード付けの判断困難事例の処理方法

　調査員がコード付けに迷うのは，料理名は記録されているが食品名が未記入だったり，野草や郷土の特産物などで食品番号表に載っていない食品だったり，低エネルギー食品，減塩漬物，減塩干物のように，実際の成分値が標準成分表とは大きく異なる場合，そして，担当者が該当する食品を知らないなどの事例である[1,2]．これらの事例は① ほかの食品番号に置き換える，② 複数の食品を組み合わせてコード付けする，③ 無視する，④ 新規に食品番号をつくるなどの方法で処理する（詳細は50～54頁の「f．食品番号表にない食品への対応」を参照のこと）．

　表Ⅱ-5は，種々の食事記録調査の判断困難事例の処理例を示したものである．

　コード付けの判断に迷ったときは，作業を中断させないことに重点をおき，とりあえず，どの方法で処理をしたかをデータベース化しておくとよい．図Ⅱ-10は遠隔地区で実施した食事記録調査で，複数の調査員から判断困難事例を収集したWebフォームである．このように判断困難事例を書きとめたり，コンピュータ上にデータベース化する手法は手間がかかるが，調査員全員で情報を共有し，標準化しながら処理するためには，とても重要である．検索可能なデータベースに整理することで，それ以降の調査で，同じ事例があった場合に継続的に処理できるだけでなく，他機関の食事記録調査と比較できるので，処理の妥当性を検証できる．

　また，判断困難事例を共有するシステムをつくると，経験の浅い調査員が疑問点を相談できるようになるので，食事記録調査のプロトコールを間違えたままコード付けするなどの過誤を防止できる．

1 食事記録法

表Ⅱ-5. 判断困難事例の処理例

1. 類似した食品番号に置き換えた食品

十二穀ブレッド→食パン，トッサード→フランスパン，ブリオッシュ→ロールパン，全粒小麦粉→小麦粉強力粉，全粒粉，韓国冷麺（小麦粉65：そば粉35含有）→ゆで中華めん，生春巻きの皮→ぎょうざの皮，玄米フレーク→コーンフレーク，きび砂糖→三温糖

おぼろ豆腐→ソフト豆腐，干し豆腐→沖縄豆腐，山菜及び雑草→あしたば，ごぼうの茎（葉ごぼう）→ふき，せんごく豆→さやえんどう，かりもり→しろうり，山くらげ→干しずいき 乾，木の芽→せり，干した大根の葉・乾燥青菜→戻した重量を大根葉 生，金針菜（干し）→切り干し大根，タンポポ茎→つくし，ドライトマト→生のトマト，山菜（ミズ，イタドリ）→ふき，うるい→わけぎ，ザワークラウト→きゅうりピクルス，葉わさび佃煮→高菜漬け，おみ漬け・青菜漬け（せいさいづけ）→高菜漬け，ぼうふう→ひのな甘酢漬け，いちじくジャム→りんごジャム，乾燥マンゴー→あんず 乾，成分表未収載のドライフルーツ→干しぶどう，ぎばさ→めかぶ，酢昆布→とろろ昆布

麻実油（ヘンプオイル）→綿実油，パン用チョコクリーム→ファットスプレッド，焼きドーナツ→イーストドーナツ，マーラーカオ→ホットケーキ，ラスク→ハードビスケット，酒まんじゅう・麩まんじゅう→蒸しまんじゅう，バウムクーヘン・パウンドケーキ・マドレーヌ→バターケーキ，ブランディーケーキ→バターケーキ（ブランディーは無視），サバラン→ショートケーキ（アルコールシロップは無視），コンニャクゼリー→ゼリー，淡雪かん→水ようかん，ワタアメ→白ざらめ（容量が大きくても軽いので重量推定要注意），アップルスナックチップ・野菜スナック→ポテトチップス，鯛焼き→今川焼き，安倍川もち→うぐいすもち，ゼリー干菓子→きんぎょく糖，えびせんべい→スナック類小麦粉あられ，いかの揚げ菓子→揚げせんべい，うぐいすパン→あんパン，ぶどうゼリー→オレンジゼリー，ナタデココ→ミルクゼリー，氷菓→炭酸飲料，黒豆茶・十六茶・そば茶・どくだみ茶・はと麦茶・プアール茶・マテ茶・ルイボス茶→麦茶，かき醤油→濃口しょうゆ，卵豆腐のたれ→ストレートめんつゆ，納豆のたれ・だし入りかけ醤油・白だし→3倍濃縮つゆ，しょうゆの実→金山寺みそ，塩こうじ→ペーストみそ，もろみ酢→穀物酢

2. 複数の食品番号を組み合わせた食品*

ベーグル（果実入り）→［ベーグル95：ブルーベリージャム5］，チーズパン→［ロールパン85：プロセスチーズ15］，てりやきバーガー→［Rハンバーガー1人前］，えびカツバーガー→［Rハンバーガー1人前（肉をえびに変更）］，チキンフィレバーガー→［Rハンバーガー1人前（肉を鶏肉に変更する）］，レーズンクルミパン→［ブドウパン95：くるみ5］，即席ワンタン（1人前）→［ぎょうざの皮25g：コンソメ2g］，ハムエッグパン→［デニッシュパン70：ハム10：卵20］，だつ芋→［里芋50：生ずいき50］，昆布入りおかず豆→［大豆ぶどう豆90：昆布佃煮10］，ミックスベジタブル→［スイートコーン40：グリンピース水煮缶30：にんじん30］，にんじんの漬物→［にんじんに対して食塩6％］，バナナチップス（揚げたもの）→［バナナ60g＋やし油21g＋上白糖30g］

イボダイ干物→［イボダイ100＋食塩2％］，ふぐのみりん干し→［ふぐ100＋塩2％］，にしん昆布巻き→［昆布佃煮60：さんま缶蒲焼き40］，鶏ささみ等の肉や魚の燻製→［燻製になったときの材料の重さ＋食塩2.0～2.5％］，たら生の卵巣→［たらこ塩蔵から食塩を差し引く］，シーフードミックス→［ブラックタイガー30：いか40：あさり30］，えび入りハンペンフライ→［白はんぺん85：ブラックタイガー15＋油10％＋小麦粉10％＋パン粉10％］，魚介系テリーヌ→［白はんぺん90：生クリーム10］，イチゴヨーグルト→［脱脂加糖ヨーグルト100：イチゴ無視］，チョコアイス→［ラクトアイス90：チョコレート10］，氷菓子のあずきバー→［ラクトアイス90：小豆つぶしあん10］，天かす→［調合油50：天ぷら粉40：水10］，

スイートポテト→［さつまいも70：卵黄5：バター12：砂糖13］，かぼちゃプリン→［カスタードプリン85：かぼちゃ15］，エクレア→［シュークリーム90：ミルクチョコ10］，モンブラン→［ショートケーキ果実無し85：マロングラッセ15］，ティラミス→［ショートケーキ果実無し85：チーズクリーム15］，チョコレートムース→［ババロア90：ミルクチョコレート10］，モンブラン（ケーキ）→［ショートケーキ果実無し80：マロングラッセ20］，チョコ入り大福→［チョココルネ35：大福65］，クリームドーナツ→［クリームパン100＋揚げ油10％］，おつまみミックス（生協）→［ピーナツ60：米菓あられ30：いわし煮干し10］，骨せんべい→［煮干し100＋油10％＋ごま1％］，手風琴（パイ菓子）→［パイ生地50：小豆あんつぶし50］，カルピスソーダ→［乳酸菌殺菌飲料濃縮タイプ1：サイダー5］，ココア飲料190mL→［ミルクココア30g＋水190g］，チュウハイ炭酸入り→［サイダー65：焼酎25度35］，乳酸菌入りにごり酒（マッコリ）→［日本酒本醸造50＋水50］

3. 使用重量がわずかなので計算から除外した食品

原則的に香辛料やエキス分は除外．イカスミ，クコ，スパイス，タバスコ，チーズ風味ドレッシングのチーズ，チャツネ，とうがらし，ハーブ香辛料入り食塩の香辛料，ベーキングパウダー，ローズマリー，猿の腰かけ，牡蠣エキス，牛乳で入れたミルクティの紅茶浸出液，抹茶チョコレートの抹茶，マスタード粒，胚芽入りパンの胚芽，アロエヨーグルトのアロエ

4. 新規に食品番号を設定した食品

フルーツグラノーラ，ゼロカロリーのスポーツドリンク

* 複数の食品番号を組み合わせて処理した事例は，原則として，秤量された加工品100gに対する食品番号の構成比を表しコロン（：）で区切り示した．付加した調味料，揚げ油は素材重量に対する比率（％）で表し，付加したことをプラス（＋）で示した．料理など標準レシピを参照した場合は，料理名の前にRを表記した．Rの数値は重量でなく料理1人前を表す．（今枝奈保美 他：秤量法食事記録調査における入力過誤の修正と標準化の方法に関する一考察．栄養学雑誌，58（2）：67-76, 2000. の情報を，2013～2015年実施の食事記録調査での事例により改変して掲載した．したがって2020年以降の食品成分表で解決した事例もあるので留意されたい）

63

Ⅱ 食事調査の実際

食事記録調査の判断困難事例の報告フォーム

食事記録調査のコーディングで判断に困った事例をWebに集めますので，記述ください．次の要領，（1）どんな事例か，（2）とりあえず，担当者はどのように入力したかを簡潔に書いてください．この報告を送信すると，食事記録調査スタッフに情報を共有することができます．

◆タイトル 必須〔簡単に内容がわかる15文字程度のタイトルを入力〕

[　　　　　　　　　　　　　　　　　]について

◆どのような事例ですか．

[　　　　　　　　　　　　　　　　　　　　　　　]

◆およそ重量〔その事例は，およそ40g以上ですか？〕

　○ はい，40g以上です．　　○ いいえ，40g未満だと思います．　　○不明

◆食品群〔相談事例の食品群，主なもの1つを選択してください〕

[　　　　▼]

◆この事例が，影響を及ぼす栄養素はなんだと思いますか？（複数選択可能）

□ 水分と重量見積　□ エネルギー　□ 脂肪や脂肪酸，コレステロール
□ 食塩相当量　□ ビタミン　□ ミネラル　□ 食物繊維　□ 調理損失率

◆担当者 氏名

[　　　　　　　]

◆対象ID_何日_朝昼夕間_〔原票を探す時便利です．対象ID情報_をメモしてください．〕

[　　　　　　　]

◆とりあえず，担当者はどのように入力しましたか

[　　　　　　　　　　　　　　　　　　　　　　　]

[送信]

図Ⅱ-10．判断困難事例の処理票

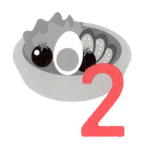

2 24時間思い出し法
24-Hour Dietary Recall

　24時間思い出し法は，対象者が過去24時間に実際に飲食したものを思い出し，面接者が内容を聞き出す食事調査法である．対象者は，面接前日の内容（あるいは面接時の過去24時間の内容）を思い出すよう要請される．食品摂取量の推定には，実物大フードモデル，実物大料理写真，食品写真，食器類を利用する．対面での面接方式が一般的であるが，電話を利用して聞き出す場合もある．

　面接者の訓練と面接後にも，食品摂取量の推定や，食品のコード化などのデータ処理に，時間を要する．

A. データの収集・処理の実際

1) 事前の準備
a. 計画書の作成
　24時間思い出し法を実施する際には，調査の目的，対象者の選定や面接者と調査データ整理者の確保（当該地域の食品や調理方法に精通した者，管理栄養士・栄養士が望ましい）および必要経費を明確にする．地域で実施する場合にはp.34の図Ⅰ-9に示したフローを参考にしてほしい．

b. 栄養素量算出ソフトウェア，調査票の準備
　24時間思い出し法では，前日に飲食した食物を面接によって聞き取り，その食事内容から食品群別摂取量やエネルギーおよび栄養素摂取量を算出する．食事の内容を聞き取ることで直接対象者から得られる情報は，「料理・調理後の重量」であり，栄養素等摂取状況を直接把握することはできない．一般には，日本食品標準成分表を用いて食品の重量から栄養素等摂取量を算出する．現在公表されている最新の食品成分表は2023（令和5）年4月に公表された「日本食品標準成分表（八訂）増補2023年」（文部科学省）である．市販のソフトウェアを活用して栄養素等摂取量を把握する場合には，食品成分表のバージョンについて，注意する必要がある．

　聞き取りに用いる調査票は，聞き取りの状況を記録し，その後のデータ処理とソフトウェアにデータ入力することを念頭に設計する．対象者に前日等の過去24時間に喫食した食物を聞き取るのだが，前日の行動全体を思い出せると比較的漏れなく聞き取ることができるので，前日の起床時刻や起床後の行動から始めて，朝食・昼食・夕食・間食の摂取時刻および喫食場所，就床時刻など1日の生活をメモしておけるスペースを設けておくと便利である．これらの情報は，栄養素量の算出に直接関与しないが，対象者とのコミュニケーションを通じて得られる情報の精度を高めることができる．24時間思い出し法は，必ずしも前日の0時から24時までに限らず，直近の食事からさかのぼって24時間を記録することもできるので，食事の摂取時刻を記録することは有用である（例えば，午後3時に

面接する場合は，その日の3時以前の昼食，朝食，昨日の夕食から3時までとさかのぼることで思い出しが有効な場合もある）．

対象者への面接は，自由回答方式で実施されるので，市販の加工品ではメーカー名や価格などを記載できるような特記事項欄を設けておき，食品番号を付してからPCへ入力するソフトウェアの場合は，聞き取り欄とコード付け欄を同一紙面上になるように設計しておくと，後日データ点検の際に便利である．食事調査票の一例をⅢ編 資料6に示した．

c. 摂取量推定のためのツールの選定

食事摂取量の推定には，視覚的な対象物すなわち実物大フードモデルや実物大料理写真や食品写真，食器類を準備する．実物大料理写真や食器類は調査員の数だけそろえておくのが望ましい．24時間思い出し法では，対象者は「調理前の生状態（例：精白米）」ではなく，実際に食べたときの「調理後の状態（例：ご飯）」を思い出して摂取量を回答する．これまでのフードモデルや食品写真は生の状態で作製されているものが多かった．実物サイズとなっていても生の状態から調理後の重量を推定することは困難であった．そこで，できるだけ調理後状態のフードモデルや実物大の料理写真を利用する必要がある．日本食品標準成分表は，「生」「乾」など未調理食品を収載食品の基本としている．加えて摂取の際に調理が必要な食品の一部について，「ゆで」「焼き」等の基本的な調理食品が収載されているが，すべての食品ではない．そこで調理後のモデルを利用して，調理後の摂取量を推定できたとしても当該食品の調理後成分値が日本食品標準成分表に収載されているとは限らない．そのような場合は，調理による重量変化率を考慮して重量を推定する必要がある．詳細はp.54〜62を参照されたい．用意したモデルに該当する食品が含まれていない場合は，食品の大きさを聞き取っておき，後で重量を決定するとよい．その際に大・中・小などの抽象的な表現は用いない．個人によってその定義は異なる可能性があるので，食品や料理のサイズを表現できるような共通の「ものさし」があれば便利である．

その例として食事調査用スケールをⅢ編 資料8に示した．食事調査スケールは，摂取時に利用した食器および食物の大きさを示すためのさまざまな形（円形，矩型，扇形など）を実物サイズで示したものである．該当する食器と盛り付けの状態から食品の摂取重量を推定できる．また，摂取した食物量を体積として表現できる．例えば，円形なら球体として利用することができる（例：円形2のみかんを1個食べた．あるいは円形9のすいかを1/8食べたと表現する）．さらに厚さの情報があれば円盤型の食物の大きさを表現できる（例：円形7で厚さが2cmのお好み焼きを1枚食べた．あるいは円形4で厚さが0.5cmのハムを3枚食べたと表現する）．厚さは，スケールに含まれているものさしを用いて推定する[3]．食物が矩形の場合も同様にして体積の推定が可能となる．このように食べた食物の体積を測定できると，比重を乗じて重量に換算することができる[4]．当該食物の比重が不明の場合でも，面接時にスケールを用いて食物の大きさを示しておくと，面接後に適切な資料を用いて重量を推定する手がかりを与えてくれる便利なツールである．大・中・小ではなく，確認した資料「○頁の1.5倍」や「半分（1/2）」と具体的に記録しておくことが重要である．

d. 面接者および調査データ整理者の訓練

　24時間思い出し法は世界的には広く用いられる食事調査方法である．すべての食事調査方法は多様な誤差の要因を含んでいるが，特に24時間思い出し法においては，①対象者（回答者），②調査者（面接者），③栄養素等摂取量を計算するデータベース（食品成分表）の3つが誤差につながる要因として重要である．ここでは②調査者（以下，面接者とする）について解説する．

　調査の実施に際しては，面接者の訓練が「必須事項」である．対象者の記憶をうまく引き出せるように，面接者は探索的な質問を行わなければならないが，このときは中立的な立場を取ることが肝要である．そして，どの面接者でも同じ手順で質問できるように，また同じように摂取量の推定ができるように訓練される必要がある．この訓練の手順として，可能なら模擬患者のような模擬対象者となる人材を育成することが望ましい．

　現時点では調査地域の食生活の特徴に対応した「面接者の手引き」を作成し，それを基本にして面接方法の訓練を実施する．面接者には，あらかじめ「面接者の手引き」，調査票，食品重量推定のための視覚的なツール類を配布し，内容の確認を依頼する．特に食品重量推定のための視覚的なツール類に関しては，どのようなツールがあるのか，また実物大料理写真に関しても，どのような料理が何頁に収載されているかなど，実際の面接の際にまごつかないように事前の学習が必要になる．

　その後，調査実施者が中心となって面接者のための研修会を開催する．調査実施者は研修会参加者に精度管理の意義と重要性，具体的な面接の手順を説明した後，研修会参加者に対象者（回答者）または面接者の役割を割り当て，手引きに従って面接のロールプレイを実施する．面接者は，対象者に「はい・いいえ」で答えられるような「閉じた質問」ではなく，「開いた質問」を用いる．「開いた質問」は効果的に使うことによってさまざまな情報を引き出せるが，一方で，初対面の相手との距離が遠い場合は，あまり語ってもらえないこともあるので注意を要する．聞き取りに問題点があればその場で具体的に指摘して修正・追加を行う．

　面接者は，対象者とのコミュニケーションを通して，①「料理を構成している食材の同定」と②「食材の重さ（容量から重量換算）の推定」を行う．面接者が管理栄養士・栄養士でかつ，いわゆる食事調査に精通（熟練）している場合には，「この料理にはこの食材が使われている（に違いない）」あるいは「このくらいの重量が使われている（に違いない）」という，その経験値ゆえの"思い込み"が結果に大きな影響を与える場合がある．これらのことより，以下のスキルが面接者にとって必須事項となるが，これらについても「私の言うことが正しい」や「そんなわけはない」という思い込みを捨てて中立的な立場をとることが肝要である．

II　食事調査の実際

> **面接者に必要なスキル**
>
> □ 保健専門職として必要なコミュニケーション能力をもっている
> □ コミュニケーションを仲立ちするツールを必要に応じて活用できる
> □ 一般的な料理に用いられる"食品の構成"を知っている
> □ 一般的な料理に用いられる"食品の量"を知っている
> □ 一般的な食品の"容積と重量の関係"を知っている
> □ 一般的な食品と調理法について"調理による重量変化"を知っている
> □ 一般的な食品の"廃棄部と廃棄率"を知っている
> □ "食品番号表に掲載されている食品"を知っている

　実際の調査の場では，明らかに回答者の勘違い（思い違い）も散見するので，互いの共通認識の元で，「ものさし」を有効に活用することが重要である．

　さらに，面接で聞き取った内容に基づいてエネルギーおよび栄養素等摂取量を推定するためには，上記に加えて「調査必携」に収載されたコード付けのルールを十分に理解していることが必要である．

　食品のコード化，食品摂取重量を確定するなどの調査データ整理，点検済みデータ入力などの作業を担当する者が必要である．面接者がこれらの作業も担当することが望ましい．上記のスキルを習得していれば，面接をしたことがない者でも調査データ整理者となることは可能である．またコード付けされたデータを入力する作業は，管理栄養士や栄養士でない者でも実施が可能である．この過程の作業に関する問題点や対処法は前述の「食事記録法」に詳細に説明されている．これに基づき，「調査データ整理担当者の手引き」を作成し，担当者の研修会を開催すると効果的である．

2）実施時の注意

　起床から就床までの1日の行動を順に思い出させながら食事内容を質問すると，回答しやすく，もれなく聞き取ることができる．しかし「食べたものを忘れる」だけでなく，「昨日よりも前に食べたものを昨日食べたと混同して回答する」場合もある．食事に対する興味が少ない若い世代の男性は，思い出しの漏れが多い傾向にある．思い出しが不得手の幼児や高齢者も注意を要する．信頼できるデータを得るためには食事に関する意識と記憶能力に加えて対話能力も影響する．

　また，個人のプライバシー保護のためにも，面接環境を整えることは重要である．面接は他の調査対象者と顔を合わせない静かな場所で行うことが望まれる．健診会場で実施する場合，個室でなくても可動式のパーティションで仕切るだけでも，対象者を落ち着かせることができる．

　健診会場などで調査を実施する場合には，待ち時間があればそれを利用して昨日飲食したものを簡単に書き出してもらうとよい．面接開始時から思い出し法を始めるより所要時間を短縮することができる．厳密には24時間思い出し法とはいえないかもしれないが，十分な数の面接者を準備できない場合には，待ち時間が長くなり，そのことが調査対象者へ与える影響も大きい（原則として，このよ

うな調査があることは事前に知らされていないので，予定より帰宅時間が遅くなり，イライラして思い出しがいい加減になることにもつながる）．調査対象者が多い場合は，「食事についてお尋ねいたしますので，飲食したもののメモを取っていただいても結構です」とあらかじめ周知しておくのもやむを得ない．いずれの場合も，調査対象者全員に同様な方法で行うことが重要である．また，完全な24時間思い出し法でない場合は，報告書の調査方法に具体的な方法を記録しておくことは重要である．事後処理の際に，記載事項に疑問が生じる場合もあるので，調査票には面接者の氏名を必ず記録しておく必要がある．

　前日に外食をした場合には，その店名や料理名をメモしておき，可能であれば後にその店舗にて確認を行う．

　食事調査において対象者の習慣的な摂取量を把握する際には，測定誤差として①過少申告・過大申告，②日間変動（＝個人内変動）を考慮しなければならない．24時間思い出し法は，前日の摂取量を把握するので，②日間変動を把握するためには，1回（1日）だけではなく，複数回（日）の調査を実施する必要がある．①過少申告・過大申告については，あらゆる食事調査方法においても大きな課題であるため，その程度を考慮しなければならない．加えて24時間思い出し法の最大の欠点は，回答が対象者の記憶に依存することである．面接者は対象日の摂取量を把握するためには，前日の食事内容を思い出しやすくすること，面接の標準化も考慮して，調査日1日の対象者の起床から就床までの行動の流れを確認しながら聞き取るなどのさまざまな工夫をしている．

3）調査後の処理

　面接後も回答者から得た①「料理を構成している食材の同定」と②「食材の重さ（容量から重量換算）の推定」などの情報より，①-2「食品名のコード付け」や②-2「食品摂取重量の確定」など，聞き取ったデータの整理に相当な時間を要する．面接を行った者が食品摂取重量を推定できればよいが，調査対象者が多い場合は，そのようにできるとは限らない．誰でも同様に推定できるようにするためには，摂取量推定の根拠（利用したモデルの明示など，例えば，摂取量推定の根拠となった実物大料理写真の掲載頁）が明確に記載されている必要がある．秤量記録法では，調理担当者が調理前の食材重量を測定して記録するため「調理前の生状態」が記録される．24時間思い出し法では，実際に前日に食べたときの「調理後の状態」を聞き取るため，自ずとデータ化の際にはその違いを理解していないと正確な栄養素等摂取量を把握することはできない．これらの解説は，前述の「食事記録法」で詳細に説明されている．24時間思い出し法でも，それに準じて事後処理を行う．摂取量推定・コード付けの標準化の観点からも，調査票に事後処理をした担当者名の記載も必要である．

4）24時間思い出し法の新しい方法〜画像を補助的に用いる食事評価法〜
　　Image-Assisted Dietary Assessment

　食事摂取状況を評価する際には，摂取する食品を計量する，あるいは実物サイズの食品写真を利用して食品の摂取量を推定し，文字で記録する方法が従来から用いられている．一方，近年のICT普及とともに客観的な食事摂取情報を提供する手段として食事内容を補助的に利用する食事評価方法の

Ⅱ 食事調査の実際

開発と検討が進んでいる．面接方法の標準化や面接のための経費削減の観点から 24 時間思い出し法へのICT活用が進んでいる．

食事調査を依頼する際に，事前に1日分の食事内容について，スマートフォンのカメラ機能を使用して写真を撮影してもらい，その画像を補助的に利用することで，24時間思い出し法の欠点である記憶能力の補助として活用することができる[3]．

以前よりカメラを利用した補助的方法は検討されていたが，フィルムカメラの場合，写真を現像するのに時間を要するため，食事の記憶と写真がマッチしないことがあった．しかしながら，現在のスマートフォンの保有率と簡便なカメラ機能によりリアルタイムの食事の記録が容易となった．

COLUMN

ウェアラブルデバイスを使用する際の倫理的な配慮の必要性

ウェアラブルカメラ（次コラム内写真）は当事者および第三者の画像をキャプチャーできるが，社会で使用するための承認とエチケットはまだ確立されていない．

使用者または第三者がプライバシーを守りたいと思うとき，ウェアラブルデバイスは公共の建物や場所では一時的に中止したり，スイッチを切る必要がある．もし対象者に子どもが含まれており，画像がリアルタイムで自動的に送信される場合は，特に問題がある．健康と生活習慣や行動の関連を検討する研究においてウェアラブルカメラを使用するにはプライバシーの保護への対処が必要である．Kellyら[5]は実践のためのガイドラインの倫理的な枠組みをつくった．他にも可能な予防措置として，自動的に顔をぼやかすような方法でプライバシーに関する懸念を軽減できる．

COLUMN

画像を補助的に用いる食事評価法の実際例
～24時間思い出し法において，スマートフォンなどの新しいデバイスを活用し画像を補助的に用いた自己申告による食事摂取情報の信頼性を高める3つの研究を紹介～

画像が利用されるようになった場合，プライバシー保護の対処が必要となるので，倫理上の配慮について述べる．

1) Image-Diet DAY (IDD) の利用

Arabら[6]は，Web上で対象者自身が行う「画像を補助的に用いる24時間思い出し法」の実行可能性を，14人の健康成人を対象者として初めて検討した．

対象者は特注の細いひもで首にかける携帯電話を装着し，そのカメラ機能で食事中は10秒ごとに画像を取り込んだ．不明確な画像や暗い画像を取り除くため，画像は無線でサーバーに送られた．3日間のIDD法による24時間思い出し法の実施中に，対象者の思い出しを補助するために100枚未満の画像が提供された．二重標識水（Doubly Labeled Water：DLW）法によるエネルギー消費量との比較では，IDD法

によるエネルギー摂取量は平均7%の過大評価であった（エネルギー摂取量：2,711 ± 1,225 kcal，エネルギー消費量：2,519 ± 1,609 kcal）．実施後の感想では，大部分の対象者が画像は回答の助けになると感じていた．

しかし，携帯電話を首にかけることによって通常の食行動が変化したかもしれない．また，携帯電話の電池の寿命が調査日の全日を通して十分であるとは限らないこと，携帯電話の画像は幅が狭く食事評価のために理想的でないことも問題であることがわかった．他の研究では，10秒間隔の画像処理は短時間に食べてしまう食品（例：果物）の画像は数回しかキャプチャーされず，キャンデーやチップスのような社会的に望ましくないと考えられている食品の画像はなかったと報告されている．

2) SenseCamの利用

Gemmingら[7]は，SenseCamを補助的に用いた面接者による24時間思い出し法の実行可能性を10人の健康成人を対象者として検討した．

対象者は通常の日々の生活を行いながら2日間（1日目は操作の練習）SenseCamを装着した．潜在的な面接バイアスを減らすため，研究者は自己報告された摂取について変更を示唆する，あるいは綿密に聴取するのではなく，画像に示されている食品のうち過小報告された食品について質問した．通常の24時間思い出し法のみの結果に比較して，画像の利用はエネルギー摂取量を12.5%増加させた（2,738 ± 502 kcal 対 3,080 ± 712 kcal；p = 0.02）．増加した原因の第1は，対象者が面接で報告しなかった41の食品であった．報告されなかった食品は，食品群としては多岐にわたり，スナックフードとより多数の実質的な食品を含んでいた．

実施後の対象者の感想では，画像の利用は思い出しの役に立ち，対象者によって正確な情報を提供することの可能性が示された．しかし，バスに乗車中や，食品購入中といった周囲に多くの人々がいる状況では，対象者の何人かは居心地が悪かったと報告した．①画像処理の頻度がゆっくり過ぎると，早く食べてしまう食品をキャプチャーできない，②薄暗い環境での画像は質が悪い，③姿勢と体型がレンズの角度に影響を及ぼすので使用できない画像の原因となった，というようなSenseCamの限界も明らかにされた．

3) Food Photograpy 24-h Recall Method（FP 24-hR）

Lazarteら[8]は，食品写真を用い面接者が実施する24時間思い出し法（FP24-hR）で自己報告内容の精度を高めるため，43人のボリビア人女性を対象者として，手の平サイズのデジタルカメラの利用の妥当性を検討した．FP 24-hRは1回（1日）実施された．

対象者は，1台のカメラと1.5 cmの碁盤格子のマットからなる写真キットを提供され，食事の前後に机から50 cmの高さで90度と45度の2角度から1枚ずつ画像をキャプチャーした．食事調査日には研究者が個々の対象者の自宅を訪問し，すべての食事を秤量した．翌日，前日秤量した者とは異なる訓練を受けた面接者が対象者の食事を評価した．24時間思い出し法の最終パス（最終的な精査）で，面接者はFP 24-hRの画像を用いてポーションサイズの確認や，部分的にわかりにくかった食品について質問した．

秤量記録法に比較すると，FP 24-hRは平均4%エネルギー摂取量が過小評価され（1,456 ± 63 kcal 対 1,399 ± 62 kcal；p＜0.05），Bland-Altmanプロットでは，両方法間に系統的なバイアスのない，よい一致を示した．画像が最初の思い出しをどのように変化させたかについての分析は報告されなかった．

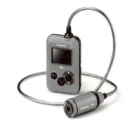

ウェアラブルカメラの一例

B. 調査の具体的な進め方
　　ー厳格な精度管理が行われた国際共同研究を例としてー

　ここではわが国で実施されたINTERMAP研究[注1]（栄養と血圧に関する国際共同研究．調査時期は1996～1999年）における24時間思い出し法による食事調査での例を示しながら，厳格な精度管理の実際を解説する．

1）調査手技の標準化とそれを徹底するための取り組み（研修）
　24時間思い出し法の問題点は，調査員（面接者）の対応によって得られるデータに大幅な変動が生じる可能性があることである．このため，各調査員間での面接手技を標準化するために，プロトコールを整備するとともに，これらに沿った調査が実施できるよう，図Ⅱ-11のような手続きに沿って研修を実施した．

2）面接手順
　INTERMAP研究の面接手順の概要は図Ⅱ-12に示す通りである．最初に研究の趣旨と調査の流れについて説明する．次に調査対象期間である24時間における飲食状況の概略を聞き取る．さらに概略に基づき，時間の経過に沿って飲食内容とその分量を詳細に聞き取る．最後に詳細な聞き取りの内容をまとめながら確認し，必要に応じて追加・修正を行った．

3）調査に用いるツールとその活用
　面接に際しては，所定のフードモデル，食器，計量カップ，計量スプーン，カード，できあがった実物大の料理の写真，図表類，方眼紙，筆記用具，秤，容器に入った食塩・しょうゆ，カセットテープレコーダー（現在であれば，ICレコーダーが適切）などを準備した．カード・料理の写真・図表類は，食品や食器の大きさ，料理名などを把握するために用いた方眼紙は，調査対象者が筆記によって食品や食器の大きさを示そうとした際に利用した．食品やできあがった料理に使用した食塩やしょうゆの量は思い出しにくく把握も困難であるため，秤の上に空の食器を準備して風袋を除いた後，直接いずれかの調味料を実際に使用して（ふりかけて）もらい，摂取量を決定するための根拠の一つとした．カセットテープレコーダー（ICレコーダー）による面接の録音は，聞き取り内容をあとで確認する際に用いた．なお，一連の調査ツールは，調査誤差をなくすため，国内4地区で同一内容のものを使用した．

注1：INTERMAP研究（International Study of Macro- and Micro-nutrients and Blood Pressure）は，日本，米国，英国，中国の40, 50歳代の中年男女を対象に，集団全体における血圧の分布を低い方向へシフトさせる栄養要因を明らかにすることを目的に実施された．この研究では同一人物に対して一定の期間内に4回の24時間思い出し法による食事調査，血圧測定，24時間蓄尿およびそれらに関連する調査を実施した．わが国では北海道室蘭市，富山県黒部市，滋賀県愛東町（現在は東近江市），和歌山県和歌山市の4センターにおいてのべ1,190人が対象となった．

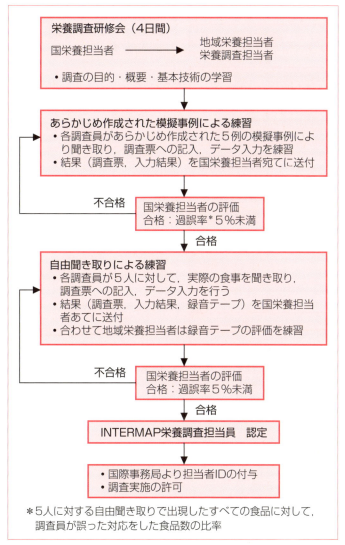

図Ⅱ-11．INTERMAP 研究における調査員の研修および認定

4）関連調査の実施

　この研究では 24 時間思い出し法による調査のあとに，Ⅲ編　資料 9 に示すような関連の聞き取り調査を行い，この中で飲酒や栄養補助食品などの摂取が認められた場合にはこれらの詳細についてもさらに聞き取り調査や内容の確認を実施した．なお，一連の調査に要する総時間は平均 40 分程度であった．

5）問い合わせによる情報収集

　調査内容について，調査対象者では不明であるが，調理担当者やメーカー・飲食店などに問い合わせれば詳細な情報が得られる可能性の高い場合は，問い合わせ票を作成し，可能な限り実態を把握するように努めた．

6）適切な調査を実施するための留意点

　調査・研究のプロトコールのいかんにかかわらず，食事調査に携わる調査員が常に心得ていなけれ

Ⅱ 食事調査の実際

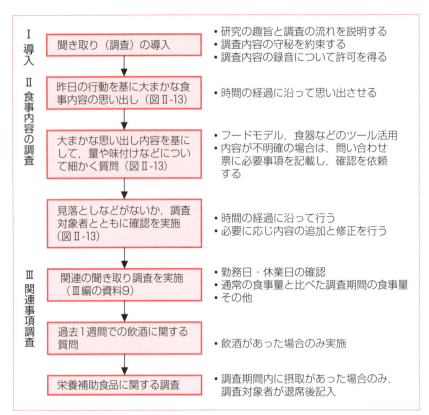

図Ⅱ-12. INTERMAP 研究における面接手順の概要

ばならないことは，調査対象者に対して中立な立場を取り続け，回答の誘導や勝手な解釈を行わないことである．「24時間思い出し法」による調査では特に留意しなければならない．

7）栄養素等摂取量の算出方法

a. 調査票の整理とコード付け

調査員は調査対象者から聞き取った食事内容を図Ⅱ-13の「思い出し調査票A」に記入する．この調査票の上部には，調査に関わる基本情報である調査対象者ID，調査年月日，聞き取り担当者（調査員）ID，コード付け担当者ID，現在の時刻（調査時刻）およびコード付け日を記入する．また，聞き取った食事内容はその下部の欄に記入する．単に献立，構成食品，聞き取り量（摂取量）を記録するだけではなく，おおまかな飲食時間と場所，廃棄部の有無，油脂や食塩を含む調味料などの追加の有無も記入し，最終的な摂取重量（g）もしくは摂取容量（mL）を確定する．また，集計上の重量変化率による換算が必要な場合はその点についても記録する．

調査員は，調査対象者から聞き取った内容が正しく調査票に反映されているかを確認するため，面接時に録音した内容を再生し，把握漏れや誤解がないか確認しながら調査票を整理する．

b. 調査データの入力

調査票（図Ⅱ-13）に記入された内容については専用の栄養調査入力システムに登録した．このシステムの特徴は，あらかじめ頻回に出現が予想される料理や複合調味量などについては，レシピ

思い出し調査票A（1回目）

1. 調査対象者ID　5 1 0 0 1 W S　　2. 調査年月日 〇〇 年 0 8 月 0 8 日

3. 聞き取り担当者ID 1 1 0 1　　4. コーディング担当者ID 1 1 0 1

5. 現在の時刻　1 3 ： 35 (24時間時)　　6. コーディング日 〇〇 年 0 8 月 0 9 日

No	時間	場所	献立・レシピ	食品名　調理法 商品名	聞取量	単位	可食部 廃棄部	油脂	食塩	重量(g) 容積(ml)	換算
1	7	1	ごはん	精白米	160g 1	杯	可のみ 廃あり	Yes **No**	Yes **No**	160 g mL	Yes **No**
2				みそ汁　1杯（全体で200mL）			可のみ 廃あり	Yes No	Yes No	g mL	Yes No
3			みそ汁	みそ汁　淡色辛みそ Ⓜ			可のみ 廃あり	Yes No	Yes No	177.5 g **mL**	Yes No
4				こまつな Ⓜ　ほうれんそうの1/4	20	g	可のみ 廃あり	Yes No	Yes No	20 **g** mL	Yes **No**
5				油あげ Ⓜ　20gの$\frac{1}{8}$枚			可のみ 廃あり	Yes No	Yes No	2.5 **g** mL	Yes **No**
6							可のみ 廃あり	Yes No	Yes No	g mL	Yes No
7			白菜のつけもの	Ⓜ　塩づけ	30	g	可のみ 廃あり	Yes **No**	Yes **No**	30 **g** mL	Yes No
8			なにもかけていない				可のみ 廃あり	Yes No	Yes No	g mL	Yes No
9			ほうれんそうのおひたし	Ⓜ	80	g	可のみ 廃あり	Yes **No**	**Yes** No	80 **g** mL	Yes **No**
10				しょうゆ　こい口	2.8	g	可のみ 廃あり	Yes No	Yes No	2.8 **g** mL	Yes No
11				花かつお	2.5	g	可のみ 廃あり	Yes No	Yes No	2.5 **g** mL	Yes No
12				パックの半分			可のみ 廃あり	Yes No	Yes No	g mL	Yes No
13			お茶	せん茶　1杯	150	mL	可のみ 廃あり	Yes No	Yes No	150 g **mL**	Yes No
14							可のみ 廃あり	Yes No	Yes No	g mL	Yes No
15							可のみ 廃あり	Yes No	Yes No	g mL	Yes No
16							可のみ 廃あり	Yes No	Yes No	g mL	Yes No
17							可のみ 廃あり	Yes No	Yes No	g mL	Yes No
18							可のみ 廃あり	Yes No	Yes No	g mL	Yes No
19	12	1	うどん（月見）	うどん	1	玉	可のみ 廃あり	Yes **No**	Yes **No**	225 **g** mL	Yes No
20			Ⓡ162 →	→だし汁　100ccのこす			可のみ 廃あり	Yes No	Yes No	250 **g** mL	Yes No
21				350−100=250			可のみ 廃あり	Yes No	Yes No	g mL	Yes No
22				鶏卵　ゆがいて	1	コ	可のみ 廃あり	Yes No	Yes No	50 **g** mL	Yes No
23				ほうれんそう Ⓜ の1/2			可のみ 廃あり	Yes No	Yes No	40 **g** mL	Yes **No**
24				ネギ（青いところだけ）	2	g	可のみ 廃あり	Yes No	Yes No	2 **g** mL	Yes **No**
25							可のみ 廃あり	Yes No	Yes No	g mL	Yes No

時間：24時間時で記入　場所：1：自宅，2：職場（食堂を含む），3：一般の食堂，4：その他

図Ⅱ-13．24 時間思い出し法の調査票（調査対象者の思い出した食事内容の記録と整理）

II　食事調査の実際

データとしてシステムのマスター内に登録されており，必要に応じてこれらを呼び出して利用することが可能であり，また，状況に応じてレシピの構成食品を追加・変更・削除できるため，柔軟な対応が可能であることである．

c. 精度管理

INTERMAP研究では調査結果の信頼性を高めるため，精度管理に関わる何段階もの取り組みが行われた．

ⅰ）入力データの確認（聞き取り担当者・データ入力担当者による精度管理）

入力システムに登録されたデータについては，正しく入力されたかを確認するため，いったん所定の書式で紙上に出力され，面接者もしくは入力担当者が調査票（図Ⅱ-13）と登録内容が一致しているかどうかを検討する．また，その他の調査票の記載内容についても確認を行う．確認内容そのものが一律となるよう，個々の聞き取りに関して調査確認リスト（Ⅲ編　資料10）上で内容をチェックする．

ⅱ）地域栄養担当者による精度管理

地域栄養担当者は，聞き取りとデータ入力が適切に実行されていたかを確認するとともに，調査票（図Ⅱ-13）とシステムへの登録データの一致を再度確認し，必要に応じて追加修正する．この際，各面接時に録音されたテープを参考にすることもある．地域栄養担当者による精度管理についてもその内容が一定となるよう，所定の調査確認リスト（Ⅲ編　資料10）上で内容をチェックする．

さらに地域栄養担当者は，これとは別に各調査員がプロトコールに従った適切な聞き取りを実施しているかを評価するため，一定期間内に実施された聞き取りデータから無作為に選び出し，聞き取り内容を録音したテープを試聴しながら，別途コード付けを実施し，過誤チェックを行うとともに，中立な立場の維持，回答の誘導，勝手な解釈などの有無を含めた精度管理レポートを作成する．精度管理レポートは各調査員にフィードバックされ，以降の調査精度の維持・向上に活かされるとともに，国栄養担当者へも報告される．

ⅲ）国栄養担当者による精度管理

国栄養担当者は，国内での調査に関わる全般的な責任を担う．特に重要な役割としては，各調査地区からの依頼に基づき新規で出現した食品に関する食品成分マスターの追加登録や，既存登録済み食品での読み替えに関する指示，地域栄養担当者による精度管理レポートの確認，地域栄養担当者とは別に実施する各調査員の精度管理レポートの作成，各地域からの調査データの取りまとめなどである．

国栄養担当者による精度管理レポートについても各調査員にフィードバックされる．

d. 栄養素等摂取量の算出・集計・まとめ

得られた聞き取り調査データからの栄養素等摂取量の算出には，この研究のために新たに構築したINTERMAP食品成分表が用いられている．

栄養素等摂取量の最終的な集計は国際調査事務局で行われているが，この際にも集計データの精度管理が行われており，必要に応じて国栄養担当者らが聞き取り調査のデータや食品成分表の値について確認を行っている．

本研究のデータは現在も新たな解析が進められており，成果は学会や学術雑誌などで順次報告されている．なお，INTERMAP 研究の研究デザインや方法論および基礎的な集計データなどについては，Journal of Human Hypertension, 17(9), 2003 にくわしく示されているので参照してほしい．

C. 米国における自動化された被験者の自己管理による24 時間思い出し法

1）自動化された自己管理による「24 時間思い出し法」が開発された背景と特徴

24 時間思い出し法は 1 人 30 分程度の聞き取りによる食事調査のため，調査される側（対象者）の負担は比較的軽く，調査期間中の食品選択に対する影響も小さい．一方で，調査する側（調査者）はスタッフの確保，研修・マニュアルの整備など，事前に充分に準備する必要があり，調査後には栄養素等摂取量の算出方法など，データの適切な精度管理が求められる．これらのことから，万人単位でのコホート研究や，複数日のデータ収集が必要な研究などでは，費用や時間，経済面を考慮した場合，必ずしも現実的な調査方法として選択されないこともある．

このような問題点を克服する目的で，米国の国立がん研究所 National Cancer Institute（NCI）では，自動化された被験者の自己管理による 24 時間思い出し法 Automated Self-Administered 24-Hour（ASA24®）[注2] Dietary Assessment Tool を開発している．ASA24® はネット上で誰もが自由に利用できるソフトウエアツールであり，1 日または複数日の食事を調査できる．

ASA24® は米国農務省 U.S. Department of Agriculture（USDA）が米国の健康栄養調査 National Health and Nutrition Examination Survey（NHANES）のために開発した自動マルチパス方式 Automated Multiple-Pass Method（AMPM）を採用している．AMPM では，対象者が食事の内容を無理なく思い出せるように 9 ステップに分けて食事を聞き取るシステムになっており，調査者によるバイアスも軽減できる．ASA24® ではまず初めに対象者が思い出すことのできる食事（飲み物やサプリメントも含む）の概要を，ドロップダウンの食品リストから選び出す．一通り 1 日の食事を記録すると，記録した食事内容が示されるため，新たに思い出した食事や食品，飲み物などを追加できる．ドロップダウンの食品リストには AMPM に保存されている食事データが反映されているため，豊富な食品リストから記憶をたどり，食事情報を思い出せる．一通り食事を記録したあとに，各食事の詳細情報が過去のデータよりピックアップされ，食事内容の修正や食品の追加ができる．例えばサンドイッチの場合，サンドイッチの中身の記憶が曖昧な場合は，初めは「サンドイッチ」と記録され，この段階で初めてサンドイッチの種類，パンの種類，市販・手作りなどの情報，肉や野菜などの具や調味料の詳細が順番にドロップダウンリストに示され，対象者はその中から回答を選択していく．食品

注2：ASA24® は，U.S. Department of Health and Human Services の商標である．

II 食事調査の実際

の摂取量についても，画像やイラストから順番に選べる．食事の詳細な確認が済むと，その後にも対象者が報告した食品をすべて振り返り，思い出し忘れがないか確認するステップが設定されている．このようにASA24®では，過去のデータより報告忘れの多い食品や調味料を順番に確認するステップがシステム化されており，何段階かに分けて順に食事の詳細を確認することにより，食事調査の経験の少ない対象者や調査者にも，なるべくストレスをかけずに食事内容を正確に思い出される工夫がされている．そのためASA24®では平均24分で1回の24時間思い出し法が実施でき，多くの対象者は17～34分の間で調査を完了することができる．

ASA24®の利用者（対象者）用のサイトは，パソコンや携帯電話より利用でき，迷った際にはいつでもヘルプ画面にアクセスできる．食事を入力し終わると，対象者のエネルギーや主な栄養素，ビタミン，ミネラルなどの栄養素等摂取量や穀類，果物，野菜等の食品群の摂取量，対象者のライフステージに沿った食事摂取基準に対しての過不足も表示され，調査後すぐに自分の食事状況の確認もできる．ASA24®は12歳以上に対応しており，スペイン語などにも対応している．ASA24-2018（2018年版）では，カナダ版やオーストラリア版もある．低所得者や低教育者，幼児の保護者が使えるバージョンの開発も進められている．

また，研究者は，研究者用のサイトからASA24®で調査された対象者のデータファイルをダウンロードでき，疫学研究，介入研究，食行動の確認，臨床現場，健康教育，学校教育などに利用できる．ASA24®は米国国立衛生研究所 National Institutes of Health（NIH）の複数の部署が管轄し，米国の食品成分表や食事摂取基準に準拠しており，栄養調査ツールとして信頼性も高い．2016年以降，食事記録のツールとしても使用できるようになり，2018年からは料理（レシピ）データも調査に反映されるようになった．また，食事中のテレビ視聴状況や共食状況，2020年からは睡眠時間や睡眠状況もデータ化されている．

このような利便性もあり，2009年のリリースから2022年6月までに，約67万件の食事データが研究者により収集され，月平均76件の新たな研究が申請されて，ASA24®による食事データを用いた研究論文も600本以上が学術雑誌に報告されている．

2）ASA24®による調査の流れ

ASA24®による調査の流れは以下の通りである．

① NCIのHP（https://epi.grants.cancer.gov/asa24/）より，ASA24®のデモ（ASA24 demonstration site）のページが表示される．アクセスすると英語かスペイン語か選べる．
② ASA24®の簡単な説明ページが案内される．
③ 食事の区分（朝食，昼食，間食など）を選び，食事時間，食事場所，食事中のテレビ視聴・共食についての質問に答える．
④ メニューを入力する（おおまかなメニューや食品名を入力すると，候補がリストアップされるので，その中から当てはまるメニューや食品を選ぶことができる）．
⑤ 食事区分ごとに思い出すことのできるすべてのメニューを24時間分入力する．
⑥ 各メニューの詳細が示されるので，質問に沿って回答する（例えばサンドイッチの場合，サン

ドイッチの種類，購入場所，パンの種類，肉・野菜などの具の詳細や，調理方法，調味料が順番に確認されるため，リストから選択していく．その後分量が確認されるため順番に回答する）．

⑦　思い出し忘れがないか確認されるので，質問に順番に答える．

⑧　対象者が忘れがちな食品（コーヒー，水，クッキーなど）についての追加の質問に答える．

⑨　食事内容の状況や，睡眠状況についてのいくつかの質問に答える．

⑩　性・年齢を回答する．

⑪　すべての回答が終了し調査の趣旨に同意すると，結果表が表示される．

Ⅱ 食事調査の実際

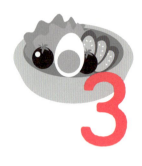

3 食物摂取頻度調査法
Food Frequency Questionnaire (FFQ)

　食事と健康事象，特に生活習慣病などとの関連を明らかにするには，個人の習慣的な食事摂取状況を評価する必要がある．食物摂取頻度調査法は，個人の習慣的な食物・栄養素の摂取状況を把握するために開発された方法である．ここでは，疫学調査でよく用いられる半定量食物摂取頻度調査票（SQFFQ）の開発手順，妥当性と再現性，調査の実際について概説する．

　食物摂取頻度調査法（FFQ）を活用する際は，対象者の属性や研究の目的を理解した上で，適切なFFQを選択することが重要で，得られた結果（栄養素等摂取量・食品群別摂取量など）の解釈も注意するべきである．

A. 半定量食物摂取頻度調査票（SQFFQ）の開発

　食物摂取頻度調査法（FFQ）は，①食物リスト food list，②最近1年間（または数ヵ月）における摂取頻度 frequency，③1回当たりの目安となる摂取量 ポーションサイズ portion size の3要素から構成される（Ⅰ編　1.食事調査の概要のp.5を参照）．

　FFQの中でも，portion sizeを質問票に示して，おおむねの分量や倍率などをたずねて，摂取量の半定量的な推定を試みる質問票をSQFFQ（Semi Quantitative Food Frequency Questionnaire）という．調査票の開発にあたっては，調査の目的，調査対象者，推定したい栄養素などをあらかじめ明確にしておく．すなわち，調査の目的に応じて，SQFFQに収載する食物リスト，摂取頻度，ポーションサイズを決定し，あわせて加重平均成分表を開発する．

　SQFFQから算出される栄養素等摂取量は，普段よく食べる食物の習慣的な摂取頻度と一回当たりに食べる目安量から，1日当たりの食物摂取量（g）を求め，その食物の成分値を加重平均成分表から算出したものである．

1）食物リスト

　食物リストはSQFFQの最も重要な要素で，それには食品，食品群，料理，あるいはそれらの組み合わせなどがある．ある疾患，特に生活習慣病との関連を検討する場合，個人の習慣的な摂取量を正確にあるいは相対的に把握できるような食物が選択されなければならない．それには，次の3つの特性が必要とされる．①当該栄養素を多く含むこと，②多くの人々に摂取されていること，③摂取量の個人差をみるために，その食物の摂取頻度や量が人によって異なっていることである．また，調査対象者の性，年齢，地域性，回答しやすさなども考慮する．

　コホート研究などで活用されているSQFFQは，食物リストの項目数が40〜60項目程度の短いものと，100項目以上の長いものとに大別される．

SQFFQに収載する食物を選ぶ方法には，次のようにいくつかの方法があるが，④の実際の食事調査データをエビデンスとして，統計的手法で客観的に選択する方法が望ましい．

① 推定したい栄養素を多く含む食品を食品成分表から選択する方法
② 管理栄養士や研究者の経験にもとづきリストアップする方法
③ 既存の調査票・資料（例えば，糖尿病のための食品交換表や食事バランスガイドなど）を参考にする方法
④ 調査対象に近似した属性の集団に，食事記録法ないし24時間思い出し法による食事調査を行い，その結果データをエビデンスとして，食物を選択する方法，具体的には供給率法と重回帰法がある

a. 供給率法による食物リストの選定

FFQで推定したい栄養素は，どの食品からどのくらいの割合で供給されているのかを，食事記録法などでくわしく調査して，供給率を高い順に食物リストとして選択する方法である．一般的に，累積供給率が90％に至る食品が選択される．推定したい栄養素が複数あるならば，その栄養素ごとに供給率を求めていき食品をリストアップする．

① 調査対象に近似した属性の集団に，1日ないし短期間の食事記録法あるいは24時間思い出し法による食事調査を行う
② 同じような栄養素組成の食品（例えば，薄力粉と強力粉など）を統合し，食物ごとの栄養素量を算出する
③ 総摂取量に対する食品ごとの当該栄養素量の構成百分率（供給率）を算出する
④ 供給率の高い順に食品を並べ，累積供給率が90％に至るまで食品をリストアップする

リストアップ法の例を図Ⅱ-14に，表Ⅱ-6にエネルギーに関する結果を示した．

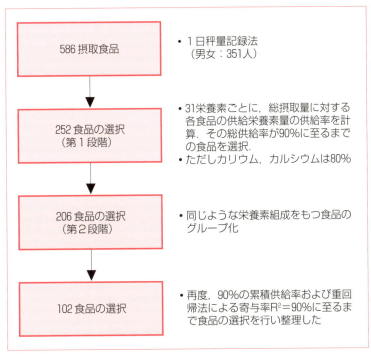

図Ⅱ-14．食物リスト法の例

(Tokudome S, et al：Development of data-based semi-quantitative food frequency questionnaire for dietary studies in middle-aged Japanese. Jpn J Clin Oncol, 28：679-687, 1998)

II 食事調査の実際

表II-6. エネルギーについて供給率法, 重回帰法による上位20食品のリスト

(基礎データ：地域中高年男女351人, 1日食事記録調査)

順位	食品	供給率	累積供給率	順位	食品	累積寄与率
1	ご飯	31	31.0	1	ご飯	0.35
2	パン	4.6	35.6	2	ビール	0.43
3	卵	4.3	39.9	3	パン	0.49
4	牛乳	2.5	42.4	4	牛肉	0.52
5	サラダ油	2.3	44.7	5	中華めん	0.55
6	めん類	2.1	46.8	6	酒	0.58
7	ビール	2.0	48.8	7	あられ	0.61
8	砂糖	1.6	50.4	8	小麦粉	0.64
9	豆腐	1.7	52.1	9	牛乳	0.66
10	小麦粉	1.3	53.4	10	マヨネーズ（卵黄型）	0.68
11	調合油	1.3	54.7	11	豚肉	0.70
12	豚肉	1.3	56.0	12	卵	0.71
13	マヨネーズ	1.2	57.2	13	マヨネーズ（全卵型）	0.73
14	みそ	1.3	58.5	14	どらやき	0.74
15	中華めん	1.2	59.7	15	みりん	0.75
16	酒	1.1	60.8	16	パン粉	0.76
17	鮭	1.0	61.8	17	めん類	0.77
18	じゃがいも	1.0	62.8	18	調合油	0.78
19	牛肉	0.8	63.6	19	牛肉	0.79
20	油揚げ	0.9	64.5	20	胚芽米	0.79

脂肪酸もターゲットにしていたので, 脂質供給源食品が詳細となっている.

(Tokudome S, et al：Development of data-based semi-quantitative food frequency questionnaire for dietary studies in middle-aged Japanese. Jpn J Clin Oncol, 28：679-687, 1998)

b. 重回帰法による食物リストの選定

　個人の栄養素量を独立変数, 食物ごとの栄養素量を説明変数にして, 重回帰分析を行い, 累積寄与率（R^2）が0.90に至るまでの食品を食物リストとして選択する方法である. 推定したい栄養素が複数ある場合は, その栄養素ごとに重回帰分析を行う.

　供給率分析と重回帰分析を行う手順としては, 独立変数に対して, 説明変数（ここでは食品の種類）が多すぎると重回帰分析ができないので, 最初に食品を統合（グループ化）した後, 供給率分析をして食品数を減らしてから, 重回帰分析を行うのが現実的である.

　この2つの分析の特徴は, 供給率分析は個人の摂取量の絶対量を推定する目的があるのに対して, 重回帰分析は絶対量を推定するというよりも, 相対的な量, すなわち個人を**ランキングする**目的がある. したがって, 供給率分析では多くの人々が摂取している食物がリストアップできるし, 重回帰分析では個人差を識別するための食品がリストアップできる. 表II-6に示したように, 重回帰分析では上位20食品だけで全体の約8割（$R^2 = 0.79$）が説明できたが, 供給率分析で選択された20食品

表Ⅱ-7. 自記式の半定量食物摂取頻度調査票（SQFFQ）

食品名	食べる回数							1回当たりの食べる量（基準量と比較して）					
	ほとんど食べない	月に1～3回	週に1～2回	週に3～4回	週に5～6回	毎月1回	毎日2回以上	基準量	なし	0.5倍	0.8倍	1.0倍	1.5倍	2倍以上
卵	a	b	c	d	e	f	g	1個	なし	0.5	0.8	同量	1.5	2
低脂肪牛乳	a	b	c	d	e	f	g	コップ1杯(200 mL)	なし	0.5	0.8	同量	1.5	2
普通脂肪牛乳	a	b	c	d	e	f	g	コップ1杯(200 mL)	なし	0.5	0.8	同量	1.5	2

aからgの記号に○をつける．
（Tokudome S, et al：Development of data-based semi-quantitative food frequency questionnaire for dietary studies in middle-aged Japanese. Jpn J Clin Oncol, 28：679-687, 1998）

表Ⅱ-8. 面接式の半定量食物摂取頻度調査票（SQFFQ）

食品名	日	週	月	回数	期間（ヵ月）
牛乳・コーヒー牛乳	㊐	週	月	1　0	1　2
低脂肪乳・脱脂乳	日	週	㊊	2　0	3
コーヒー・缶コーヒー	㊐	週	月	1　0	1　2

（頻度を聞き取る）　（数値を聞き取る）

（伊達ちぐさ 他：食品モデル写真集　半定量食物摂取頻度調査キット〈実寸法師〉．第一出版，東京，1999）

のカバー率は64.5％にとどまっていた．つまり，重回帰分析は，供給率分析よりも食品数で摂取量を説明できるので，食物リストが短い簡易FFQを開発するときに役立つ．

2）摂取頻度 frequency

　過去の一定期間における平均的な摂取頻度を質問する．一般的には「過去1年間」を想起させる．また，思い出しやすさから「過去1ヵ月間」を設定することもある．季節性のある食品については，出盛り期の摂取頻度を質問している質問票もある．

　摂取頻度については，「日・週・月当たりの頻度」を自由回答（オープンエンド）で求める場合もあるが，あらかじめ設定した選択肢を用意するのが一般的である．

　摂取頻度の選択肢は，頻度の少ないほうを細分化するより，摂取量に影響する頻度の多いほうを細分化することが合理的である．ご飯のように日本人の栄養素等摂取量に大きく寄与している食品については，朝・昼・夕・間食ごとに細かく質問する．また，調査目的と食品の摂取状況に応じて回答の選択を工夫する．例えば，お茶・コーヒーなどのように頻回に摂取するような食品については，1日の回数を記入する．表Ⅱ-7は回答の選択肢が用意された自記式SQFFQであり，表Ⅱ-8は調査員が聞き取る面接式SQFFQの例である．

3) 目安量 portion size

　SQFFQ では，栄養素等摂取量を推定するために，食品の摂取頻度の情報のみではなく，1回当たりに摂取される目安量が用意される．目安量の取り扱い方には次のような方法がある．

> ① 同じ目安量を全員に割り当て（調査票には表示されない），頻度のみの回答とする
> ② 目安量を調査票に示し，その目安量をどのくらいの頻度摂取するかを質問する（例えばご飯の場合，目安量は茶碗1杯で，調査対象者の摂取量が朝0杯，昼1杯，夕2杯ならば，頻度は1日3回と回答する）
> ③ 目安量を示し，それと比較して，1回に摂取する量を目安量（基準量）の倍率で回答する．倍率は3〜5段階（0, 0.5, 1.5, 2倍以上など）が用いられる（表Ⅱ-7）

　目安量の設定の方法には，次のような方法がある．

> ① 一般的な料理の本に記載されている材料の平均的な量や料理の量とする方法
> ② ほかの調査票・資料（例えば，糖尿病の交換表や80 kcal 食品ガイドブック）を利用する方法
> ③ 調査対象者に近似した属性の集団の標準的な摂取量や容量を示す方法

　また，目安量の示し方には，文字表現のほか，イラスト，写真，フードモデルなどがある．

4) SQFFQ に用いる食品成分表

　SQFFQ では各食品について，習慣的な摂取頻度と目安量の回答から1日当たりの摂取量を求め，食品の栄養素含有量を乗じ，すべての食品の栄養素を合計することにより，1日当たりの摂取量を算出する．食事調査に基づいて開発された SQFFQ の食物リストの食品成分表は，単一食品であれば日本食品標準成分表を用い，食品群や料理の場合は，食事調査データに基づいて計算された加重平均成分値あるいは摂取栄養量の中央値を用いて，SQFFQ 用の食品成分表が作成される．

5) 供給率法と重回帰法の比較

　同じ栄養素について，供給率法と重回帰法の2つの方法で推定された栄養素量について比較すると，生体指標（バイオマーカー）との関連では，供給率法よりも重回帰法のほうが相関は高く[9,10]，栄養素等の摂取量を複数日の記録法による摂取栄養素量（ゴールドスタンダード）と比較すると，重回帰法より供給率法のほうが精度は高いことが報告されている[11]．

6) 栄養疫学における栄養素摂取量のエネルギー調整

　ほとんどの栄養素摂取量は総エネルギー摂取量と正相関を示すことが知られている．すなわち身体が大きく，身体活動が多いような人は，一般に栄養素摂取量が高くなる．そこで，栄養疫学では，エネルギー摂取量の影響を統計的に除外してから特定の栄養素摂取量と疾患の関連を検討する．詳細はp.103〜105を参照してほしい．

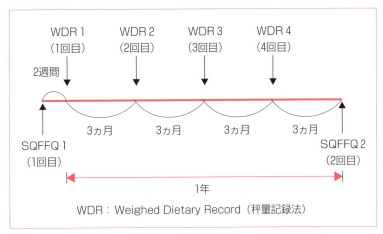

図Ⅱ-15. 妥当性・再現性研究のスケジュール

B. SQFFQの妥当性と再現性

妥当性とは，SQFFQで推定された食品や栄養素などの摂取量が，真の摂取量にどの程度一致するか，ということである．それは，SQFFQによる推定摂取量とゴールドスタンダード値（真の摂取量）が相関するかどうかを評価する．SQFFQのゴールドスタンダードとしては，複数日の食事記録法あるいは生体指標が用いられる．2つの変数の相関係数を調べ，検量線を描くようなものなので，妥当性というより較正（比較妥当性）と呼んだほうがよいという意見もある．

一方，再現性とは，同じ対象者に同じ調査を繰り返し行っても，同じ結果が得られるかということである．まずSQFFQで最近の習慣的摂取量を調査して，期間を空けて再度SQFFQで食習慣を調査し，同様の結果になるかを評価する．

図Ⅱ-15に，SQFFQの妥当性と再現性についての研究デザイン，1年間のタイムスケジュールを例示した．妥当性の評価方法については，さまざまな考えがあるが，SQFFQ2と秤量記録法 weighed dietary record（WDR）の4回分の平均値とを比較する．あるいは，食事調査後のSQFFQ2を妥当性研究に用いるのは，食事を記録したことによる学習効果バイアスが影響してしまうので，初回のSQFFQ1と秤量記録法を比較したほうが適切であるとの報告もある．再現性の評価はSQFFQ1とSQFFQ2とを比較する．

妥当性も再現性も評価指標はピアソン相関係数，スピアマンの順位相関係数，一致率，誤分類率（不一致率），κ統計量などがある．さらに，解析上のテクニックとして，密度法エネルギー調整，残差法エネルギー調整，そしてde-attenuated係数（測定誤差の影響で相関係数が過小評価されるのを，個人内／個人間の変動比と調査回数を用いて補正する係数）についても理解しておくべきである．

C. わが国の食物摂取頻度調査票

わが国で開発され，妥当性・再現性のチェックがなされたSQFFQのうち，日本の大規模コホート研究のベースライン調査や横断研究で使用されている調査票について，それらの開発の背景ならびに妥当性に関する結果を表Ⅱ-9，10に示した．詳細については各論文を参照していただきたい．

Ⅱ 食事調査の実際

表Ⅱ-9. 日本人を対象とする食物摂取頻度調査票（FFQ）とその特徴 [a,b,c]

FFQ No.	発表者[文献] [ ]は妥当性論文	発表年	対象期間	食物リスト項目数	摂取頻度の選択肢	ポーションサイズの有無・その段階	使用されている研究	FFQ開発の基礎データ
ア	Aoki K 研究代表者[ア]	コホート開始1988	—	40項目	5段階（ほとんどない、月に1-2回、週に1-2回、週に3-4回、ほとんど毎日）	有：ご飯、みそ汁、飲料の杯数 無：その他33食品	JACC Study	—
イ	[Ogawa et al][イ]	コホート開始1990, 1994	1年間	40項目	このFFQはJACC studyとほぼ同じ		宮城県コホート、大崎国保コホート	—
ウ	[Maruyama, Kokubo et al][ウ]	コホート開始1989	1年間	81項目	週・月当たりの頻度をオープンエンド	有：ご飯4段階の量と杯数、パン4枚切〜8枚切り、他の食品は目安重量を表示 無：塩蔵品や汁物など	吹田スタディ	—
エ	Tsubono et al[エ]	1996	1年間	138項目	9段階（食べない〜週7回、それ以上）	有：3段階（0.5以下、1、1.5より大）	JPHC-Ⅰ、Ⅱ（5年追跡調査）、ToMMo地域住民コホート	1989年〜1991年、連続平日3日間食事記録法、男180人、女155人（40〜49歳）
オ	Tokudome et al[オ]	1998	1ヵ月	102項目	8段階（ほとんど食べない〜1日3回以上）	有：ご飯は器3段階と杯数、ほかの食品は4段階（0.5、1、1.5、2）	JADE Study	1994年秋、短大生の親（東海3県在住）、1日食事記録法、男171人（平均50.2歳）、女180人（平均46.9歳）
カ	[Sasaki et al][カ]	1998	1ヵ月	110項目	12段階（1〜4回以上/月・週・日）	有：5段階（0.5以下、0.7〜0.8、1、1.2〜1.3、1.5以上）	女性3世代研究	—
キ	[Wakai et al][キ1]、[Egami et al][キ2]	1999	1年間	97項目	9段階（食べない〜週7回、それ以上）	有：ご飯4段階（茶碗の大中小と丼）、飲料 無：その他の食品	NISSIN project、LEMONADE	1990〜1993年、名古屋市、人間ドック受診者、男679人、女322人、50歳以上、1日食事記録法
ク	[Shimizu et al]	1999	1年間	169項目	8段階（ほとんど食べない〜1日2回以上）	有：3段階（主に0.5、1、2）	高山コホート	Multienrhenic cohort study in Hawai and Los Angels の質問票に、日本人向き質問を追加
ケ	[Tsugane et al][ケ]	2001	1ヵ月	44項目	4段階（ほとんど食べない〜5日以上/週、飲料：6段階）	有：ご飯、みそ汁は杯数 無：その他の食品	JPHC-Ⅰ	—
コ	Tokudome et al[コ]	2004	1年間	47項目	8段階（ほとんど食べない〜1日3回以上）	有：ご飯、パン、めん（朝昼夕、間食）、アルコール飲料の杯数 無：その他の食品	HERPACC、J-MICC	1994年秋、短大生の親（東海3県在住）、1日食事記録法、男171人（平均50.2歳）、女180人（平均46.9歳）
サ	[Kobayashi et al][サ]	2011	1ヵ月	58項目	7段階（一般食品）、9段階（ご飯みそ汁）、9段階（アルコール飲料）	有：ご飯、みそ汁、アルコール飲料は杯数 無：一般の食品 専用アルゴリズムで摂取重量を算出	—	—
シ	[Akahori et al.][シ]	2015	1ヵ月	短縮版86項目	6段階（食品・料理）、5段階（飲料）	有：ご飯（朝昼夕）と飲料は杯数、他の食品は3段階（≦0.5程度、同じ、≧1.5程度）	2008、2013、2016年、静岡県民健康基礎調査に使用	2002年国民健康・栄養調査（静岡県分）、15歳以上350人、平均51.5歳の1日間食事記録調査で121項目FFQを開発した後、86項目の食物を抽出
ス	[Yokoyama, Y, et al.][ス]	2016	1年間	172項目	9段階	有：3段階	JPHC-NEXT	オリジナルのJPHC Studyの主な食品リストから開発
セ	[Otsuka et al][セ]	2023	1年間	98項目	8段階（ほとんどない〜1日4回以上）、アルコール飲料は6段階	有：5段階（0.5、0.8、1、1.5、2倍以上）アルコール飲料は1日当たりの合数	日本ナースヘルス研究（JNHS）	—

JACC Study: Japan Collaborative Cohort Study（大規模コホート研究），JPHC-I: Japan Public Health Center-based Prospective Study（多目的コホート研究　コホートI），JPHC-Ⅱ: Japan Public Health Center-based Prospective Study（同 コホートⅡ），HERPACC: Hospital-based Epidemiologic Research Program at Aichi Cancer Center（がん予防・治療のための大規模病院疫学研究），J-MICC: Japan Multi-Institutional Collaborative Cohort Study（日本多施設共同コーホート研究），NISSIN project: New Integrated Suburban Seniority Investigation project（新郊外高齢者統合調査），LEMONADE: longitudinal evaluation of multi-phasic, odontological and nutritional associations in dentists（歯科医師を対象とした歯と全身の健康、栄養との関連に関する研究），ToMMo: Tohoku Medical Megabank Organization（東北メディカル・メガバンク機構），JADE Study: Japanese deititians epidemiologic study（栄養士のコホート研究），JPHC-NEXT: Japan Public Health Center-based Prospective Study for the Next Generation（次世代多目的コホート研究），JNHS: Japan Nurses' Health Study（日本ナースヘルス研究）

（参考文献は p.88 参照）

3 食物摂取頻度調査法

表Ⅱ-10. 日本人を対象とする食物摂取頻度調査票（FFQ）の妥当性（食事記録法との相関係数）

FFQ no.	ア	イ	ウ	エ	オ2	カ	キ	ク	ケ	コ	サ	シ	ス	セ
妥当性発表者	Date et al	Ogawa et al	Maruyama et al	Tsugane, Sasaki, Kobayashi, Takachi et al	Tokudome, S et al	Sasaki et al	Wakai, Egami et al	Shimizu et al	Tsubono et al	Tokudome Y et al	Kobayashi et al	赤堀ら	Yokoyama et al	Otsuka et al
文献	ア2	イ	ウ	エ2, エ3, エ4, エ5	オ2	カ	キ1, キ2	ク	ケ2, ケ3	コ2	サ2	シ	ス	セ
発表年	2005	2003	2014	2003, 2011	2001	1998	1999	1999	2003	2005	2012	2015	2016	2023
性別	男女	男	女	同世帯の男女	男	女	女	男	女	男	女	男	女	同世帯の男女	男女	男	女	女
調査人数	85	55	58	29, 29	102	113	84	47	46	42	58	59	94	107	73	129	92	92	491	98	142	36
総エネルギー	0.20	0.55	0.36	0.58	0.55	0.44	0.48	0.48	0.21	0.38	0.38	0.25	0.52	0.38	0.49	0.44	0.24	0.31	0.36	0.45	0.17	0.42
たんぱく質	0.24	0.25	0.49	0.48	0.30	0.27	0.53	0.48	0.24	0.53	0.45	0.37	0.28	0.34	0.50	0.36	0.41	0.38	0.33	0.40	0.33	0.35
脂質	0.46	0.37	0.50	0.57	0.52	0.46	0.49	0.55	0.60	0.50	0.43	0.51	0.30	0.41	0.62	0.48	0.64	0.61	0.33	0.53	0.46	0.48
飽和脂肪酸	0.50			0.74	0.61	0.60	0.62	0.75	0.73	0.48			0.42	0.50	0.64	0.42	0.63	0.70	0.38	0.48	0.46	0.37
一価不飽和脂肪酸	0.36			0.47	0.50	0.44	0.44	0.50	0.63	0.53	0.45	0.37	0.23	0.39	0.43	0.34	0.66	0.66	0.27	0.55	0.21	0.49
多価不飽和脂肪酸	0.15			0.31	0.27	0.24	0.28	0.37	0.39	0.49	0.43	0.51	0.06	0.22	0.44	0.25	0.56	0.49	0.18	0.50	0.28	0.56
n-6系多価不飽和脂肪酸	0.16			0.35	0.30	0.21	0.32						0.14	0.15	0.12	0.31	0.63	0.59		0.38	0.40	
n-3系多価不飽和脂肪酸	0.21			0.15	0.21	0.34	0.29						0.20	0.35	0.55	0.23	0.25	0.34		0.44	0.28	
コレステロール	0.29			0.60	0.33	0.35	0.59	0.49	0.50	0.35	0.36	0.31	0.36	0.30	0.13	0.19	0.39	0.34	0.14	0.53	0.38	0.43
炭水化物または糖質		0.57	0.43	0.76	0.56	0.37	0.57	0.48	0.46	0.53	0.51	0.29	0.51	0.33	0.86	0.64	0.68	0.51	0.41	0.74	0.40	0.48
食物繊維				0.46	0.45	0.44	0.65		0.51	0.64					0.36	0.47	0.72	0.68	0.46	0.66	0.61	0.26
ナトリウムまたは食塩	0.31	0.37	0.33	0.48	0.41	0.48		0.32			0.18	0.10	0.33	0.49			0.57	0.49	0.22	0.34	0.38	0.34
カリウム	0.38	0.45	0.45	0.47	0.39	0.31	0.61	0.68	0.57	0.73			0.38	0.37			0.66	0.59	0.55	0.48	0.54	0.33
カルシウム	0.35	0.57	0.67	0.69	0.43	0.47	0.64	0.49	0.71	0.78	0.36	0.59	0.56	0.37	0.49	0.59	0.68	0.54	0.45	0.58	0.42	0.52
リン		0.52	0.69		0.37	0.42	0.58	0.59	0.33		0.51		0.56	0.44			0.55	0.41	0.45	0.48	0.37	0.38
鉄	0.28	0.35	0.47	0.55	0.49	0.33	0.55	0.40	0.12	0.52	0.42	0.27	0.31	0.30	0.58	0.44	0.61	0.57	0.38	0.53	0.57	0.20
ビタミンA効力	0.35			0.50		0.43	0.38		0.49	0.45					0.27	0.22	0.30	0.57	0.35	0.35	0.41	0.34
レチノール		0.38	0.30	0.55	0.22		0.35		0.56	0.36			0.36	0.34			0.24	0.54	0.19	0.30	0.30	−0.10
カロテンまたはβカロテン当量		0.56	0.45	0.58	0.36	0.33	0.33		0.33	0.46	0.36	0.48			0.39	0.38	0.47	0.56	0.37	0.55	0.50	
ビタミンD				0.23			0.64								0.65	0.40		0.33	0.33	0.32	0.49	0.37
ビタミンEまたはα-トコフェロール				0.25			0.32		0.58	0.41	0.29	0.39			0.31	0.17	0.54	0.48	0.27	0.52	0.50	0.28
ビタミンB1	0.36	0.33	0.31		0.40	0.41		0.46					0.36	0.22	0.26	0.10	0.37	0.45	0.23	0.35	0.36	0.43
ビタミンB2	0.31	0.43	0.54		0.34	0.45		0.58					0.43	0.39	0.57	0.43	0.61	0.56	0.32	0.43	0.43	0.13
ナイアシン		0.33	0.47		0.35	0.15		0.19					0.14	0.11			0.25	0.40	0.33	0.28	0.32	−0.01
ビタミンC	0.27	0.58	0.43	0.59	0.42	0.22	0.42	0.45	0.55	0.53	0.21	0.21	0.38	0.29	0.45	0.52	0.64	0.66	0.55	0.65	0.66	0.33

注：この表の相関係数を評価する場合は原著者を参照して、総エネルギー調整法（密度法・残差法、個人内変動の調整（de-attenuated係数）の有無、相関係数の種類（ピアソン、スピアマン）順位）を吟味すること。（参考文献は p.88 参照）

87

また，妥当性・再現性が評価された Tokudome らによる SQFFQ は Ⅲ編　資料 12 の QR コードからダウンロードをし，利用することができる．

D. SQFFQ の実際

1）調査票の選択

実際の疫学調査や栄養教育の場で SQFFQ を活用したい場合，新しい調査票を開発する段階から検討していては多くの時間，コスト，人手がかかってしまう．そこで，すでにある調査票の活用を考える．その際には当該調査票の開発時の対象特性（性，年齢，地域，健康度など），推定したい栄養素の種類を十分に検討して，適切な調査票を選ぶべきである．可能ならば，対象集団の一部をサンプリングして妥当性を評価しておくことが望ましい．

2）データの収集の方法

データの収集は，訓練された調査員が対象者を面接して聞き取る面接法と，対象者が自ら質問票に回答する自記式とがある．

表Ⅱ-9，表Ⅱ-10 の参考文献

a　　Wakai K, J Epidemiol., 19：1-11, 2009.
b　　亀田沙季ら，日本健康学会誌，87：3-14, 2021.
c　　Matsumoto M, J Nutr Sci., 13：e8, 2024.
ア　　Aoki K, Research Group on Evaluation of Risk Factors for Cancer by Large-scale Cohort Study (Chairman：K. Aoki, 1988-1995). Nagoya, Japan, 1996.
ア 2　Date C, et al, J Epidemiol., 15 1S：S9-23, 2005.
イ　　Ogawa K, et al, Public Health Nutr., 6：147-57, 2003.
ウ　　Maruyama K et al, Nutr Res.,35：14-22, 2015.
エ　　Tsubono Y, et al, J Epidemiol., 6：45-53, 1996.
エ 2　Tsugane S, et al, J Epidemiol., 13 1S：S51-56, 2003.
エ 3　Sasaki S, et al, J Epidemiol., 13 1S：S106-14, 2003.
エ 4　Kobayashi M, et al, J Epidemiol., 13 1S：S64-81, 2003.
エ 5　Takachi et al, J Epidemiol., 21：447-58, 2011.
オ　　Tokudome S, et al, Jpn J Clin Oncol., 28：679-87, 1998.
オ 2　Tokudome S, et al, Eur J Clin Nutr., 55：735-42, 2001.
カ　　Sasaki S, et al, J Epidemiol., 8：203-15, 1998.
キ 1　Wakai K, et al, J Epidemiol., 9：216-26, 1999.
キ 2　Egami I, et al, J Epidemiol., 9：227-34, 1999.
ク　　Shimizu H, et al, Jpn J Clin Oncol., 29：38-44, 1999.
ケ　　Tsugane S, et al, J Epidemiol., 11 6S：S30-43, 2001.
ケ 2　Tsubono Y, et al, J Epidemiol., 13 1S：S125-33, 2003.
ケ 3　Tsugane S, et al, J Epidemiol., 13 1S：S2-12, 2003.
コ　　Tokudome S, et al, Asian Pac J Cancer Prev., 5：40-3, 2004.
コ 2　Tokudome Y, et al, J Epidemiol., 15：135-45, 2005.
サ　　Kobayashi S. et al, Public Health Nutri., 14：1200-11, 2011.
サ 2　Kobayashi S. et al, J Epidemiol., 22：151-9, 2012.
シ　　赤堀摩弥ら，栄養学雑誌，73：182-94, 2015.
ス　　Yokoyama Y et al, J Epidemiol., 26：420-32, 2016.
セ　　Otsuka E et al, Kitakanto Medical J. 73：277-283, 2023.

a. 自記式

　自記式にはさまざまな方法があり，調査票を自宅に郵送しておき，期日までに郵送返信を求める方法（郵送法）や，ある会場に集まっている調査対象者に，その場で記入を求める方法（集合法），職域集団などではその組織を通じて，調査票を配り，自己記入してもらった調査票を集める方法（配票法）などがある．いずれにしても自記式は，面接法に比較すると記入漏れや設問を勘違いした回答が多くなる．

　また，最近はコンピュータアプリや Web 上のフォームを用いて，調査対象者に自分で入力してもらう機会も増えてきた．入力値に"空欄は不可"などの検証条件をつけることによって，自記式であっても回答漏れや矛盾した回答が生じないようなデータ収集が可能になる．

b. 面接法

　面接法では，訓練された調査員によって情報が収集される．記入漏れは少ないが，時間や費用がかかる．症例・対照研究では，現在ではなく疾病になる前の食習慣をたずねるので，混乱しないように，面接法が採用されることが多い．

調査員に求められる知識・技能

① 研究デザインや研究の目的を概説できる
② FFQ の対象とする食物と，対象にならない食物を説明できる
③ 摂取頻度の記憶が，他の食品項目の記憶と重複・混同しないように説明できる
④ 対象者にわかりにくい項目について，あらかじめ回答マニュアルをつくっておく
⑤ マニュアルが想定していなかった事態は，記録して本部に報告する

3）データの処理

a. データのチェック方法

　調査票が回収されたら，まず目視で確かめるか，すぐに入力しながら記入漏れや回答の整合性を確かめる．地域集団や大規模コホート研究では，FFQ だけでなく生活習慣や既往歴などの膨大な質問数の自記式調査票と一緒に回収される場合が多い．やむを得ず郵送法で回収する例もあるが，回収場所を健診会場にするなどの面接ができる工夫をして，記入漏れや矛盾した回答をスタッフが直接的に対象者に確かめている例も多い．データの質を保つためには，検証手順を文書マニュアルにしたり，複数スタッフチェックをするなど，時間とコストを考慮しながら調査手順を企画するべきである．

b. 欠損値（記入漏れ）や矛盾した回答の取り扱い

　回収した調査票に記入漏れが見つかった場合，できる限り調査対象者に直接問い合わせをする．FFQ で頻発するのは，1 つの食物の質問に対して，複数の摂取頻度に○印をつけてしまうミスや，頻度の回答はあるがポーションサイズの回答が欠損してしまうミスだろう．よく起きるミスには，あらかじめ標準化した値で処理するなどのデフォルト値を定めておく．

　栄養疫学の論文[12,13]では，実際に摂取頻度が低い稀な食品は，FFQ では回答が欠損値になりがち

であると報告されている．欠損値を統計的に代入（imputation）して栄養摂取量を推定する方法としては，すべての欠損値に0ゼロを代入する方法（zero imputation）や，FFQの欠損値を，対象者の性・年齢・BMIなどの属性をモデル化した最尤推定値で代入する方法（multiple imputation）がある．

c. 飛び跳ね値の処理方法

FFQでは，実際の食事量に比べて過少・過大評価になる者が一定の割合で生じる．例えば，習慣的な摂取頻度の認識が苦手な者では，FFQのほとんどの食物に「月に1～2回」と回答するが，面接をして直近1～2日の食事を話題にすると肉や魚，卵を普通に摂取している場合があり，過少評価となる．過大評価としては，アルコールについて1日当たりの習慣的な酒の種類と量を回答すべきなのに，勘違いをして「ビールを飲む日ならば何本」，「焼酎ならば何合」を「毎日飲む」と申告してしまい，アルコール摂取量の合計値が大きな値になる例が散見される．

飛び跳ね値は集団の平均値に影響するので，栄養素等摂取量と疾病／健康の関連を評価する研究において誤差となる．したがって，しかるべき除外条件を方法論に示して，解析から除外する．

除外する基準としては下記の例がある．
- エネルギー摂取量が集団の平均±3SD（標準偏差）の範囲外の対象者を除外
- 年齢，身長，体重，身体活動強度から推定したエネルギー消費量から大きく逸脱する対象者を除外

E. SQFFQからの推定された値の活用

SQFFQは，栄養素等摂取量の絶対値を推定するよりは，もっぱら，コホート研究などの大集団で活用する目的で開発されている．SQFFQの妥当性を示す相関係数が高い調査票から得られた結果ならば，エネルギー調整後の栄養摂取量に応じて対象者を3～5群に分類することにより，疾病との量反応的関連を解析できる．

4 結果の集計，解析，解釈

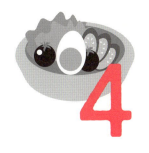

A. 食事の変動

　調査の結果として，「○○さんのエネルギー摂取量は2,000 kcalであった」とか「△△地区の食塩摂取量は平均11 gであった」というような値が得られる．この値の解釈は調査方法により異なってくる．解釈の仕方を理解するにあたり，「データの分布」の概念を理解しておく必要がある．

1）結果を個人単位で考える

　例えば，Aさんのある特定の1日の食事調査を行って，エネルギー摂取量3,000 kcalという結果が得られたときに，「Aさんの1日当たりのエネルギー摂取量は3,000 kcalである」といっても，それがAさんの代表的な（平均的な）摂取量かどうかわからない．なぜなら食事は1日ごとに異なり，その日が，たまたま摂取量の多い日であったかもしれないし，逆に少ない日であったかもしれないからである．そこでAさんのエネルギー摂取量の「真値」を知る必要がある．エネルギーに限らず，「摂取量の真値」とは何を指すのであろうか．

a. 分布と真値

ⅰ）Aさんのエネルギー摂取量の分布

　例えば，Aさんに1,000日間の食事調査を行い，1日ごとのエネルギー摂取量を求めたとする．日によって摂取量には変動を認め，極端に多い日や極端に少ない日もあるだろう．これをヒストグラムに表すと図Ⅱ-16のようになる．これが「Aさんのエネルギー摂取量の分布」である．

ⅱ）Aさんのエネルギー摂取量の真値

　多くの場合，図Ⅱ-16の矢印のようにおおむね1ヵ所，値の集中している部分がある．この集中している値を「Aさんのエネルギー摂取量の真値」と考える．

　ただし，この場合の真値は本当の「真値」ではない．本当の「真値」とは，Aさんが同じ生活習慣を続けている間のすべての日の正確な摂取量の平均である．

　「すべての」日は到底調査できないし，調査した日についても摂取重量の推定のずれや使用した食品成分表と実際に食べた食品の成分値に相違があるかもしれないので，本当に「正確な」摂取量もわからない．しかし，上記のように求めた値は「真値」に近い値と考えられるので，ここでは「真値」と呼ぶことにする．

Ⅱ 食事調査の実際

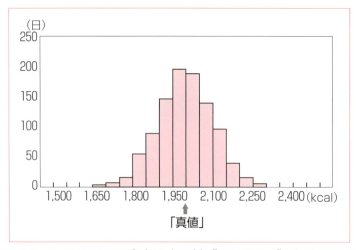

図Ⅱ-16．1,000日間の食事調査に基づくエネルギー摂取量の分布
(Aさんのエネルギー摂取量の分布例)

b. 正規分布とは

　先の例のように，ヒストグラムの形はおおむね1ヵ所に値の集中している部分があって，そこから離れたデータは左右対称的に少なくなっていく場合が多い．ヒストグラムがこのような形になるとき正規分布と呼んでいる[注1]．

　正規分布では，値の集中している部分（分布の中心）が平均値を表し，幅の広さの程度を標準偏差が表す．また，平均値±2×標準偏差で大半（95％）のデータの入る範囲を表すことができる．つまり，標準偏差の値が大きいとヒストグラムの幅が広く，標準偏差の値が小さいとヒストグラムの幅が狭い．

　量の多少はあれ，ほとんどの食品に含まれているたんぱく質，脂質，炭水化物などの多量栄養素や，それらにエネルギー換算係数を乗じて求めたエネルギーの1日の摂取量は，ほぼ正規分布に近いことが多い．しかし，ビタミンAのように，特定の食品に多く含まれるような栄養素では，その食品を食べた日と食べない日での差が大きく，しかも，その食品を食べない日が多い場合は，図Ⅱ-17のような左右非対称な（右に尾を引く）分布をとる．このような分布での平均値は，値の集中している部分より右側にずれてしまう．

　このように，正規分布でなかった場合の処理方法の一つとして，右に尾を引くようなヒストグラムになる場合は，対数変換（データのlogを取る方法）を用いる．対数変換をすると分布が正規分布型になる場合（図Ⅱ-18）を対数正規分布という[注2]（図Ⅱ-25参照）．

　個人内変動とは，ある特定の人の摂取量の真値（多数の調査日より求めた値）と，その人のある調

注1：データの分布の形は，相当量（少なくとも100個）のデータを集めて判断する．数個〜数十個程度のデータでは，正規分布に従っているデータでもヒストグラムの見た目は正規分布型にならないこともある．

注2：t検定や分散分析など，多くの統計的手法は「データは正規分布に従っていること」という前提がある．正規分布から少しくらいずれていても問題にならないことが多いが，ビタミンAなど極端に右に尾を引く分布のデータは積極的に対数変換を行って分析すべきである（データの正規性を前提としない「ノンパラメトリックな手法」もある）．

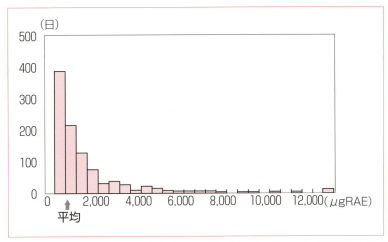

図Ⅱ-17. 1,000日間の食事調査に基づくビタミンA摂取量の分布
(AさんのビタミンA摂取量の分布例)

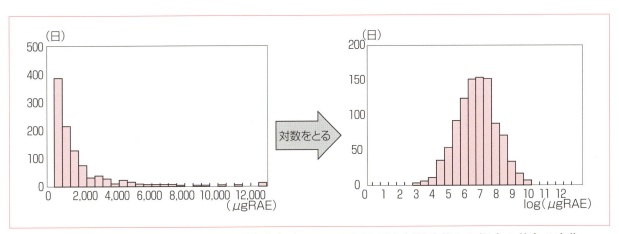

図Ⅱ-18. 1,000日間の食事調査に基づくビタミンA摂取量を対数変換した場合の分布の変化

査日の摂取量のずれ（バラツキ）のことである．個人内変動はデータのバラツキであるから標準偏差または分散（＝標準偏差^2）で表される．

このバラツキの大きさは，

変動係数（CV）（％）＝（標準偏差）÷（平均）×100

で表すことがあり，これは標準偏差が平均の何パーセントに相当するかを示す．

Ⅱ 食事調査の実際

> **CV の計算例**
>
> | | 平均 | 標準偏差 |
> |---|---|---|
> | エネルギー | 2,000 kcal | 500 kcal |
> | 脂質 | 60 g | 25 g |
>
> 上の表のようなとき，どちらの変動が大きいのか？
> 　標準偏差の大きさを単純に比較すると，エネルギーのほうが大きい．しかし，エネルギーは 10^3 のオーダーであり，脂質は 10^1 のオーダーなので単純に比較はできない．変動係数を求めると，
>
> $$\text{エネルギー}:\frac{500}{2,000}\times 100 = 25\%，\text{脂質}:\frac{25}{60}\times 100 = 42\%$$
>
> 脂質のほうが変動係数が大きい．つまり，バラツキが大きいと判断できる．

　個人内変動は，毎日の食事内容の違いや，体調・気分や時間的制約による摂取する食品の質や量の違いなど，いろいろな原因（要因）によって起きる．特定の1日のみの調査では，得られた値がその人にとって分布のどの部分に当たるのか（真ん中なのか，左寄りなのか，右寄りなのか）わからないので，個人内変動を考慮に入れて「真値」を推定することになる．

　例えば，Aさんの調査日のエネルギー摂取量が平均 1,920 kcal であり，エネルギー摂取量の個人内変動が標準偏差で 300 kcal であるとすると，Aさんの「真値」は

$$1920 \pm 2 \times \frac{300}{\sqrt{\text{調査日数}}}\ (\text{kcal})$$

の間にあると計算される．調査日数が1日では 1,320～2,520 kcal となるので，あまりに範囲が広くあてにならない．

c. 個人の摂取量「真値」を正しく推定するには

ⅰ）必要な調査日数

　特定の1日の調査では，正しい摂取量を表すとはいえない．必要とされる調査日数は，栄養素ごとの個人内変動の大きさと，どれだけ正確に知りたいかによって異なる[注3]．食事記録法や24時間思い出し法のように，調査の単位が1日の場合では，多くの調査日数が必要となる．表Ⅱ-11は個人の摂取量の95%信頼区間を特定の範囲内で推定するために必要な調査日数の例である．例えば，エネルギー摂取量の95%信頼区間を平均値±10%に収めるためには17日間の調査が必要であり，ビタミン類では極めて多くの調査日数が必要である．

ⅱ）調査日の設定方法

　複数の調査日を設けた場合でも，分布全体からまんべんなくデータが得られていなければならな

注3：栄養素ごとの個人内変動と所要日数については表Ⅱ-11, 12参照のこと．

4 結果の集計，解析，解釈

表Ⅱ-11. 個人の平均値の95%信頼区間を特定の範囲内で推定するために必要な調査日数[*1]

栄養素等	±10%	±20%	±30%	±40%
エネルギー	17	5	2	2
たんぱく質	27	7	3	2
脂　質	52	13	6	4
炭水化物	18	5	2	2
灰　分	28	7	4	2
ナトリウム	42	11	5	3
カリウム	45	12	5	3
カルシウム	60	15	7	4
マグネシウム	45	12	5	3
リ　ン	25	7	3	2
鉄	57	15	7	4
亜　鉛	43	11	5	3
銅	51	13	6	4
マンガン	57	15	7	4
レチノール[*2]	20	5	3	2
αカロテン[*2]	76	19	9	5
βカロテン[*2]	9	3	1	1
クリプトキサンチン[*2,*3]	61	16	7	4
βカロテン当量[*2]	7	2	1	1
レチノール当量[*2,*4]	8	2	1	1
ビタミンD	339	85	38	22
αトコフェロール	53	14	6	4
βトコフェロール	82	21	10	6
γトコフェロール	105	27	12	7
δトコフェロール	117	30	13	8
ビタミンK	167	42	19	11
ビタミンB_1	78	20	9	5
ビタミンB_2	54	14	6	4
ナイアシン	103	26	12	7
ビタミンB_6	44	11	5	3
ビタミンB_{12}	532	133	60	34
葉　酸	178	45	20	12
パントテン酸	49	13	6	4
ビタミンC	140	35	16	9
飽和脂肪酸	70	18	8	5
一価不飽和脂肪酸	71	18	8	5
多価不飽和脂肪酸	62	16	7	4
コレステロール	97	25	11	7
食物繊維（総量）	49	13	6	4
食物繊維（水溶性）	54	14	6	4
食物繊維（不溶性）	45	12	5	3
食塩相当量	42	11	5	3

[*1]：表Ⅱ-12の大阪市在住30～60歳代の男女（n=60）の個人内変動から算出．厚生労働科学研究費補助金健康科学総合研究事業，平成13～15年度，「『健康日本21』における栄養・食生活プログラムの評価手法に関する研究」（主任研究者：田中平三，分担研究者：伊達ちぐさの研究結果より）

[*2]：対数変換後の個人内変動から算出．対数変換後の相対信頼区間の幅の±10%は，変換前の値では約1/3～3（$e^{\pm 1.10}$）倍に相当するので95%信頼区間は著しく広いことに注意．

[*3]：「成分表2015（七訂）」および「成分表2020（八訂）」では，β-クリプトキサンチンと表示されているが，「五訂増補成分表」に基づいて計算されたものであるため，クリプトキサンチンとしている．

[*4]：「成分表2015（七訂）」および「成分表2020（八訂）」ではレチノール活性当量に変更されたが，本表は「五訂増補成分表」に基づいて計算されたものであるため，レチノール当量としている．

い．せっかく何日もの調査を行っても，摂取量が少ない日ばかりに偏っていたり，多い日ばかりに偏っていては正しい推定にはならない．調査日を決める際には，以下のことを考慮するとよい．

Ⅱ 食事調査の実際

> ①理論的には，長期間の中から，調査日をランダムに設定することが望ましい
> ②複数日の調査を行う場合には，できるだけ連続しない日を設定するほうがよい
> ③調査日の設定においては，摂取量に影響を及ぼすと考えられる要因のうち，あらかじめ調整することのできるものは調整しておくべきである（曜日や季節など）
> ④バラツキが大きくなりそうな年末・年始の宴会シーズンや冠婚葬祭など特別な行事がある日は調査日にしない

　上記のような注意を払ったとしても，調査期間が特定の季節に限定されている場合，例えば夏の調査であれば，鍋物料理を食べていることは少ないだろうし，冬にかき氷を食べる人も少ない．特定の季節にのみ多く使われる食材も，調査期間によっては多く出現したり，全く出現しなかったりする．また，夏バテなどの影響も考えられる．1年間を通じて調査することが理想であるが，現実問題として長期間にわたる調査を実施することは難しい．季節による偏りも存在することを念頭に結果を見ることが大切である．

　季節に限らず，調査がどのような状態（"夏のAさん"，"冬のAさん"，"1人暮らしのAさん"，"健康を気にし始めたAさん"など）の個人を推測していることになっているのか，常に考えておきたい．後に述べる集団を評価する場合にも，調査がどのような母集団（状態）に対して実施されているのかを考慮することは必要である．

2) 結果を集団単位で考える
a. 個人内変動と個人間変動

　個々の人の調査によって得られた調査日の摂取量は，集団の摂取量（平均）からずれている．また個々の人にとって，調査日の摂取量はその人の「真値」とは限らないことに注意する必要がある．このずれの原因は，個人差（体格や運動量，し好などによる違い，宗教や教育，社会的地位の違いなど）と各個人の個人内変動が合わされたものである．ずれのうち，個人差に起因する部分が個人間変動である（図Ⅱ-19参照）．

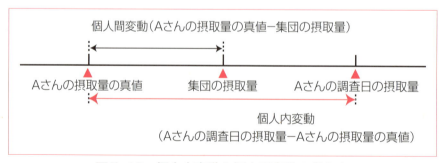

図Ⅱ-19．個人内変動と個人間変動の考え方

4 結果の集計，解析，解釈

> **「調査日の食塩摂取量」が11gのAさんとBさんの個人間変動と個人内変動の考え方**
>
> Aさん「普段（真値）は9gだが，調査日はたまたま摂取量の多い日で11gだった」
> Bさん「普段（真値）は14gだが，調査日はたまたま摂取量の少ない日で11gだった」
> という状況で，そのときの集団の食塩摂取量（平均）が10gであったとすると，以下のように表すことができる．
>
> ● 調査日のAさんの摂取量（11g）
>   ＝集団の摂取量（10g）
>   ＋［Aさんの真値（9g）－集団の摂取量（10g）］　　　…（－1g）個人間変動の部分
>   ＋［調査日のAさんの摂取量（11g）－Aさんの真値（9g）］…（＋2g）個人内変動の部分
> ● 調査日のBさんの摂取量（11g）
>   ＝集団の摂取量（10g）
>   ＋［Bさんの真値（14g）－集団の摂取量（10g）］　　　…（＋4g）個人間変動の部分
>   ＋［調査日のBさんの摂取量（11g）－Bさんの真値（14g）］…（－3g）個人内変動の部分

個人内変動と個人間変動は独立していると考えると，これらの変動を「分散」で表した場合，数学的には，

$$（集団の変動）^2 ≒ （個人内変動）^2 ＋ （個人間変動）^2 ＋ （その他の変動）^2$$

と示すことができる．その他の変動については別途bで述べる．

個人内変動を正しく評価するためには，1人の対象者ごとに多くの日の調査が必要であり，個人間変動を正しく評価するためには，多くの対象者の調査が必要である．例えば，のべ1,000日分のデータを得る場合，調査対象者数と1人当たりの調査日数は以下のようにさまざまな組み合わせで考えることができる．

① 1,000人の対象者を各1日（1,000人×1日＝のべ1,000日分）
　→個人内変動は評価できない
② 500人の対象者を各2日（500人×2日＝のべ1,000日分）
　→個人内変動は評価しにくい
③ 2人の対象者を500日（2人×500日＝のべ1,000日分）
　→個人間変動は評価しにくい
④ 1人の対象者を1,000日（1人×1,000日＝のべ1,000日分）
　→個人間変動は評価できない

つまり，1人当たりの調査日数が少ないと，個人内変動は評価しにくい（できない），また対象者数が少ないと，個人間変動は評価しにくい（できない）といえる．

集団の摂取量（平均）を知るには，集団としての変動がわかれば十分で，個人内変動は評価できなくてもよい．したがって，2人×500日や1人×1,000日の調査は個人間変動が十分に評価できない

II 食事調査の実際

表II-12. 栄養素等摂取量の平均値および変動係数で表した個人内変動と個人間変動

栄養素等	単位	大阪市在住 30～60歳代の男女 (n=60)[*1] 平均値	個人内変動 (変動係数:%)	個人間変動 (変動係数:%)	ボストン在住看護師 (n=194)[*2] 平均値	個人内変動 (変動係数:%)	個人間変動 (変動係数:%)
エネルギー	kcal	2040	20.5	20.1	1620	27.0	19.3
たんぱく質	g	76.0	25.6	21.7	68.3	32.9	16.4
脂質	g	61.1	35.8	20.4	68.6	38.4	22.6
炭水化物	g	270.3	20.6	22.7	169.8	29.9	26.5
灰分	g	18.9	26.4	23.0			
ナトリウム	mg	4316	32.1	23.6			
カリウム	mg	2489	33.2	27.5	2521	30.5	21.9
カルシウム	mg	542	38.7	32.3	616.9	41.9	28.3
マグネシウム	mg	274	33.3	27.4			
リン	mg	1104	24.5	23.6			
鉄	mg	8.2	37.4	25.5	11.6	34.1	19.6
亜鉛	mg	8.9	32.6	21.1			
銅	mg	1.20	35.4	26.6			
マンガン	mg	3.82	37.5	33.5			
ビタミンA	IU				5252	105.0	30.7
レチノール	μg	461	441.3	115.1			
αカロテン	μg	346	136.6	50.5			
βカロテン	μg	2737	74.5	41.9			
クリプトキサンチン[*3]	μg	349	214.4	94.3			
βカロテン当量	μg	3110	72.6	40.2			
レチノール当量[*4]	μgRE	722	283.7	77.4			
log (レチノール+1)[*5]	RA	5.052	21.9	9.4			
log (αカロテン+1)[*5]		4.59	43.3	20.3			
log (βカロテン+1)[*5]		7.453	14.2	8.9			
log (クリプトキサンチン+1)[*5]		4.164	38.8	21.3			
log (βカロテン当量+1)[*5]		7.615	13.1	8.2			
log (レチノール当量+1)[*5]		6.003	14.1	6.8			
ビタミンD	μg	8.3	92.0	53.2			
αトコフェロール	mg	7.3	36.3	24.6			
βトコフェロール	mg	0.4	45	22.9			
γトコフェロール	mg	12.4	51.1	23.3			
δトコフェロール	mg	2.9	54.0	22.8			
ビタミンK	μg	205	64.5	41.2			
ビタミンB$_1$	mg	0.91	43.9	20.9	1.08	40.8	23.3
ビタミンB$_2$	mg	1.33	36.6	25.9	1.43	39.1	23.1
ナイアシン	mg	18.5	50.7	35.5			
ビタミンB$_6$	mg	1.24	32.9	30.2	0.85	51.9	31.1
ビタミンB$_{12}$	μg	8.6	115.3	54.2			
葉酸	μg	337	66.7	33.9			
パントテン酸	mg	6.05	34.9	21.9			
ビタミンC	mg	89	59.1	42.9	106.5	55.3	38.6
飽和脂肪酸	g	17.50	41.7	24.8			
一価不飽和脂肪酸	g	22.10	42.1	22.7	24.2	42.5	23.6
多価不飽和脂肪酸	g	13.75	39.3	18.9	11.1	64.2	28.3
コレステロール	mg	386	49.1	23.6	311	62.2	23.8
食物繊維（総量）	g	13.2	34.9	29.4			
食物繊維（水溶性）	g	2.9	36.5	28.8			
食物繊維（不溶性）	g	9.6	33.3	30.1			
食塩相当量	g	11.2	32.2	23.7			

ために不適当であるが，1,000人×1日や500人×2日の調査は集団について考えるうえでは差し支えない．

また，1人について複数の調査日（必ずしも全員が同じ日数でなくてもよい）の調査を行った場合，人を因子として**一元配置分散分析法（one-way ANOVA）**を用いることにより，個人間変動（因子変動）と個人内変動（誤差変動）を求めることができる．統計パッケージを利用できる人にとっては，計算は容易である．表Ⅱ-12は栄養素等摂取量の個人間変動と個人内変動を求めて変動係数で示した例である．エネルギー産生栄養素（たんぱく質，脂質，炭水化物）に比べて，ビタミン類の多くで個人内変動（変動係数）が大きいことがわかる．

b. その他の変動

集団の摂取量（平均）に影響を与える要因としては，個人に起因するもの（個人間変動と個人内変動）以外に季節や社会情勢などがある．

季節に起因する変動は，すでに述べたように鍋物のように特定の季節に多く食べ，他の季節には食べない料理があること，食材の供給が季節により偏りがあり，特定の季節に多く食べる場合があることから生じる．これらの変動は周期的に繰り返すものなので，ある程度の予測が可能である．

社会情勢によっても食生活は変動する．天候不順による不作や輸入ストップなどの原因で特定の食材の供給が少なくなることもあるかもしれないし，マスコミで取り上げられることにより，ある料理・食品を特定の時期のみ多くの人が食べるということもある．不況・好景気も食生活に大きな影響を与える．

結果を正しく解釈するためには，どのような時期・情勢のときにどのような対象者を調査したのかも合わせて把握しておき，必要に応じてその影響を検討する．

c. 集団の摂取量「真値」を正しく推定するには

ⅰ）必要な調査対象者数

調査対象者を十分に多く集める必要がある．

①必要とされる対象者数は，**栄養素などのバラツキの大きさと，どれだけ正確に知りたいのかによっ**

表Ⅱ-12 脚注
* 1：春・夏・秋・冬各4日間，計16日間の秤量記録法．厚生労働科学研究費補助金健康科学総合研究事業，平成13〜15年度，「『健康日本21』における栄養・食生活プログラムの評価手法に関する研究」（主任研究者：田中平三，分担研究者：伊達ちぐさの研究結果より）を用いて，五訂増補日本食品標準成分表に基づいて計算．
* 2：連続7日間記録法を4回実施（Willett W：Nutritional Epidemiology 2nd edition. p.44, Oxford University Press, New York, 1998）．
* 3：「成分表2015（七訂）」および「成分表2020（八訂）」では，β-クリプトキサンチンと表示されているが，「五訂増補成分表」に基づいて計算されたものであるためクリプトキサンチンとしている．
* 4：「成分表2015（七訂）」および「成分表2020（八訂）」ではレチノール活性当量に変更されたが，本表に示されている摂取量は「五訂増補成分表」に基づいて計算されたものであるため，レチノール当量としている．
* 5：最小値が0であるため1を加えてから対数（自然対数）変換．

Ⅱ 食事調査の実際

て異なる[注4].

② 対象者数は，実際の人数がある程度多ければのべ数でかまわない．つまり1,000人を各1日調査（＝のべ1,000日分調査）する場合と，500人を2日調査（＝のべ1,000日分の調査）する場合は，集団の摂取量を考える場合はほぼ同等の精度である[注5].

ⅱ）調査対象者の選定方法[注6]

対象者が多い場合でも，分布全体からまんべんなくデータが得られていなければならない．せっかく多くの対象者の調査を行っても，摂取の多い人ばかりに偏っていたり，少ない人ばかりに偏っていては正しい結果は得られない．

① 全数調査でなければ，**原則として無作為抽出**する．ただし，無作為抽出でも抽出数が十分に大きくないと，性・年齢階級で偏りが生じたりするなど，必ずしも偏りを取り除くことはできない．また，摂取量に影響を及ぼすと考えられる要因（性や年齢，職業など）のうち，あらかじめ調整することのできるものは調整しておくべきである．このように，要因ごとに層別してからの無作為抽出を**層化無作為抽出**という．

② 集団の評価においては，個人間変動だけでなく個人内変動の影響も受けるので，結果を個人単位で考える場合に述べた個人内変動に関する注意も考慮する必要がある．

ⅲ）調査時期の設定

すでに述べたが，調査期間が特定の季節に限定されている場合，例えば夏の調査であれば結果は「その集団の夏の結果」であり，1年を通じての結果と考えることはできない．理想的には1年間を通じての調査であるが，実現できない場合には結果を限定的に解釈しなければならない．

B. 習慣的摂取量分布推定のための統計モデル

食事摂取基準は「習慣的な摂取量」の基準を与えるものであり，短期間（例えば1日間）の食事の基準を示すものではない．したがって，「Ⅰ編　3. 日本人の食事摂取基準（DRIs）による摂取量の評価」で述べたように，日本人の食事摂取基準（2020年版）を活用して，集団の食事摂取状態の評価を行うためには，「習慣的な摂取量の分布」に対してEARカットポイント法などを適用する必要がある．しかし，個人ごとに習慣的な摂取量を調べるためには非常に多数日（1ヵ月間程度，もしくは日間変動が非常に大きい栄養素ではそれ以上）の調査が必要であり，多人数に対して多数日調査を実施して集団における「習慣的な摂取量の分布」を調べることは現実的ではない．

注4：栄養素ごとの個人内変動・個人間変動については**表Ⅱ-12**参照のこと．
注5：5人で200日の調査でも，のべ1,000日分調査になるが，実人数が少ないので個人間変動が十分に薄まっておらず集団の摂取量を考える場合は好ましくない．また，半定量食物摂取頻度調査法はある程度の期間の平均値（＝対象者の真値）を得たことになる．個人内変動の部分はほとんど0（ゼロ）と考えられる．
注6：実際の標本抽出方法についてはp.36の**Ⅰ編　4-B. 調査地区および調査対象者の選定**を参照のこと．

そこで，2日間以上の食事調査を行うことで，集団における習慣的な摂取量の分布を推定するための統計学的方法がいくつか提案されている．これらの方法を用いて推定した分布と食事摂取基準の指標とを比較すれば，集団の食事摂取状態の評価が可能である．

1）National Research Council（NRC）法

ある集団における栄養素等の習慣的な摂取量の分布が左右対称（正規分布）であり，摂取量の個人内変動（日間変動）も正規分布であるとする．1日だけの調査による摂取量の分布は，習慣的な摂取量の個人間のバラツキ（分散）σ_b^2 に，日々の摂取量の個人内のバラツキ σ_w^2 が加わるため，分布の幅が広いものとなり，そのバラツキの大きさは $\sigma_b^2 + \sigma_w^2$ となる（図Ⅱ-20）．1人2日間以上の食事調査を多人数に実施して，一元配置分散分析という統計手法を用いると，σ_b^2 を推定することができるため，習慣的な摂取量の分布を推定することが可能である．

NRC法は，栄養素等摂取量の分布が正規分布の場合にのみ使用できる方法である．多くの栄養素等摂取量の分布は高値側に裾が長いため，実際にはあまり用いられることはないが，以下で説明する統計学的方法を理解するために重要な基本原理である．

2）Best-Power（BP）法

NRC法の原理は簡単ではあるが，摂取量の分布が正規分布でない栄養素等を扱うことが難しいと

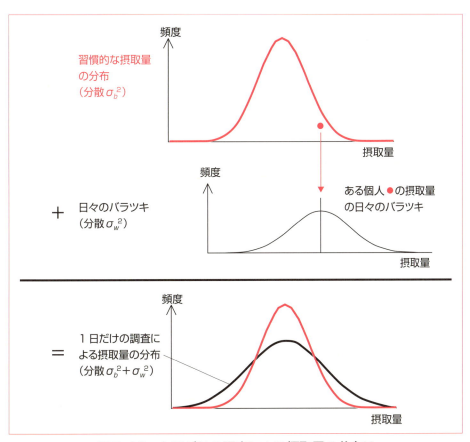

図Ⅱ-20．1日だけの調査による摂取量の分布は
習慣的な摂取量の分布よりもバラツキが大きい

101

Ⅱ　食事調査の実際

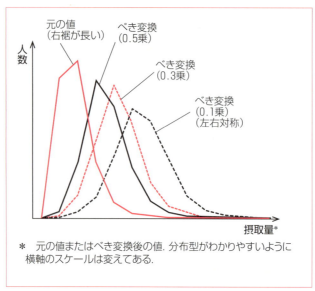

図Ⅱ-21. べき変換による正規化の例
（ビタミンB_2の分布）

いう点で，あまり実用的ではない．そこで，NRC法を改良して，分布の形がゆがんでいても適用できるBP法が提案されている．

　BP法では，摂取量の分布がゆがんでいる（右裾が長い）場合には，適切な変換方法（べき変換）によって正規分布に近づけてから（図Ⅱ-21），NRC法を適用する．さらに，バイアス補正したうえで逆変換を行い元に戻すことで，習慣的な摂取量の分布を得る．したがって，べき変換で正規分布に近づけることができない場合（例えば，1日調査ではゼロの人が多い果物摂取重量など），BP法は適切ではない．

　BP法を用いるためには，コンピュータソフトウェア「習慣摂取量の分布推定（HabitDist）」をインターネット上でダウンロードして無料で利用可能である．
(https://www.niph.go.jp/soshiki/07shougai/datakatsuyou/)

　わが国では，いくつかの県民健康・栄養調査等で，BP法を用いて習慣的な摂取量の分布推定が行われている．健康・栄養調査では，多人数の食事調査に基づいて集団の食事摂取状態の評価を行う際には，性・年齢階級別に集計することが多い．しかし，性・年齢階級別に分けると人数が少なくなるため，BP法を用いて習慣的な摂取量の分布を推定すると，誤差が大きくなりやすいという問題が生じる．そこで，全年齢のデータを用いて（ただし性別に）個人内分散／個人間分散比を推定し，その比を性・年齢階級別の集計の際に用いることで，推定誤差を小さくすることができる可能性があり，HabitDistではこの計算機能も有している．

3）その他の方法

　BP法の改良版であるIowa State University（ISU）法では，より多様な分布型に対応している．ただし，実際の食事調査データの解析では，BP法とISU法の結果は大差ないようである．BP法とISU法を用いるためのコンピュータソフトウェアPC-SIDEがアイオワ州立大学から提供されている．

すでに触れたように，BP法もISU法も，性・年齢階級別に分けて分析を行うと各階級の人数が少なくなるため，分布推定の誤差が大きくなるという問題点がある．そこで，習慣的な摂取量の分布を年齢別に推定する際に誤差を小さくするためにAGE MODE法およびその改良版であるAGEVAR MODE法が開発されている．ただし，今のところ簡単に利用できるコンピュータソフトウェアが提供されていない．

C. エネルギー調整

さまざまな栄養素の摂取量と，慢性疾患（循環器疾患とその危険因子，がん，その他の生活習慣病など）との因果関係を追究していく過程では，栄養疫学的な方法を用いた研究が行われている．その基本的な原理は，ある注目している栄養素の摂取量が多い者ほど，将来の疾患罹患率が高い（または低い）か否かを観察することによって確認しようとするものである．ただし，ここでいう栄養素の摂取量とは，比較的長期間にわたる平均的な摂取量を指し，多くの場合，食物摂取頻度調査法によって評価される．また，注目している栄養素だけではなく，同時に総エネルギー摂取量に対しても特別な配慮をしなければならない．

総エネルギー摂取量が多い人は，当然のことながら，主エネルギー源である炭水化物，たんぱく質，脂質の摂取量もまた多い傾向がある（「正相関がある」という）．また，総エネルギー摂取量は，エネルギー源でないビタミンA，ビタミンC，カルシウム，食物繊維などとも正相関を示すとする報告が多い．これは，身体のサイズが大きく，身体活動が多く，代謝効率の低い人は，一般に多くの量の食物を摂取するため，総エネルギー摂取量のみならず，エネルギー源でない栄養素の摂取量もまた多くなる傾向があるためである．

この事実を踏まえたうえで，栄養疫学では，ある栄養素Xの摂取量と疾病Yの罹患率との関係を検討する．仮に，総エネルギー摂取量が多い人（おそらく身体のサイズが大きく，身体活動が多く，代謝効率の低い人）に疾病Yの罹患率が高く，栄養素Xそのものには疾病Y罹患の危険を高めたり低めたりする作用が全くないとする．すると，上述のように総エネルギー摂取量が多い人は栄養素Xの摂取量も多い傾向があるため，見かけ上栄養素Xの摂取量が多い人は（総エネルギー摂取量が多いため），疾病Yの罹患率も高くなるはずである．したがって，総エネルギー摂取量に注意を払っていないと，栄養素Xが疾病Yの罹患リスクを高めるという誤った判断をしてしまうおそれがある．

このような問題点を回避するために，栄養疫学においてある栄養素の摂取量と疾病との関係を検討する場合には，総エネルギー摂取量の影響を調整するために，下記のような特別な工夫が行われる．

1）栄養素密度

脂肪エネルギー比率〔脂肪によるエネルギー摂取量（kcal）÷総エネルギー摂取量（kcal）×100（％）〕のように，ある特定の栄養素摂取量を総エネルギー摂取量で割ったものを，栄養素密度という．この方法は簡単ではあるが，さまざまな栄養素と総エネルギーの摂取量は単純な比例関係ではないため，総エネルギー摂取量の影響を完全に取り除いて，栄養素摂取量と疾病罹患率との関係を評価

Ⅱ 食事調査の実際

することはできない．例えば，エネルギー産生栄養素（脂質，たんぱく質，炭水化物）の栄養素密度であるエネルギー比率は，総エネルギー摂取量と中等度の正相関を示すことが多く，また，ビタミンCなどの総エネルギー摂取量と相関の弱い栄養素の栄養素密度は，総エネルギー摂取量と負相関を示すことがある．そのため，その栄養素に疾病Yの罹患率を高めたり低めたりする作用がなくても，最初に述べたのと同じ理由で，栄養素密度と疾病Yの罹患率との間に見かけ上の関連が生じることがある．また，その栄養素に疾病Yの罹患率に影響する作用がある場合には，その作用の大きさを過大または過小評価してしまうおそれがある．

いわゆるPFCバランス（P＝たんぱく質，F＝脂肪，C＝炭水化物）のように，適切に用いれば栄養素密度は実用的でもある．しかし，疾病との関連を疫学的に分析する場合には，以下に述べる別の方法を用いて総エネルギー摂取量の調整を行うべきである．

2）残差法

図Ⅱ-22のように，注目している栄養素（y）と総エネルギー摂取量（x）との関係を $y = cx + d$ の形で表される直線（「直線回帰式」という）で表す．cとdを決めるためには，最小2乗法を用いる．この直線回帰式によって個人の総エネルギー摂取量から予測される栄養素の摂取量と，実際に測定された栄養素摂取量との差を残差といい，この残差は総エネルギー摂取量と無相関になるという性質がある．

例えば，図Ⅱ-22の点Aはある個人Aさんの総エネルギー摂取量（x座標）と栄養素摂取量（y座標）とを表している．Aさんの総エネルギー摂取量から予測される栄養素摂取量は，点Aから垂線を下ろして直線と交わった点（のy座標）であり，実測値との差aが残差である．aの平均は0（ゼロ）になる性質があり，負の値になる人もいるなど，実際の栄養素摂取量とはかけ離れた数値であるため，便宜的に定数b（研究集団における総エネルギー摂取量の平均値において予測される栄養素摂取量）を加えて，現実的な値に近づけ，$a + b$を最終的に総エネルギー調整栄養素摂取量と定義する．こうして計算した総エネルギー調整栄養素摂取量は，総エネルギー摂取量とは無相関，つまり総

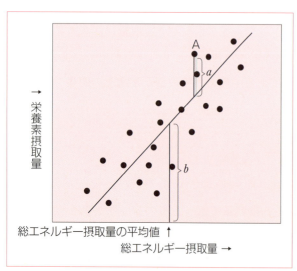

図Ⅱ-22．総エネルギー摂取量の栄養素摂取量に及ぼす影響
〔総エネルギー調整栄養素摂取量＝$a + b$〕
ある栄養素摂取量を目的変数（従属変数），総エネルギー摂取量を説明変数（独立変数）とする直線回帰式を作成する．aはその栄養素摂取量の実測値と直線回帰式から求められた予測値との残差である．bはその対象者が総エネルギー摂取量の平均値を摂取していると仮定した場合の栄養素摂取量の予測値である．
（Walter Willett: Nutritional Epidemiology, 2nd ed. Oxford University Press, New York/Oxford,1998 より改変）

エネルギー調整栄養素摂取量が多い人も少ない人も，平均的にみると，総エネルギー摂取量は同程度となるので，総エネルギー摂取量の影響を除いた検討が可能になる．この方法を特に「残差法」と呼ぶ．多くの栄養疫学研究では，残差法を基本にした以下の多変量解析が行われている．

3）多変量解析

ある特定の栄養素摂取量と疾病 Y との関連性を統計学的に解析する場合には，残差法による総エネルギー調整栄養素摂取量，総エネルギー摂取量，さらに調整したいほかの変数（特に性・年齢はほぼ必須）をすべて考慮した次式のような多変量解析モデルを使うことが多い．

$$\text{疾病 Y のリスク} = \beta_1 \times \text{総エネルギー調整栄養素摂取量} + \beta_2 \times \text{総エネルギー摂取量} + \beta_3 \times \text{性別} + \beta_4 \times \text{年齢} + \cdots\cdots + \text{切片} + \text{誤差}$$

ここで，β_i（$i = 1, 2, 3, 4\cdots$）は偏回帰係数と呼ばれ，その要因と疾病 Y のリスクとの関係の強さを表す指標である．実際の解析には，コホート研究では Cox 比例ハザードモデル，症例・対照研究ではロジスティックモデルなどがよく用いられる．この多変量解析モデルでは，①その栄養素摂取量が疾病と統計学的関連性をもつかどうか，②総エネルギー摂取量は疾病と統計学的関連性をもつかどうか，という2つの問題に，性・年齢など交絡変数の影響を調整しつつ明確に答えられるので，疾病と特定の栄養素摂取量との統計学的関連性を解析する方法として最も優れていると考えられる．

D．データ解析

1）要約統計量を求める

集団を対象として食事調査を実施した場合，多人数のデータを解釈するために，データ解析を行う．データ解析を行う際には，まずデータの種類を確認する．データは**質的データ**（名義尺度，順序尺度）と数量データ（間隔尺度，比尺度）に分類される（図Ⅱ-23）．

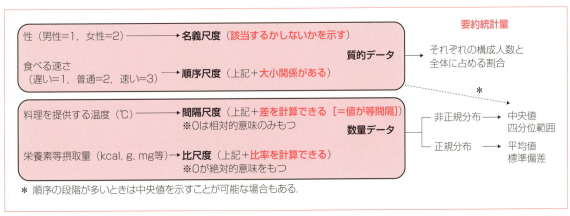

図Ⅱ-23．データの種類と要約統計量

性や居住地区等は名義尺度である．データ入力・分析時には男性＝1，女性＝2などと，便宜上数値化するが，数値の示す大小関係は実際は存在しない．要約統計量として，それぞれの項目に該当する数と，その数が全体に占める割合を示す．

食べる速さ（遅い＝1，普通＝2，速い＝3）や，朝食の摂取回数（ほとんど食べない＝1，週1〜2回＝2，週3〜5回＝3，ほぼ毎日食べる＝4）等は順序尺度である．順序尺度もデータ入力・分析時に便宜上数値化するため，一見，数量データと同様に見える．しかし，順序尺度では，遅い＝1＜普通＝2＜速い＝3のような大小関係は成立するが，それぞれの数値間の間隔は一定ではない（速い－普通≠普通－遅い）ため，計算上は平均値を求められたとしても，実際上は解釈できない．例えば，ある集団の食べる速度の平均値＝2と計算はできても，その集団の食べる速さは平均的に普通であるなどの解釈はできない．順序尺度では四則演算を計算上は行うことはできても，計算値の意味の解釈が困難であるため，四則演算は推奨されない．順序尺度の要約統計量も名義尺度と同様に，それぞれの項目に該当する数と，その数が全体に占める割合で示す．ただし，順序尺度であっても順序の段階が多いときは，代表値として中央値で示すこともあり得る（10段階で評価した料理の美味しさ等）．

間隔尺度，比尺度はもともと数値で示される数量データであり，食事調査で算出される栄養素等摂取量は比尺度に分類される．間隔尺度，比尺度に用いられる分析手法は基本的に同様であるため，数量データとして一括して考えると良い．数量データではまず分布を確認する．栄養素等摂取量の分布は正規分布に近い分布を示す場合もあるが（例：図Ⅱ-24－炭水化物），高値に裾をひく分布を示す場合もある（例：図Ⅱ-24－ビタミンC）．高値に裾を引く分布を示すとき，対数変換すると正規分布に近づき，正規分布として扱うことが可能な場合がある（対数正規分布）．対数正規分布を示すデータ（図Ⅱ-25－対数正規分布）を，対数変換した例を図示した（図Ⅱ-25－正規分布）．正規分布する数値データでは，代表値として平均値，バラツキの指標として標準偏差を示す．正規分布を前提としたパラメトリック検定を行う場合，図Ⅱ-25左のような分布を示す場合には，対数変換して正規分布する変数（図Ⅱ-25右）として扱う．しかし，対数変換して求めた平均値をそのまま結果として示しても理解しにくいため，一般的に元のスケールに戻して（対数から真数に戻す：逆対数変換）示す．また，摂取量に0が含まれると対数が計算できないため，すべての摂取量に1を足した後に対

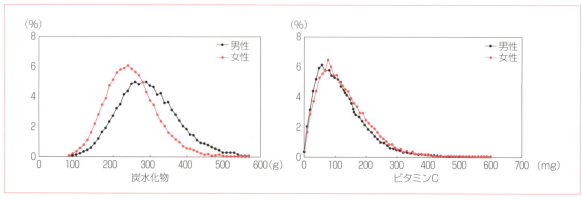

図Ⅱ-24. 栄養素摂取量の分布の例

(Nakamura M, et al.：Nutrient intake in Japanese adults from The National Nutrition Survey, 1995-99. J Nutr Sci Vitaminol, 48：433-441, 2002 より転載)

数変換し，元のスケールに戻した平均値から1を引くと良い．

　正規分布していない数量データでは，代表値として中央値，バラツキの指標として四分位範囲（第1四分位数＝25パーセンタイル値，第3四分位数＝75パーセンタイル値）を示す．これらの変数にはノンパラメトリック検定が適用される．

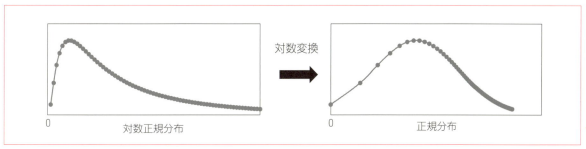

図II-25．対数変換した例

2）関連性を検討する
a．2つの数量データの関連性の検討

　2つの数量データの関連を視覚的に検討する方法として，散布図がある（図II-26：仮想例．x軸：BMI，y軸：血中中性脂肪）．先行研究や仮説，あるいは散布図から，ある要因の値が大きいほど，他の要因の値も大きい（あるいは小さい）という直線的な関連が期待される場合には，相関分析や（線形）回帰分析を行う．

　相関分析では相関係数を求めて直線的な関連の強さを評価する．相関係数は－1（負の相関）〜＋1（正の相関）の値を取り，1に近いほど「正の相関関係（ある要因が大きいほど，他の要因も大きい）」が強く，－1に近いほど「負の相関関係（ある要因が大きいほど，他の要因は小さい）」が強

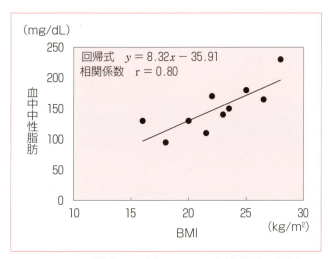

図II-26．散布図の例：BMIと中性脂肪の関連

Ⅱ　食事調査の実際

表Ⅱ-13. 相関係数の数字の解釈

相関係数	解　釈
＋0.7〜＋1.0	強い正の相関がある
＋0.5〜＋0.6	正の相関がある
＋0.3〜＋0.4	弱い正の相関がある
＋0.2〜0〜－0.2	ほとんど相関がない
－0.3〜－0.4	弱い負の相関がある
－0.5〜－0.6	負の相関がある
－0.7〜－1.0	強い負の相関がある

注）目安であり確立した基準がある訳ではない．

い．直線関係が明らかでない場合は0に近づく．相関係数の値は，xとyの変数を入れ替えて計算しても変わらない．相関係数の解釈の目安を表Ⅱ-13に示した．数値の解釈に確立した基準があるわけではないため，あくまで目安と考えていただきたい．また，相関係数の有意性の検定を行う場合，分析数が多いと相関係数が小さくても統計的有意になることがあり，逆に分析数が少ないと相関係数が大きくても統計的有意にならないことがある．結果を解釈するときには，検定の有意性（p値）のみに着目してはいけない．相関係数にはパラメトリックな方法であるピアソン（Pearson）の相関係数とノンパラメトリックな方法であるスピアマン（Spearman）の順位相関係数がある．後者は非正規分布を示す数量データや順序尺度に用いられる．

　（線形）回帰分析では，最小二乗法の原理で回帰式（$y=ax+b$）を求め，回帰係数（a）の値で2つの数値データの関連の強さを評価する（aの絶対値が大きいほど関連が強い）．回帰分析はxからyを予測するモデルであるため，xを原因，yを結果とした仮説検証に用いられる．図Ⅱ-26の例では，BMIが高くなると（＝原因），中性脂肪が高くなる（＝結果）という正の関連があると解釈できる．ただし，横断研究ではxとyは同時に調査されるため，xとyに統計学的な関連が見られたとしても，xがあってyが生じるという因果関係が証明されたわけではないことに注意する．

　回帰係数は，xとyの変数を入れ替えると変わる．xとyはそれぞれ，独立変数，従属変数，あるいは説明変数，目的変数と呼ばれる．相関分析でも，回帰分析でも，関連の方向性（正か負か）が重要であるため，結果を記述する場合に，「有意な相関（相関分析の場合）／関連（回帰分析の場合）がみられた」と書くだけでは不十分であり，「有意な正（または負の）の相関／関連がみられた」のように，関連の方向性を忘れずに記述する．

b. 属性・要因別の数量データの検討

　栄養素等摂取量が算出されたら，まず性や年齢階級等の属性別に要約統計量（平均値，標準偏差等）を求める．栄養素等摂取量は性・年齢階級別に異なることが多いため，性・年齢階級別に分析することは重要である．

　さらに研究として分析する場合は，栄養素等摂取量（数量データ）と検査値（数量データ）との関

4 結果の集計，解析，解釈

表Ⅱ-14．属性・要因別の数量データの比較に用いる検定法

属性・要因の群数	各群の関連性*	パラメトリックな方法 (正規分布する数量データ)	ノンパラメトリックな方法 (非正規分布する数量データ／順序尺度)
2群	関連なし（独立）	対応のない t 検定	Mann-Whitney の U 検定 (= Wilcoxon の順位和検定)
	関連あり	対応のある t 検定	Wilcoxon の符号順位検定
3群以上	関連なし（独立）	一元配置分散分析	Kruskal-Wallis 検定
	関連あり	二元配置分散分析	Friedman 検定

＊同一人からの前後比較データや，症例と対照をマッチしたデータなどが「関連あり」と分類される．

連や，ある要因（質的データ）別の栄養素等摂取量の違いなどが研究仮説（study hypothesis/study question）となる．要因としては，例えば，共食／孤（個）食状況，飲酒習慣，仕事の状況，経済状況等が考えられる．属性・要因別に数量データを比較したい場合に用いる検定法を表Ⅱ-14に示した．飲酒習慣の有無別に栄養素等摂取量を比較したい場合などは，独立する2群の比較になる．栄養指導を行った前後の栄養素等摂取量の変化を比較したい場合などは，関連する2群の比較になる．

また3群以上を比較したい場合に，2群の比較に用いられる検定法を繰り返し使用して比較してはいけない．例えば，仕事の状況について，常時夜勤群（A），夜勤・日勤交代群（B），日勤群（C）の各群で栄養素等摂取量が異なるかどうか検証したい場合，A群とB群，A群とC群，B群とC群と3回の t 検定を繰り返してはいけない．帰無仮説（両群に「差がない」とする仮説）を棄却する（帰無仮説を捨てて，両群に「差がある」と判断する）際の危険率（p 値）を5％として検定を行う場合，A群とB群に本当は差がなくても，誤って「差がある」としてしまう確率は0.05であるが，3回の検定を同時に実施すると，本当は差がなくても「差がある」としてしまう確率が，$p=1-(1-0.05)^3=0.1426\cdots$ となり，本来想定していた危険率である0.05の，約3倍近い値になってしまう（誤って「差がある」と判定する確率が，当初の想定よりもずっと高くなってしまう）．この問題を多重比較検定問題という．3群以上を比較する場合は，一元配置分散分析等でまず全体について検定し，個々の群間の比較を行いたい場合は post hoc（事後）検定を行う．詳細については統計学の成書を参照して頂きたい．

c. 交絡因子を考慮する

研究仮説に基づいて要因別に栄養素等摂取量を比較したい場合に，要因別の2群間などで，性や年齢構成が大きく異なっている場合がある．このような場合，要因別の2群間で栄養素等摂取量の平均値が異なっていたとしても，その要因と関連して異なっているのか，あるいは，2群間の性，年齢構成が異なっているために異なっているのか，わからない．すなわち，性，年齢が交絡する可能性が想定される．性，年齢等の交絡の影響を分析段階で除去するために，層別解析や多変量解析を行う．

なぜ，交絡因子を分析段階で考慮することが必要なのだろうか．図Ⅱ-27は就寝前2時間以内の夕食の摂取回数とLDLコレステロール値の関連の検討例（横断研究）である．LDLコレステロール値

Ⅱ 食事調査の実際

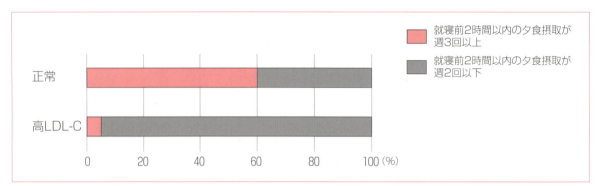

図Ⅱ-27. 就寝前2時間以内の夕食摂取とLDLコレステロールの関連

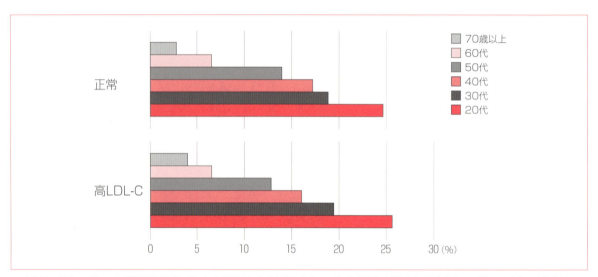

図Ⅱ-28. 性・年齢階級別にみた就寝前2時間以内の夕食摂取が週3回以上の者の割合（女性）
(浜松医科大学健康社会医学・令和3年基礎配属報告書より抜粋，改変)

（数量データ）は，高LDL-Cか正常かで2群に分類している（数量データから質的データへの変換）．2群（高LDL-Cか，正常か）×2群（就寝前2時間以内の夕食摂取が週3回以上か，週2回以下か）のクロス表を作成し，グラフ化したところ，高LDL-Cの人では，就寝前2時間以内の夕食摂取週2回以下の者が多かった．就寝前2時間以内の夕食の摂取回数が少ないことが，高LDL-Cのリスクを高めるのだろうか？

次に，このデータを，性・年齢階級で層別化して分析した（**図Ⅱ-28**：女性のみ示した）．すると，就寝前2時間以内の夕食摂取週3回以上の者の割合は若い年齢ほど多く，高齢になるにつれて少なくなること，また，その傾向は高LDL-C群でも，正常群でほぼ同じであることがわかった．すなわち，高LDL-Cの有無と就寝前2時間以内の夕食の摂取頻度とは関連しておらず，高齢世代では，高LDL-Cの者が多く（図には示していない），就寝前2時間以内の夕食摂取週3回以上の者が少なかったため（**図Ⅱ-28**），年齢階級を考慮しないで分析すると，高LDL-Cと就寝前2時間以内の夕食の摂取頻度が強く関連しているようにみえた（**図Ⅱ-27**）．

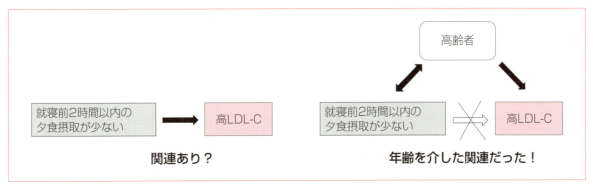

図Ⅱ-29. 就寝前2時間以内の夕食摂取頻度，LDLコレステロール，年齢の関連

表Ⅱ-15. 性，年齢を調整した検討の例

	日勤 (n=2,062)	交代制勤務 (n=302)	p値
年齢の平均値（歳）	44.1	37.9	< 0.001 *2
男性の割合（%）	65.7	96.2	< 0.001 *3
総エネルギー摂取量の粗平均値（kcal/日）	1,934	2,060	0.003 *2
食物繊維摂取量*1の粗平均値（g/日）	11.9	10.5	< 0.001 *2
総エネルギー摂取量の性・年齢調整平均値（kcal/日）	1,939	2,018	0.047 *4
食物繊維摂取量*1の性・年齢調整平均値（g/日）	11.8	11.3	0.009 *4

*1：残差法により総エネルギー摂取量を調整
*2：t検定，*3：カイ2乗検定，*4：共分散分析
(Nakamura M., et al.: Dietary intake and dinner timing among shift workers in Japan. J Occup Health, 60：467-474, 2018 の表より抜粋し，粗平均値のデータを追加)

　上記の例では図Ⅱ-29のようにまとめられ，年齢が交絡していたため，就寝前2時間以内の夕食摂取頻度と高LDLの「みかけの関連」が観察されていたといえる．「層別分析」はシンプルであるが，交絡因子の制御に有用な方法である．

　疫学研究では，多くの交絡因子を制御する必要があり，交絡因子の制御のために「多変量解析」が用いられる．ただし一般的に専用の統計解析ソフトが必要となる．

　表Ⅱ-15には，性，年齢による交絡を調整して栄養素等摂取量を比較した研究の例を示した（横断研究）．研究仮説は「日勤者と交代制勤務者の栄養素等摂取量に違いがある」である．

　日勤群と交代制勤務群で，栄養素等摂取量の平均値（調整しない平均値を"粗"平均値という）を算出したところ，交代制勤務群では日勤群に比べて，総エネルギー摂取量が多く，食物繊維摂取量が少なかった．しかし，交代制勤務群は日勤群より若く，男性が多かった．これだけでは，「総エネルギー摂取量が多く，食物繊維摂取量が少ない」ことが，交代制勤務の食事の特徴であるのか，男性，若年者の食事の特徴であるのかがわからない．そこで共分散分析により，性，年齢を調整した平均値（調整平均値）を求めて比較した．その結果，性，年齢を統計学的に考慮しても，交代制勤務群では日勤群に比べて，有意に総エネルギー摂取量が多く，食物繊維摂取量が少ないことがわかった．

この研究では，食事調査法として食物摂取頻度調査法を用いた．そのため，栄養素等摂取量は数値データで示されてはいるものの，この調査法で測定した相対的な値であると解釈される．この研究の結果のみで，この集団の食物繊維摂取量は食物繊維の摂取基準（30〜49歳男性の 21 g/ 日以上，女性の 18 g/ 日以上）を満たしていない，と評価することはできない．

d. 研究デザインによる限界の考慮

食事調査ではそれぞれの方法に，それぞれの限界（短所）があることはこれまでに述べてきた通りである．さらに研究仮説を検証するうえでは，「研究デザイン」自体に基づく限界についても十分に認識する必要がある．人の集団を対象として，健康事象を量的に明らかにするための方法論として疫学がある．集団を対象とした食事調査（栄養素等摂取量）に関するさまざまな仮説検証も疫学研究に相当する．そのため集団の食事調査に関する仮説検証の分析を行う場合には，疫学に関する基本的な知識を学び，その知識に基づいて分析し，結果を解釈する必要がある．

表 II-15 に示した研究のデザインは横断研究であった．交代制勤務者は，日勤者に比べて，総エネルギー摂取量が多く，食物繊維摂取量が少なく，また，表 II-15 には示していないが，BMI も高く，肥満者の割合も多かった．それでは，交代制勤務が肥満の原因である（交代制勤務→肥満）と，この研究で言い切れるだろうか？ この研究は横断研究であるため，因果関係には言及できない．BMI が高く，体格の良いものが，交代制勤務を任されやすい（肥満→交代制勤務）という逆の関連も否定できない．

研究として食事調査を行う場合には，まず研究全体のデザインを考え，適切な食事調査を選択して研究を実施し，交絡因子を適切に考慮して分析し，研究デザインや食事調査の限界を考慮して考察することが重要である．

e. 学術的報告

食事調査の結果をまとめ，研究報告として栄養疫学のハイレベルな雑誌に論文を投稿するときには，STROBE（Strengthening the Reporting of Observational Studies in Epidemiology）声明の拡張版（STROBE-nut[14]）を参照することがのぞまれる．STROBE-nut は，従来の STROBE 声明を基盤にして観察研究のデザインで重要な食事評価の方法，バイアスの考え方，解析方法等を明確に記述することを求めているガイドラインである．STROBE-nut について，日本語で詳細かつ具体的に解説している文献[15]も公表されているので，このガイドラインに従って食事調査について記述することで，信頼性の高い研究報告が可能になる．また，日本栄養改善学会が監修している書籍「初めての栄養学研究論文[16]」は，研究者のみならず初学者や実践現場で活躍する管理栄養士等に適した研究報告にかかわる情報を網羅的に収載しているので，参考としていただきたい．

●Ⅱ編　引用文献●

1) 中川夕美, 他：熊本県民健康・栄養調査における複数日の食事調査のプロセス評価. 保健医療科学, 61：438-443, 2012.
2) 今枝奈保美 他：J-MICC 食事調査ワーキンググループ, コーディング判断困難事例一覧表, 科研（基盤研究（C）), 食事記録調査の精度向上を目指した調査支援ツールのモデル設計とそのシステム開発, 未公表資料, 36 ページ冊子, 2013.
3) 田中平三　編：スマホ・携帯電話写真を用いた「24 時間食事思い出し法」マニュアル, 同文書院, 2019.
4) 今枝奈保美ら：食事アセスメントのための食品容量と重量との換算係数（容量密度）に関する研究, 東海公衆衛生雑誌, 2018, 6, 1, p.60-69, 2018.（https://doi.org/10.24802/tpha.6.1_60）
5) Kelly P, et al：An ethical framework for automated, wearable cameras in health behavior research. Am J Prev Med, 44（3）：314-319, 2012.
6) Arab L, et al：Feasibility testing of an automated image-capture method to aid dietary recall. Eur J Clin Nutr, 65（10）：1156-1162, 2011.
7) Gemming L, et al：Feasibility of a SenseCam-assisted 24-h recall to reduce under-reporting of energy intake. Eur J Clin Nutr, 67（10）：1095-1099, 2013.
8) Lazarte CE, et al：Validation of digital photographs, as a tool in 24-h recall, for the improvement of dietary assessment among rural populations in developing countries. Nutr J, 29；11：61, 2012.
9) Romien I, et al：Food predictors of plasma beta-carotene and alphatocopherol：validation of a food frequency questionnaire. Am J Epidemiol, 131：864-876, 1990.
10) Giovannuci E, et al：Tomatoes, tomato-based products, lycopene, and cancer：review of the epidemiologic literature. J Natl Cancer Inst, 91：317-331, 1995.
11) Feskanich D, et al：Simulated validation of a brief food frequency questionnaire. Ann Epidemiol, 4：181-187, 1994.
12) Michels KB, Willett WC：Self-administered semiquantitative food frequency questionnaires：patterns, predictors, and interpretation of omitted items. Epidemiology, 20（2）：295-301, 2009.
13) Ichikawa M, Hosono A, Tamai Y, et al：Handling missing data in an FFQ：multiple imputation and nutrient intake estimates. Public Health Nutr, 22（8）：1351-1360, 2019.
14) Lachat C, Hawwash D, Ocké MC, Berg C, Forsum E, Hörnell A, et al：Strengthening the Reporting of Observational Studies in Epidemiology-nutritional epidemiology（STROBE-nut）：An extension of the STROBE statement. Nutr Bull, 41（3）：240-251, 2016.
15) 上岡洋晴：栄養疫学における観察研究への STROBE 声明の拡張版（STROBE nut）：紹介と解説. 薬理と治療, 50（10）：1749-1764, 2022.
16) 特定非営利活動法人　日本栄養改善学会監修：初めての栄養学研究論文, 第一出版, 2012.

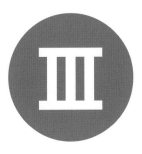

資料

資料1	平成26年国民健康・栄養調査 食品番号表（厚生労働省）	資料7	24時間思い出し法のための実施マニュアル例
資料2	料理の観点からみた結果のまとめ方	資料8	食事調査用スケール
資料3	秤量記録法による記録調査の例	資料9	関連の聞き取り調査
資料4	食品番号のコード付けにおいて，入力過誤を生じやすい要注意食品	資料10	精度管理のための調査確認リスト
資料5	入力重量の過誤を抽出するための経験的な閾値の例	資料11	精度管理のための面接聞き取りテープ評価票
資料6	24時間思い出し法のための食事調査票の例	資料12	食物摂取頻度調査法による食事調査ソフトウェアの使用方法

資料1 平成26年国民健康・栄養調査　食品番号表（厚生労働省）

（抜粋・一部改変）

A．食品番号

1. 穀　類（01001～）……………………………… 117
2. いも及びでん粉類（02001～）………………… 119
3. 砂糖及び甘味類（03001～）…………………… 120
4. 豆　類（04001～）……………………………… 120
5. 種実類（05001～）……………………………… 121
6. 野菜類（06001～）……………………………… 122
7. 果実類（07001～）……………………………… 129
8. きのこ類（08001～）…………………………… 132
9. 藻　類（09001～）……………………………… 133
10. 魚介類（10001～）……………………………… 134
11. 肉　類（11001～）……………………………… 139
12. 卵　類（12001～）……………………………… 141
13. 乳　類（13001～）……………………………… 142
14. 油脂類（14001～）……………………………… 143
15. 菓子類（15001～）……………………………… 144
16. し好飲料類（16001～）………………………… 147
17. 調味料及び香辛料類（17001～）……………… 148

B．調味料の割合・吸油率表………………………… 151

C．食品の廃棄率一覧表……………………………… 155

A. 食品番号（01001〜17084）

食品番号を選択する際，食品名の詳細が不明，または類似の食品間で選択に迷う場合は以下の優先順位で食品番号を選択します．

① 大きな文字で示した食品
② 「＊」がついている食品

1. 穀類

食品番号	食品名
【米】−「水稲」は非表記 うるち米，もち米を含む	

	食品番号	食品名
めし	＊01088	めし［精白米相当量47g/100g］
	01085	玄米めし［玄米相当量47g/100g］
		七分つき米めし 01087　胚芽精米めし 01089
		半つき米めし 01086　陸稲玄米めし 01106
		陸稲七分つき米めし 01108
		陸稲半つき米めし 01107
		陸稲精白米めし 01109
	＊01083	精白米
		アルファ化米 01110　玄米 01080
		七分つき米 01082　胚芽精米 01084
		半つき米 01081　陸稲玄米 01102
		陸稲精白米 01105　陸稲七分つき米 01104
		陸稲半つき米 01103
かゆ	01093	全かゆ［精白米相当量20g/100g］
		玄米全かゆ 01090
		七分つき米全かゆ 01092
		半つき米全かゆ 01091
	＊01097	精白米五分かゆ
		玄米五分かゆ 01094
		七分つき米五分かゆ 01096
		半つき米五分かゆ 01095
おもゆ	01101	おもゆ［精白米相当量6g/100g］
		玄米おもゆ 01098
		七分つき米おもゆ 01100
		半つき米おもゆ 01099
米加工品	01117	もち
		あわもち 01003
	01118	赤飯《おこわ，こわめし》［配合割合：もち米100，ささげ10］
	01111	おにぎり［食塩相当量0.5g/100g］
	01112	焼おにぎり［食塩相当量1g（濃口しょうゆ6.5gを含む）/100g］
	01113	きりたんぽ
		あくまき 01119　米こうじ 01116
麦・その他の穀類	＊01006	押麦［未強化製品］
		押麦めし 19901
	01005	七分つき押麦［未強化製品］
		アマランサス 01001　あわ 01002
		オートミール 01004　きび・もちきび 01011

	食品番号	食品名
麦・その他の穀類		小麦胚芽 01070
		そば米《そばごめ，むきそば》01126
		とうもろこし（玄穀）《とうきび》01131
		コーンミール 01132　コーングリッツ 01133
		はとむぎ 01138　ひえ 01139
		米粒麦 01007［白麦を含む切断麦］
		もろこし（精白粒）01141
		雑穀（五穀）19903
		雑穀（五穀）（調理済み）19904
		雑穀（十穀）19905
		雑穀（十穀）（調理済み）19906
シリアルナック	01135	ジャイアントコーン（フライ味付け）
	01136	ポップコーン［塩味付き］
	01137	コーンフレーク
麩	01066	観世ふ，小町ふ
		板ふ 01067　車ふ 01068
		竹輪ふ《ちくわぶ》01069
		生麩 01065
パン	＊01026	食パン
	01035	クロワッサン
	01028	コッペパン
	01031	フランスパン
	01033	ぶどうパン
	01034	ロールパン
		イングリッシュマフィン 01036
		乾パン 01030　ナン 01037
		ピザクラスト 01076［焼きピザ生地］
		ライ麦パン 01032
パン粉	01079	乾燥パン粉
		生パン粉 01077　半生パン粉 01078
粉・皮類	＊01015	薄力粉
		中力粉 01018［うどんなどに使用］
	01020	強力粉
		全粒粉強力粉 01023
	01074	ぎょうざの皮
	01075	しゅうまいの皮
	01024	ホットケーキミックス粉
	01025	天ぷら粉
	01114	上新粉［うるち米製品］
	01120	白玉粉《寒晒粉》［もち米製品］
		道明寺粉 01121［もち米製品］
		そば粉（全層粉，ひきぐるみ）01122［出雲そば，田舎そば用］
		内層粉そば粉《1番粉，更級，御膳粉》01123［最も良質な白色粉］
		中層粉そば粉《2番粉》01124
		表層粉そば粉《3番粉》01125
		麦こがし《こうせん，はったい粉》01010
		全粒粉ライ麦粉 01142　ライ麦粉 01143
		ビーフン 01115

	食品番号	食品名		
めん		89952	ゆでビーフン	
	*	01039	ゆでうどん ［きしめん，ひもかわ含む］	
		01042	ゆで干しうどん ［きしめん，ひもかわ含む］	
		01044	ゆでそうめん・ゆでひやむぎ	
			ゆで手延そうめん・ゆで手延ひやむぎ 01046	
		01128	ゆでそば	
	*	01130	ゆで干しそば	
	*	01048	ゆで中華めん	
		01051	ゆで干し中華めん	
			ゆで大麦めん 01009	
			*ゆで沖縄そば 01053　ゆで干し沖縄そば 01055	
		01049	蒸し中華めん ［焼きそば用］	
		01064	ゆでマカロニ・ゆでスパゲッティ	
			〔生めん〕	
			生うどん 01038 ［きしめん，ひもかわ含む］	
			生沖縄そば 01052　　*ゆで沖縄そば 01053	
			生そば《そば切り》 01127	
			生中華めん 01047	
			〔乾めん〕	
			干しうどん 01041 ［きしめん，ひもかわ含む］	
			乾大麦めん 01008　　　干し沖縄そば 01054	
			乾そうめん・ひやむぎ 01043	
			乾手延そうめん・手延ひやむぎ 01045	
			干しそば 01129	
			干し中華めん 01050	
			マカロニ・スパゲッティ 01063	

【インスタント麺】添付調味料含む

	食品番号	食品名
インスタント麺	*01056	インスタントラーメン（油揚げ味付け麺）
		インスタントラーメン（油揚げ）01057
		インスタントラーメン（非油揚げ麺）01058
	01059	中華カップめん（油揚げ麺）
		中華カップめん（非油揚げ麺）01061
	01062	和風カップめん（油揚げ麺）
	01060	焼そばカップめん（油揚げ麺）

【インスタント麺】めん類－汁（スープ）を全量残した場合
※摂取量は乾めん重量で把握

	食品番号	食品名
インスタント麺	19801	インスタントラーメン（油揚げ味付け麺）（汁・残）
		インスタントラーメン（油揚げ麺）（汁・残）19802
		インスタントラーメン（非油揚げ麺）（汁・残）19803
	19804	中華カップめん（油揚げ麺）（汁・残）
		中華カップめん（非油揚げ麺）（汁・残）19805
	19806	和風カップめん（油揚げ麺）（汁・残）

食品名	目安単位	目安重量(g)	備考
焼おにぎり	1個（小）	50	
（うるち米製品）	1個（中）	80	
もち（丸直径5.5cm）	1個	40	
もち（角7×4×1.5cm）	1個	50	
きりたんぽ	1個（中）	80	
コーンフレーク	1食分	40	
車麩	1個	6	
小町麩	1個	0.4	
食パン	1斤	360	
	10枚切り1枚	35	
	8枚切り1枚	45	
	6枚切り1枚	60	
	4枚切り1枚	90	
ロールパン	1個	30	
クロワッサン	1個	40	
ぎょうざ皮（直径8cm）	1枚	6	
ぎょうざ皮大判（直径10cm）	1枚	9.5	
春巻き皮（19×19cm）	1枚	15	01074餃子皮に置き換え
春巻き皮ミニ（15×15cm）	1枚	7.5	
シュウマイ皮（7×7cm）	1枚	3	
ビーフン（うるち米製品）	1人分	50	
うどん（ゆで）	1玉	230	
冷凍ゆでうどん	1玉	200	
干しうどん（乾）	1人分	80～100	
そうめん・ひやむぎ（乾）	1人分	80～100	
そうめん（乾）	1束	50	
そば（ゆで）	1玉	200	
干しそば（乾）	1人分	80～100	
中華麺（生）	1玉	120	
中華蒸し麺	1玉	150	
即席中華めん	1玉	90	
即席中華めん（油揚げ味付け）	1袋	100	
カップめん・ミニ	1個	40	
カップめん・ヌードルタイプ	1個	80	
カップめん・丼型タイプ	1個	90	
カップめん・焼きそば	1個	120	
カップめん・焼きそば大盛り	1個	170	
スパゲッティ	1袋	1000	
	1袋	500	
	1袋	300	
ゆでスパゲッティ	1袋	600	
	1袋	400	
	1袋	200	

■ 1．穀類　目安量・重量換算表

食品名	目安単位	目安重量(g)	備考
米	1合（180cc）	150	
めし（精白米）	子ども茶碗1杯	100	
	中茶碗1杯	140	
	大茶碗1杯	230	
	どんぶり1杯	250	
おにぎり（うるち米製品）	1個	100	

2. いも及びでん粉類

	食品番号	食品名
こんにゃく	*02003	板こんにゃく［突きこんにゃく，玉こんにゃくを含む］
		生いもこんにゃく 02004
	02005	しらたき《糸こんにゃく》
		こんにゃく精粉 02002
いも類	02006	さつまいも《かんしょ，からいも，琉球いも》
		焼きさつまいも《石焼きいも》02008
		干しいも《乾燥いも》02009
		蒸し・ふかしさつまいも 02007
	02010	里いも
		里いも（水煮）02011　里いも（冷凍）02012
	02017	じゃがいも《馬鈴薯》
		じゃがいも（水煮）02019
		蒸し・ふかしじゃがいも 02018
		乾燥マッシュポテト 02021
	02023	長いも
		長いも（水煮）02024
		いちょういも《手いも》02022
		きくいも 02001　　じねんじょ 02026
		だいじょ《だいしょ》02027
		水いも《田芋，ターム》02013
		水いも（水煮）02014　　八つ頭 02015
		八つ頭（水煮）02016
		大和いも 02025［伊勢いも，丹波いもを含む］
でん粉	*02034	かたくり粉《じゃがいもでん粉，馬鈴薯でん粉》
	02035	コーンスターチ《とうもろこしでん粉》
		くず粉 02029　　　　小麦でん粉 02031
		米でん粉 02030
		さつまいもでん粉 02033
		タピオカ粉《キャッサバでん粉》02028
でん粉製品	02036	くずきり（乾）
		ゆでくずきり 02037
	02040	はるさめ［主原料：じゃがいもでん粉，さつまいもでん粉］
		ゆではるさめ 89951
		タピオカパール 02038
		緑豆はるさめ 02039

※ヤーコンは P.124 を参照

■ 2. いも及びでん粉類　目安量・重量換算表

食品名	目安単位	可食部重量(g)	目安重量(g)	廃棄率(%)	備考
こんにゃく	1枚	250	250		
しらたき	1玉	200	200		
えびいも（八つ頭と同品種）	M1個	213	250	15	表層
さつまいも	L1個	270	300	10	表層及び両端
	M1個	180	200	10	表層及び両端
	S1個	90	100	10	表層及び両端
里いも	L1個	60	70	15	表層
	M1個	34	40	15	表層
	S1個	17	20	15	表層
じゃがいも	L1個	180	200	10	表層
	M1個	135	150	10	表層
	S1個	90	100	10	表層
セレベス（八つ頭と同品種）	L1個	68	80	15	表層
	M1個	43	50	15	表層
	S1個	26	30	15	表層
長いも	L1個	900	1000	10	表層，ひげ根及び切り口
	M1個	720	800	10	表層，ひげ根及び切り口
	S1個	540	600	10	表層，ひげ根及び切り口
八つ頭	L1個	640	800	20	表層
	M1個	400	500	20	表層
	S1個	240	300	20	表層

3. 砂糖及び甘味類

	食品番号	食品名
砂糖類	03001	黒砂糖
	*03003	上白糖
	03004	三温糖
	03005	グラニュー糖
	03008	角砂糖
	03010	コーヒーシュガー
		氷砂糖 03009
		白ざら糖《上ざら糖》03006
		中ざら糖《黄ざら糖》03007
		パウダーシュガー《粉砂糖，粉糖》03011
		和三盆糖 03002
その他	03022	はちみつ
		水あめ 03016
		メープルシロップ《かえで糖》03023
		低エネルギー甘味料（還元麦芽糖タイプ）（粉末）19202
		低エネルギー甘味料（還元麦芽糖タイプ）（液状）19203

4. 豆類

	食品番号	食品名
ゆで豆	04024	ゆで大豆
		大豆水煮缶 04028
		ゆであずき 04002［砂糖なし］
		ゆでいんげんまめ 04008
		ゆでえんどう 04013　ゆでささげ 04018
		ゆでひよこ豆 04066
		ゆで紅花いんげん 04069
		ゆで緑豆 04072
		〈ゆで落花生 06304〉
乾燥豆	04001	乾燥あずき
	04023	乾燥国産大豆
		乾燥大豆（米国産）04025
		乾燥大豆（中国産）04026
		乾燥大豆（ブラジル産）04027
		乾燥いんげん豆《さいとう，さんどまめ》04007
		乾燥えんどう 04012　乾燥ささげ 04017
		乾燥そら豆 04019
		乾燥たけあずき《つるあずき》04064
		乾燥ひよこ豆《チックピー，ガルバンゾー》04065
		乾燥べにばないんげん《花豆》04068
		乾燥らい豆《ライマ豆》04070
		乾燥レンズ豆《ひら豆》04073
		乾燥緑豆《やえなり》04071
きなこ	04029	きな粉（全粒）［分析値：黄大豆，青大豆］
		きな粉（脱皮）04030
豆甘煮	*04009	うずら豆（煮豆）［いんげん煮豆，原材料：金時類］
	04031	ぶどう豆（煮豆）［白目大豆の煮豆］
		うぐいす豆 04016［青えんどうの砂糖煮］
		おたふく豆 04021［皮付きそら豆の砂糖煮］
		ふき豆 04022［脱皮そら豆の砂糖煮］
		豆きんとん 04011
味付き豆		グリンピース（揚げ豆）04014［塩味］
		塩豆《塩えんどう》04015
		フライビーンズ《いかり豆，揚げそら豆》04020
		ひよこ豆（フライ味付け）04067
あん	*04003	ゆであずき缶［市販品の内容物全量］
	04006	つぶしあん［砂糖含む］
		こしあん 04004［生］
		さらしあん 04005［乾燥あん］
		いんげんまめこしあん 04010［生］
豆腐	04032	木綿豆腐
	04033	絹ごし豆腐
	*04034	ソフト豆腐［木綿と絹ごしの中間的な豆腐］
	04035	充てん豆腐［すきまがないパック入り豆腐］
	04038	焼き豆腐
		沖縄豆腐《硬豆腐》04036
		ゆし豆腐 04037［沖縄のもの］

資料1　A. 食品番号　5. 種実類

	食品番号	食品名
豆腐加工品など	04039	生揚げ《厚揚げ》
	04040	油揚げ
	04041	がんもどき《飛竜頭》
	04042	凍り豆腐《高野豆腐，凍み豆腐》
		凍り豆腐（水戻し）*89904*
	04051	おから（新製法）
		おから（旧来製法）04050
		［新製法より水分が10％近く多い］
	04060	干し湯葉
		生湯葉 04059
		蒸し豆腐竹輪 04044
		［木綿豆腐と魚すり身の練り製品で蒸したもの］
		焼き豆腐竹輪 04045
		［木綿豆腐と魚すり身の練り製品で焼いたもの］
		豆腐よう 04043
		［豆腐，米麹，泡盛，砂糖，食塩を使用した沖縄の発酵製品］
		ごま豆腐 *19531*
納豆・発酵食品	04046	糸ひき納豆
		五斗納豆 04048
		［糸引き納豆と麹，食塩で熟成させた山形のもの］
		寺納豆《塩辛納豆，浜なっとう》04049
		《大福寺納豆，大徳寺納豆（塩納豆）など》
		挽きわり納豆 04047　テンペ 04063
みそ		金山寺みそ 04061
		ひしおみそ 04062
豆乳	*04053	調整豆乳
	04054	豆乳飲料・麦芽コーヒー
		豆乳 04052

■ 4. 豆類　目安量・重量換算表

食品名	目安単位	目安重量(g)	備考
あずき（乾）	1カップ	160	
いんげんまめ・うずら豆煮豆	1粒	2	
大豆（乾）	1カップ	150	
豆腐	1丁	300	
焼き豆腐	1丁	300	
生揚げ（厚揚げ）	1枚	200	
油揚げ	1枚	30	
油揚げ手揚げ（厚め）	1枚	45	
油揚げ関西風	1枚	120	
がんもどき	1個（直径8cm）	100	
凍り豆腐（乾）	1個	16	
	ミニ1個	4	
干し湯葉	1枚	4.5	
納豆	1パック	50	3個組
添付納豆たれ	1袋	5	醤油・砂糖・みりん等
納豆小パック	1カップ	30	3～4個組
添付納豆たれ	1袋	4	醤油・砂糖・みりん等

5. 種実類

	食品番号	食品名
ごま類	05018	えごま 05004
		ごま（炒り）［すりごま含む］
		ごま（洗い）05017　ごま（むき）05019
ナッツ類		落花生《南京豆，ピーナッツ》
		［渋皮を除いたものがピーナッツ，渋皮つきは南京豆］
	05035	落花生（炒り）
		落花生（乾燥）05034
		〈落花生・生 *06303*〉
		〈落花生（ゆで）*06304*〉
	05036	バターピーナッツ［フライ塩味付き］
		アーモンド 05001
		アーモンド（フライ味付け）05002
		カシューナッツ（フライ味付け）05005
		ピスタチオ（炒り味付け）05026
		ブラジルナッツ（フライ味付け）05028
		ヘーゼルナッツ（フライ味付け）05029
		ペカン（フライ味付け）05030
		マカダミアナッツ（フライ炒り味付け）05031
	05037	ピーナッツバター
		［すりつぶした煎った種子と砂糖，食塩，ショートニングを練ったバター状のもの］
		〈ジャイアントコーン（フライ味付け）01135〉
栗	05010	栗
		栗（ゆで）*05011*
	05013	甘栗《焼ぐり》
		栗（甘露煮）05012［液汁を除いたもの］
		〈マロングラッセ 15117〉
その他	05008	麻の実《おのみ》05003
		ぎんなん（生）
		ぎんなん（ゆで）*05009*
		かぼちゃの種（炒り味付け）05006
		かやの実（炒り）05007　くるみ（炒り）05014
		けしの実 05015　　しいの実 05020
		すいかの種（炒り味付け）05021
		とちの実（蒸し）05022［とち餅等の原料］
		はすの実（生）05023
		はすの実（乾）05024［中国料理，菓子等に使用］
		ひしの実 05025
		ひまわりの種（フライ味付け）05027
		まつの実 05032　　まつの実（炒り）05033
		ココナッツパウダー 05016
		〈ココナッツミルク 07158〉

■ 5. 種実類　目安量・重量換算表

食品名	目安単位	可食部重量(g)	目安重量(g)	廃棄率(%)	備考
ぎんなん	1個	2	3	25	殻及び薄皮
栗	1個	9	13	30	殻（鬼皮）及び渋皮（包丁むき）
栗甘露煮	大1個	20	20		
	中1個	15	15		
甘栗	1個	4	5	20	殻（鬼皮）及び渋皮
バターピーナッツ	10粒	9	9		

6. 野菜類

	食品番号	食品名
【野菜】		
あ		青汁（粉末）19611
		アーティチョーク《ちょうせんあざみ》06001
		アーティチョーク（ゆで）06002
	06003	あさつき
		あさつき（ゆで）06004
		あしたば《はちじょうそう，あしたぐさ》06005
		あしたば（ゆで）06006
	06007	アスパラガス
		アスパラガス（ゆで）06008
		アスパラガス水煮缶（ホワイトアスパラガス）06009
	06010	さやいんげん
		さやいんげん（ゆで）06011
	06012	うど［暗所で軟化栽培］
		山うど 06014［半地下式で上半分を緑化する栽培］
	06015	枝豆［「だいず」の未熟種子］
		枝豆（ゆで）06016　枝豆（冷凍）06017
		エンダイブ《きくちしゃ，にがちしゃ，シコレ》06018
	06020	さやえんどう《きぬさやえんどう》
		さやえんどう（ゆで）06021
		スナップエンドウ《スナックえんどう》06022
	06023	グリンピース《実えんどう，青えんどう》
		グリンピース（ゆで）06024
		グリンピース（冷凍）06025
	06026	グリンピース水煮缶
		おおさかしろな 06027［ハクサイ類とタイサイの交雑］
		おおさかしろな（ゆで）06028
		おかひじき《みるな》06030
		おかひじき（ゆで）06031
	06032	オクラ
		オクラ（ゆで）06033
か		貝割れ大根《貝割れ》06128
	06034	かぶ葉
		かぶ葉（ゆで）06035
	06036	かぶ《かぶら》
	06038	かぶ・皮むき
		かぶ・皮むき（ゆで）06039
	06046	日本かぼちゃ《とうなす》
		日本かぼちゃ（ゆで）06047
	06048	西洋かぼちゃ《栗かぼちゃ》
		西洋かぼちゃ（ゆで）06049
		西洋かぼちゃ（冷凍）06050
		そうめんかぼちゃ《糸かぼちゃ，金糸うり，なますうり》06051
	06052	からしな《葉がらし》
	06054	カリフラワー《花やさい》
		カリフラワー（ゆで）06055
	06056	かんぴょう
		かんぴょう（ゆで）06057
		菊《食用ぎく，料理ぎく》06058

	食品番号	食品名
か		菊（ゆで）06059
		菊のり《乾燥食用ぎく》06060
	06061	キャベツ《かんらん》
		キャベツ（ゆで）06062
		グリーンボール 06063［鮮緑色の小型「キャベツ」］
		レッドキャベツ《赤キャベツ，紫キャベツ》06064
	06065	きゅうり
		ぎょうじゃにんにく《アイヌねぎ，ヒトビロ，やまびる》06071
		きょうな《水菜》06072
		きょうな（ゆで）06073
		キンサイ 06075
		キンサイ（ゆで）06076
		クレソン《みずがらし》06077
		くわい 06078　　くわい（ゆで）06079
		ケール 06080［飲料（青汁）用として利用］
		こごみ《くさそてつ》06083［山菜］
		コールラビ《球茎かんらん》06081
		コールラビ（ゆで）06082
	06084	ごぼう
		ごぼう（ゆで）06085
	06086	こまつな《冬菜，雪菜，うぐいす菜》
		こまつな（ゆで）06087
さ		さんとうさい《若採り名：ベカ菜》06089
		さんとうさい（ゆで）06090
		しかくまめ《とうさい》06092
	06093	ししとうがらし《ししとう》
	06095	しそ葉《青じそ・大葉及び赤じそ》
	06096	しその実
		じゅうろくささげ 06097
		じゅうろくささげ（ゆで）06098
	06099	しゅんぎく《菊菜，しんぎく》
		しゅんぎく（ゆで）06100
		じゅんさい水煮びん詰 06101
		葉しょうが《盆しょうが，はじかみ》06102
	06103	しょうが《ひねしょうが》
		しろうり《あさうり，つけうり》06106
		ずいき 06109［里芋の葉柄］
		ずいき（ゆで）06110
		干しずいき《芋がら》06111
		干しずいき（ゆで）06112
		すぐきな《かもな》06113
		すぐきな根 06114
		ズッキーニ《つるなしかぼちゃ》06116
		せり 06117　　せり（ゆで）06118
	06119	セロリー《セルリー，オランダみつば》
	06120	ぜんまい
		ぜんまい（ゆで）06121
		干しぜんまい 06122
		干しぜんまい（ゆで）06123
		そらまめ 06124
		［完熟して用いる種実用と未熟のうちに用いる青果用（むき実用）がある］
		そらまめ（ゆで）06125

※しそふりかけはP.149を参照

資料1　A．食品番号　6．野菜類

食品番号	食品名
	タアサイ 06126 ［中国野菜］
	タアサイ（ゆで）06127
06130	だいこん葉
	葉だいこん《まびき菜》06129
	だいこん葉（ゆで）06131
06132	大根
06134	大根・皮むき
	大根・皮むき（ゆで）06135
06136	切干し大根
	切干し大根（水戻し）89903
	たいさい《しゃくしな》06145
	たかな 06147
06151	たけのこ水煮缶
	たけのこ 06149　たけのこ（ゆで）06150
06153	玉ねぎ
	玉ねぎ（ゆで）06155
	赤たまねぎ《レッドオニオン，紫たまねぎ》06156
	たらの芽 06157 ［山菜，タラノキの新芽］
	たらの芽（ゆで）06158
	チコリー《きくにがな，アンディーブ》06159
06160	チンゲンサイ ［中国野菜］
	チンゲンサイ（ゆで）06161
	つくし 06162　　つくし（ゆで）06163
	つまみな 06144
	つるな《はまぢしゃ》06164
06165	つるむらさき ［山菜，葉及び若茎を利用］
	つるむらさき（ゆで）06166
	つわぶき 06167　つわぶき（ゆで）06168
06169	葉とうがらし
	生とうがらし《なんばん》06171
	乾燥とうがらし 06172
	トウミョウ 06019 ［中国野菜］
06173	とうがん
	とうがん（ゆで）06174
06175	スイートコーン《とうもろこし》
	スイートコーン（ゆで）06176
	スイートコーン（冷凍ホール）06177
	スイートコーン（冷凍カーネル・全粒）06178
	クリームコーン缶 06179
06180	ホールカーネルコーン缶
	ヤングコーン《ベビーコーン，ミニコーン》06181
06182	トマト
	ミニトマト《プチトマト，チェリートマト》06183
	トマピー 06251
	ホールトマト缶 06184 ［食塩添加，液汁を除いたもの］
06185	トマトジュース缶 ［食塩添加］
	トマトジュース（無塩）19632
06186	トマトミックスジュース缶 ［食塩，香辛料等添加］
	トレビス《あかめチコリー，レッドチコリー》06187
	とんぶり（ゆで）《ずぶし，ねんどう，ほうきぎ》06188 ［ほうきぐさの種子］
	長崎白菜《とうな，とうじんな，ちりめんはくさい》06189

た

な

食品番号	食品名
	長崎白菜（ゆで）06190
06191	なす《なすび》
	なす（ゆで）06192
	べいなす《洋なす》06193
	なずな《ぺんぺんぐさ》06200
	菜花（花らい・茎）《和種なばな》06201
	菜花（花らい・茎）（ゆで）06202
	菜花（茎・葉）《洋種なばな》06203
	菜花（茎・葉）（ゆで）06204
06205	にがうり《つるれいし，ゴーヤ》
06207	にら
	にら（ゆで）06208
	花にら 06209 ［中国野菜，とう立ちしたにらの「花茎・花らい」］
	黄にら《黄金ニラ》06210 ［中国野菜］
	葉にんじん《にんじん菜》06211
06212	人参
06214	人参・皮むき
	人参・皮むき（ゆで）06215
	人参（冷凍）06216
	人参ジュース缶 06217
	金時《京人参》06218　金時・皮むき 06220
	金時・皮むき（ゆで）06221
	ミニキャロット 06222
06223	にんにく
	茎にんにく《にんにくの芽》06224
	茎にんにく（ゆで）06225
06226	根深ねぎ《長ねぎ》
06227	葉ねぎ
	こねぎ 06228 ［万能ねぎ等を含む］
06229	野沢菜
	のびる 06232 ［山菜］
06233	白菜
	白菜（ゆで）06234
	パクチョイ《パイゲンサイ》06237 ［中国野菜］
	バジル《バジリコ，スイートバジル》06238
06239	パセリ《オランダゼリ》
	〈乾燥パセリ 17078〉
	はつか大根《ラディッシュ》06240
	はやと瓜 06241
	ビート《ビーツ，かえんさい，テーブルビート》06243
	ビート（ゆで）06244
06245	青ピーマン
	赤ピーマン《クイーンベル》06247
	黄ピーマン《キングベル，イエローベル》06249
	トマピー 06251
	ひのな 06252
	［「かぶ」の一種．根は白いが，上部三分の一は紫赤色を呈す］
	広島菜 06254
06256	ふき
	ふき（ゆで）06257
	ふきのとう 06258 ［「ふき」の「花序」］
	ふきのとう（ゆで）06259

な

は

※にんにく漬け（醤油味）はP.125を参照

	食品番号	食品名
は		ふじまめ《いんげんまめ（関西），せんごくまめ，あじまめ》06260
		ふだんそう《唐ぢしゃ》06261
		ふだんそう（ゆで）06262
	06263	ブロッコリー《イタリアンブロッコリー，みどりはな野菜》
		ブロッコリー（ゆで）06264
		へちま《いとうり，ナーベナ（ナーベラー）》06265
		へちま（ゆで）06266
	06267	ほうれんそう
		ほうれんそう（ゆで）06268
		ほうれんそう（冷凍）06269
		ホースラディシュ《わさび大根，西洋わさび》06270
ま		まこも《まこもたけ》06271 ［中国野菜］
		みずかけな《とうな》06272
		ミックスベジタブル 19908
	06274	切りみつば ［長く伸ばして切りとったもの，軟化みつば］
		切りみつば（ゆで）06275
		根みつば 06276 ［根付きで堀上げ出荷，切りみつばに比べ茎が太い］
		根みつば（ゆで）06277
	06278	糸みつば《あおみつば》［切りみつばと異なり茎も緑色］
		糸みつば（ゆで）06279
	06280	みょうが《花みょうが，みょうがの子》
		みょうがたけ 06281
		［若茎を軟化栽培した50～60cmの若茎がタケノコに似ている］
		むかご《ぬかご》06282
		［「やまのいも」の葉の付け根に実る直径1～2cmの球状のもの］
		芽キャベツ《こもちかんらん》06283
		芽キャベツ（ゆで）06284
		芽たで 06285
		アルファルファもやし《糸もやし》06286
	06287	大豆もやし
		大豆もやし（ゆで）06288
	06289	ブラックマッペもやし
		［ブラックマッペはケツルアズキとも呼ばれ，「緑豆」と近縁］
		ブラックマッペもやし（ゆで）06290
	06291	緑豆もやし
		［やえなりとも呼ばれ，ブラックマッペと近縁］
		緑豆もやし（ゆで）06292
		モロヘイヤ《タイワンツナソ，シマツナソ，トコロナ》06293
		モロヘイヤ（ゆで）06294
や		ヤーコン 19910
		野菜ジュース 19612
		ユリ根 06296 ［食用ユリのりん茎］
		ユリ根（ゆで）06297
		ようさい《あさがおな，えんさい，くうしんさい》06298 ［中国野菜］
		ようさい（ゆで）06299
		嫁菜《おはぎ，うはぎ，はぎな》06300
		よもぎ《もちぐさ，よもぎな》06301
		よもぎ（ゆで）06302
ら		落花生 06303 ［渋皮のついたもの］
		［渋皮を除いたもの：ピーナッツ］
		落花生（ゆで）06304　　生らっきょう 06305
		〈落花生（炒り）05035〉〈落花生（乾燥）05034〉
		エシャロット《エシャレット，エシャ，エシャらっきょう》06307

	食品番号	食品名
ら		リーキ《ニラネギ，ヨウネギ，ポアロー》06308
		リーキ（ゆで）06309
		ルバーブ《食用だいおう》06310
		ルバーブ（ゆで）06311
	06312	レタス《たまちしゃ》
	06313	サラダ菜
		コスレタス《たちちしゃ，ローメインレタス長円形》06316
		サニーレタス《赤ちりめんちしゃ》06315
		リーフレタス《ちりめんちしゃ，青ちりめんちしゃ》06314
	06317	れんこん（ハス）
		れんこん（ゆで）06318
		ロケットサラダ《エルカ，ルコラ》06319
		［「ごま」のような風味をもつ］
わ	06320	わけぎ ［ネギの一変種］
		わけぎ（ゆで）06321
	06322	生わさび
	06324	生ワラビ ［山菜］
		ワラビ（ゆで）06325　　干しワラビ 06326
【漬物】		
あ		おおさかしろな（塩漬）06029
か	06040	かぶ葉（塩漬）
		かぶ葉（ぬかみそ漬）06043
	06041	かぶ（塩漬）
		かぶ（ぬかみそ漬）06044
		からしな（塩漬）06053
	*06066	きゅうり（塩漬）
		きゅうり（しょうゆ漬）06067
	06068	きゅうり（ぬかみそ漬）
		きゅうり（サワー型ピクルス）06070
		［塩漬け後，乳酸発酵させた酸味の強いもの］
		きゅうり（スイート型ピクルス）06069
		［各種香辛料，甘味料等を加えて食酢につけたもの］
	06236	キムチ
		きょうな（塩漬）06074
さ		ザーサイ 06088
		さんとうさい（塩漬）06091
	06104	しょうが（酢漬）《紅しょうが》
		しょうが（甘酢漬）06105
	06108	しろうり（奈良漬）
		しろうり（塩漬）06107
		すぐき漬 06115
	06152	しなちく（塩抜き塩蔵）《めんま》
た		塩押し大根（たくあん漬）06138
	06139	干し大根（たくあん漬）
		［だいこんを干してから漬け込む（本たくあん）］
	06137	大根（ぬかみそ漬）
	06141	大根（べったら漬）［麹漬けの一種］
		大根（みそ漬）06142　　たいさい（塩漬）06146
		大根（守口漬）06140 ［守口大根の粕漬け］
	06148	たかな漬
な	*06195	なす（塩漬）
		なす（からし漬）06198

資料1　A. 食品番号　6. 野菜類

	食品番号	食品名
な		なす（こうじ漬）06197
	06199	なす（しば漬）
	06196	なす（ぬかみそ漬）
		にんにく漬け（醤油味）19562
	06230	野沢菜（塩漬）
		野沢菜（調味漬）06231
は	**06235**	白菜（塩漬）
		はやと瓜（塩漬）06242

	食品番号	食品名
は		ひのな（甘酢漬）06253
		広島菜（塩漬）06255
	06143	福神漬
ま		みずかけな（塩漬）06273
や		やまごぼう（みそ漬）06295
ら	**06306**	らっきょう甘酢漬
わ	**06323**	わさび漬

※松前漬けはP.133を参照

■ 6. 野菜類漬物　目安量・重量換算表　〈この部分は食品番号順に並べています〉

食品番号	食品名	目安単位	可食部重量(g)	目安重量(g)	廃棄率(%)	備考
07022	梅干し	大1個	20	25	20	核
		中1個	10	13	20	核
		小1個	2	3	20	核
06108	しろうり（奈良漬）	1切れ	6	6		
06139	大根（たくあん）	1切れ	10	10		
		1切れ	6	6		
06137	大根（ぬかみそ漬け）	1切れ	8	8		
06140	大根（守口漬け）	1切れ	5	5		
06306	らっきょう（甘酢漬け）	大1個	10	10		
		中1個	5	5		
		小1個	2	2		
06323	わさび漬け	大さじ1	16	16		

■ 6. 野菜類　目安量・重量換算表　〈この部分は食品番号順に並べています〉　＊比重考慮

食品番号	食品名	目安単位	可食部重量(g)	目安重量(g)	廃棄率(%)	備考
06003	あさつき	1本	5	5		
06007	アスパラガス	1束（3〜10本）	120	150	20	株元
		1本（太）	24	30	20	株元
		1本（細）	16	20	20	株元
06009	ホワイトアスパラガス缶詰	1缶	160	160		内容総量250g
		L1本	25	25		
		M1本	12	12		
		S1本	7	7		
06010	さやいんげん	1パック	146	150	3	すじ及び両端
		1さや	7	7	3	すじ及び両端
06012	うど	1本	163	250	35	株元, 葉, 表皮
06014	山うど	1本	111	170	35	株元, 葉, 表皮
06015	枝豆	枝つき1束	200	500	60	茎, さや
		1袋（枝無し）	138	250	45	さや
		1さや	2	3	45	さや
06020	さやえんどう	1さや	2	2	9	すじ, 両端
06023	グリンピース（さやつき）	1さや	4	8	55	さや
06025	冷凍グリンピース	大さじ1	14	14		
		小さじ1	5	5		
		10粒	4	4		
06032	オクラ	1ネット（8〜12本）	85	100	15	へた

食品番号	食品名	目安単位	可食部重量(g)	目安重量(g)	廃棄率(％)	備考
06036	かぶ（葉つき）	1束（5個）	130	200	35	根端及び葉全体
06048	西洋かぼちゃ	L1個	1350	1500	10	わた，種子及び両端
		M1個	1170	1300	10	わた，種子及び両端
06054	カリフラワー	L1個	900	1000	50	茎葉
		M1個	675	750	50	茎葉
06061	キャベツ	L1個	1275	1500	15	しん
		M1個	1020	1200	15	しん
		葉1枚		50		
06065	きゅうり	L1本	118	120	2	両端
		M1本	98	100	2	両端
06072	きょうな	1株	1700	2000	15	株元
06077	クレソン	1束	43	50	15	株元
06078	くわい	中1個	16	20	20	皮，芽
06084	ごぼう	L1本	270	300	10	皮，葉柄基部，先端
		M1本	180	200	10	皮，葉柄基部，先端
06086	小松菜	1束（1袋）	255	300	15	株元
06093	ししとうがらし	1パック（30本）	90	100	10	へた
06095	しそ葉	1束（10枚）	10	10		
06096	しそ実（穂じそ）	1本	2	3	35	茎など
06099	春菊	1束（1袋）	198	200	1	基部
06102	葉しょうが	1茎	18	30	40	葉，茎
06103	しょうが	親指大	12～16	15～20	20	皮
06103	しょうがすりおろし	大さじ1	17	17		
		小さじ1	6	6		
06103	しょうがみじん切り	大さじ1	8	8		
		小さじ1	3	3		
06103	しょうが汁	大さじ1	15	15		
		小さじ1	5	5		
06106	しろうり	1本	225	300	25	わた，両端
06117	せり	1束	84	120	30	根，株元
06119	セロリー	1株（茎8本）M	910	1400	35	株元，葉身及び表皮
06124	そらまめ（未熟豆）	1さや	5	25	80	さや，種皮
06126	タアサイ	1株	188	200	6	株元
06128	貝割れ大根	小1パック	49	75	35	基部（実測）
06132	大根	L1本	1170	1300	10	根端及び葉柄基部
		M1本	900	1000	10	根端及び葉柄基部
06134	大根おろし	カップ1	200	200		
		大さじ1	18	18		
06149	たけのこ	L1個	600	1200	50	竹皮，基部
		M1個	400	800	50	竹皮，基部
		S1個	200	400	50	竹皮，基部
06151	たけのこ水煮缶詰	中1本		50		
06153	玉ねぎ	L1個	282	300	6	皮（保護葉），底盤部及び頭部
		M1個	188	200	6	皮（保護葉），底盤部及び頭部
		S1個	113	120	6	皮（保護葉），底盤部及び頭部
06157	たらのめ	1パック（7～10個）	70	100	30	木質部，りん片
06160	チンゲンサイ	1株	85	100	15	しん
06173	とうがん（グリーン）	1個	2450	3500	30	果皮，わた，へた
06173	とうがん（白）	1個	700	1000	30	果皮，わた，へた
06175	スイートコーン（とうもろこし）	1本	150	300	50	包葉，めしべ，穂軸
06179	コーン缶詰（クリーム）	大1缶	435	435		
		小1缶	230	230		

資料1　A．食品番号　6．野菜類

食品番号	食品名	目安単位	可食部重量(g)	目安重量(g)	廃棄率(%)	備考
06180	コーン缶詰（ホール）	大1缶	275	275		内容総量 435g
		小1缶	145	145		内容総量 230g
		大さじ1	16	16		
		小さじ1	6	6		
06182	トマト	L1個	213	220	3	へた
		M1個	165	170	3	へた
		S1個	136	140	3	へた
06183	ミニトマト	L1個	15	15	2	へた
		M1個	10	10	2	へた
06185	トマトジュース	100mL	＊103	＊103		
06186	トマトミックスジュース	100mL	＊103	＊103		
06191	なす	L1個	81	90	10	へた
		M1個	72	80	10	へた
		S1個	63	70	10	へた
06191	長なす	1本	117	130		
06191	こなす	1個	27	30		
06193	べいなす	1個	350	500	30	へた，果皮
06201	なばな	1束	200	200		
06207	にら	1束	95	100	5	株元
06212	人参	L1本	243	250	3	根端及び葉柄基部
		M1本	146	150	3	根端及び葉柄基部
06217	人参ジュース	100mL	＊103	＊103		
06223	にんにく	1カケ	6	6	8	茎，りん皮，根盤部
06226	根深ねぎ	1本	60	100	40	株元，葉緑部
06226	根深ねぎみじん切り	大さじ1	9	9		
		小さじ1	3	3		
06228	こねぎ	1束	99	110	10	株元
		5本	18	20	10	株元
06228	こねぎ小口切り	大さじ1	5	5		
		小さじ1	2	2		
06233	白菜	大1個	1880	2000	6	株元
		小1個	940	1000	6	株元
06239	パセリ	1袋	180	200	10	茎
		1束	54	60	10	茎
		1枝	5	5	10	茎
06239	パセリみじん切り	大さじ1	3	3		
		小さじ1	1	1		
06240	はつか大根	1個	11	15	25	根端，葉，葉柄基部
06245	ピーマン	1袋	128	150	15	へた，しん及び種子
		L1個	34	40	15	へた，しん及び種子
		M1個	26	30	15	へた，しん及び種子
		S1個	17	20	15	へた，しん及び種子
06256	ふき	1本	60	100	40	葉，表皮，葉柄基部
06258	ふきのとう	1パック（8〜10個）	103	105	2	花茎
06263	ブロッコリー	L1個	150	300	50	茎葉
		M1個	125	250	50	茎葉
06267	ほうれんそう	1束	270	300	10	株元
06274	切りみつば	大1束	400	400		
		1パック	75	75		
06276	根みつば	1束	195	300	35	根及び株元
06278	糸みつば	1束	92	100	8	株元
06280	みょうが	1パック（10〜14個）	97	100	3	花茎

食品番号	食品名	目安単位	可食部重量(g)	目安重量(g)	廃棄率(％)	備考
06283	芽キャベツ	L1個	10	10		
		M1個	5	5		
06286	もやし（アルファルファ）	1パック	100	100		
06287	もやし（大豆）	1袋	192	200	4	種皮，損傷部
06289	もやし（ブラックマッペ）	1袋	248	250	1	種皮，損傷部
06291	もやし（緑豆）	1袋	243	250	3	種皮，損傷部
06296	ユリ根	1個	63	70	10	根，根盤部，損傷部
06305	らっきょう	1個	5	6	15	根，りん片及び両端
06307	エシャロット	1束（8～10個）	60	100	40	株元，緑葉部
06312	レタス	M1個	490	500	2	株元
06313	サラダ菜	1株（15枚）	90	100	10	株元
06315	サニーレタス	L1個	282	300	6	株元
06317	れんこん	1節	240	300	20	節部及び皮
06320	わけぎ	1束	144	150	4	株元
06324	生ワラビ	5本	71	75	6	基部

7. 果実類

	食品番号	食品名
漬物	*07022	梅干し
		梅干し（調味漬）07023
	07020	梅漬（塩漬）
		梅漬（調味漬）07021　梅びしお 07024
		オリーブピクルス（グリーン）07037 ［緑果塩蔵品］
		オリーブピクルス（ライプ）07038 ［熟果塩蔵品］
		*オリーブピクルス（スタッフド）07039 ［緑果のピメント詰塩蔵品］

【ジャム】高糖度＝食品成分表2010での「ジャム」（糖濃度約65%）
　　　　 低糖度＝　　　〃　　　　　　　　　（糖濃度約50%）

	食品番号	食品名
ジャム	*07013	いちごジャム（高糖度）
		いちごジャム（低糖度）07014
		低エネルギーいちごジャム 19204
	07046	マーマレード（高糖度）
		マーマレード（低糖度）07047
		あんずジャム（高糖度）07010
		あんずジャム（低糖度）07011
		ぶどうジャム 07123
		ブルーベリージャム 07125
		りんごジャム 07154
缶詰		みかん缶詰（液汁）07036
		もも缶詰液汁 07139
	*07035	みかん缶詰（果肉）
	07102	パインアップル缶詰
	07138	もも缶詰果肉
		あんず缶詰 07009　　いちじく缶詰 07017
		グレープフルーツ缶詰 07067
		さくらんぼ缶詰 07072
		なし缶詰 07089
		洋なし缶詰 07092
		なつみかん缶詰 07094
		びわ缶詰 07115　　　ぶどう缶詰 07122
		りんご缶詰 07153
干し・乾他	07051	干し柿
	07082	ドライプルーン
	07117	干しぶどう《レーズン》
		干しあんず 07008
		干しいちじく 07016
		ざぼん漬 07127 ［ぶんたん砂糖漬け］
		干しなつめ 07095
		干しなつめやし《デーツ》07096
		パインアップル砂糖漬 07103
		乾燥バナナ 07108
		乾燥りゅうがん 07147
生	07012	いちご
	07015	いちじく
	07049	柿《甘柿》
		渋抜き柿 07050
	07054	キウイフルーツ《中国さるなし》
	07070	さくらんぼ

	食品番号	食品名
生		アメリカンチェリー 07071
	07077	すいか
	07080	すもも
	07088	なし
		中国なし 07090　　洋なし 07091
		ネクタリン 07140
	07097	パインアップル
	07107	バナナ
	07114	びわ
	07116	ぶどう《デラウェア，マスカット，巨峰など》
	07134	温室メロン《マスクメロン》
	07135	露地メロン《アムス,アンデス,クインシー,プリンス,コザック,夕張メロン》
	07136	もも
		山もも 07141
	07148	りんご
		あけび果肉 07001　　あけび果皮 07002
		アセロラ 07003　　アテモヤ 07005
		あんず《からもも，アプリコット》07007
		グズベリー《おおすぐり》07060
		かりん 07053　　キワノ 07055
		グァバ《ばんじろう，ばんざくろ》07057
		ぐみ 07061　　　ざくろ 07073
		スターフルーツ《ごれんし》07069
		チェリモヤ 07086　　ドリアン 07087
		ハスカップ《黒みのうぐいすかぐら》07104
		パパイア（完熟）07109
		ピタヤ 07111
		ブルーベリー 07124　生プルーン 07081
		ホワイトサポテ 07128
		まくわうり 07130
		マルメロ 07131　　マンゴー 07132
		マンゴスチン 07133　ライチー 07144
		ラズベリー 07146
その他		アボガド 07006　　梅 07019
		ココナッツミルク 07158　ココナッツウォーター 07157
		〈ココナッツパウダー 05016〉
		未熟パパイア 07110
柑橘類	07018	いよかん《伊予》
	07027	うんしゅうみかん
	*07029	うんしゅうみかん ［内皮なし］
	07026	早生うんしゅうみかん
	07028	早生うんしゅうみかん ［内皮なし］
	07040	ネーブル
	*07041	バレンシアオレンジ
	07062	グレープフルーツ
	07093	夏みかん《夏だいだい》
		きんかん 07056
		さんぼうかん《ダルマカン，ツボカン》07074
		スウィーティー《オロブランコ》07048
		［ブンタンとグレープフルーツの交配種,緑色の果面］
		タンゴール《不知火（デコポン）,清見,マーコット,タンカン》07084
		タンゼロ《セミノール，ミネオラ》07085

分類	食品番号	食品名
柑橘類		はっさく 07105
		ひゅうがなつ《ニューサマーオレンジ, 小夏みかん》07112
		ひゅうがなつ（内皮なし）07113
		ぶんたん《ざぼん, ぽんたん, ばんぺいゆ》07126
		［柑橘類中最大］
		ぽんかん 07129　　レモン全果 07155
果皮	07142	ゆず（皮）
		すだち（皮）07078
果汁他	07052	かぼす果汁
		シイクワシャー《ひらみレモン》果汁 07075
		すだち果汁 07079　　だいだい果汁 07083
		パッションフルーツ果汁 07106
		ライム果汁 07145
	07143	ゆず果汁
	07156	レモン果汁
		〈シャーベット［乳成分入り］13049〉
飲料	【飲料】	「濃縮還元ジュース」—濃縮果汁を希釈して搾汁時の状態に戻したもの
	*07030	うんしゅうみかんストレートジュース［天然果汁］
		うんしゅうみかん濃縮還元ジュース 07031
		うんしゅうみかん果粒入りジュース 07032
	07033	うんしゅうみかん 50％果汁入り飲料
	07034	うんしゅうみかん 20％果汁入り飲料
	*07042	オレンジストレートジュース［天然果汁］
		オレンジ濃縮還元ジュース 07043
	07044	オレンジ 50％果汁入り飲料
	07045	オレンジ 30％果汁入り飲料
	07149	りんごストレートジュース［天然果汁］
		りんご濃縮還元ジュース 07150
		りんご 50％果汁入り飲料 07151
		りんご 30％果汁入り飲料 07152
		アセロラ 10％果汁入り飲料 07004
		梅 20％果汁入り飲料 07025
		グァバ 20％果汁入り飲料 07058
		グァバ 10％果汁入り飲料 07059
		グレープフルーツストレートジュース［天然果汁］07063
		グレープフルーツ濃縮還元ジュース 07064
		グレープフルーツ 50％果汁入り飲料 07065
		グレープフルーツ 20％果汁入り飲料 07066
		シイクワシャー 10％果汁入り飲料 07076
		パインアップルストレートジュース［天然果汁］07098
		パインアップル濃縮還元ジュース 07099
		パインアップル 50％果汁入り飲料 07100
		パインアップル 10％果汁入り飲料 07101
		ぶどうストレートジュース［天然果汁］07118
		ぶどう濃縮還元ジュース 07119
		ぶどう 70％果汁入り飲料 07120
		ぶどう 10％果汁入り飲料 07121
		もも 30％果汁入り飲料《ネクター》07137

■ 7. 果実類　目安量・重量換算表

食品名	目安単位	可食部重量 (g)	目安重量 (g)	廃棄率 (％)	備考
オリーブピクルス（スタッフド）	1個	3	3		
うんしゅうみかん缶詰	大1缶	234	234		内容総量 425g
	小1缶	170	170		内容総量 295g
	1ケ	4〜8	4〜8		
パインアップル缶詰	1切れ	35	35		
もも缶詰（白桃）	1/2割1個	50	50		
もも缶詰（黄桃）	1/2割1個	40	40		
干し柿	1個	37	40	8	種子及びへた
ドライプルーン	1個	8	8		核つきの場合廃棄率 20％
干しぶどう	1カップ	160	160		
	大さじ1	12	12		
ゆず（全果）	1個	70	70		全果に対する果皮分 40％ 全果に対する果汁分 25％
レモン（全果）	1個	116	120	3	種子及びへた 全果に対する果汁分 30％
レモン（果汁）	大さじ1	15	15		1個分　17.5g
いちご	L1個	11	11	2	へた及び果梗
	M1個	9	9	2	へた及び果梗
	S1個	7	7	2	へた及び果梗
いちじく	L1個	85	100	15	果皮, 果柄
	M1個	64	75	15	果皮, 果柄
柿	L1個	218	240	9	果皮, 種子及びへた
	M1個	182	200	9	果皮, 種子及びへた
	S1個	164	180	9	果皮, 種子及びへた
キウイフルーツ	1個	102	120	15	果皮及び両端
さくらんぼ（国産）	1個	5	6	10	種子及び果柄
アメリカンチェリー	1個	7	8	9	種子及び果柄
ざくろ	1個	68	150	55	皮及び種子
すいか	L1個	3600	6000	40	果皮, 種子
	M1個	3000	5000	40	果皮, 種子
	S1個	2400	4000	40	果皮, 種子
こだますいか	L1個	1000	2000	50	果皮, 種子
	M1個	750	1500	50	果皮, 種子
すもも	1個	37	40	7	核
なし	L1個	255	300	15	果皮及び果しん部
	M1個	213	250	15	果皮及び果しん部

資料1　A．食品番号　7．果実類

食品名	目安単位	可食部重量(g)	目安重量(g)	廃棄率(%)	備考
なし（新高）	1個	510	600	15	果皮及び果しん部
洋なし	M1個	153	180	15	果皮及び果しん部
ネクタリン	1個	153	180	15	果皮及び核
パインアップル	1個	1100	2000	45	はく皮及び果しん部
バナナ	L1本(20cm)	138	230	40	果皮及び果柄
	M1本(18cm)	117	195	40	果皮及び果柄
	S1本(15cm)	84	140	40	果皮及び果柄
パパイア	1個	163	250	35	果皮及び種子
びわ（生）	1個	35	50	30	果皮及び種子
巨峰	1房	240	300	20	果皮及び種子
	1粒	8	10	20	果皮及び種子
デラウエア	1房	94	110	15	果皮及び種子
マスカット	1房	240	300	20	果皮及び種子
マスクメロン	1個	500	1000	50	果皮及び種子
プリンスメロン	1個	303	550	45	果皮及び種子
もも	L1個	213	250	15	果皮及び核
	M1個	170	200	15	果皮及び核
りんご（陸奥・北斗等）	L1個	510	600	15	果皮及び果しん部
	M1個	383	450	15	果皮及び果しん部
	S1個	255	300	15	果皮及び果しん部
りんご（つがる・ふじ・王林）	L1個	298	350	15	果皮及び果しん部
	M1個	238	280	15	果皮及び果しん部
	S1個	170	200	15	果皮及び果しん部
いよかん	1個	150	250	40	果皮, じょうのう膜及び種子
うんしゅうみかん	L1個	108	135	20	果皮
	M1個	88	110	20	果皮
	S1個	48	60	20	果皮
	L1個	101	135	25	果皮及びじょうのう膜
	M1個	83	110	25	果皮及びじょうのう膜
	S1個	45	60	25	果皮及びじょうのう膜
バレンシアオレンジ	1個	114	190	40	果皮, じょうのう膜及び種子
きんかん	1個	9	10	6	種子及びへた
グレープフルーツ	1個	315	450	30	果皮, じょうのう膜及び種子
夏みかん	1個	165	300	45	果皮, じょうのう膜及び種子
はっさく	1個	163	250	35	果皮, じょうのう膜及び種子

8. きのこ類

	食品番号	食品名
生きのこ	08001	えのきたけ《ユキノシタ》
		えのきたけ（ゆで）08002
	*08011	生しいたけ
		生しいたけ（ゆで）08012
	08020	なめこ
		なめこ（ゆで）08021
	08025	エリンギ《かおりひらたけ》
	*08016	ぶなしめじ《市販商品名：本しめじ》
		ぶなしめじ（ゆで）08017
	08026	ひらたけ《市販商品名：しめじ》
		ひらたけ（ゆで）08027
	08028	まいたけ（舞茸）[肉質薄く扇子に似ている]
		舞茸（ゆで）08029
	08031	マッシュルーム《西洋まつたけ》
		マッシュルーム（ゆで）08032
	08034	まつたけ（松茸）
		うすひらたけ 08024
		[ヒラタケの近縁種でヒラタケより小型で薄い]
		黒あわびたけ《おおひらたけ》08010
		たもぎたけ 08019
		[ヒラタケの近縁種で表面が黄色 流通量は少ない]
		ぬめりすぎたけ 08023
		[ナメコの近縁種，流通量は少ない]
		はたけしめじ 08015
		[ホンシメジの近縁種 市販品は少ない]
		本しめじ 08018
		[栽培できないため，流通することはまれ]
		やなぎまつたけ 08036
乾燥きのこ	08006	乾燥きくらげ《黒きくらげ》[肉質薄く黒褐色]
		乾燥きくらげ（ゆで）08007
	08013	干ししいたけ［どんこ，こうしんを含む］
		干ししいたけ（ゆで）08014
		乾燥あらげきくらげ《黒きくらげ》08004
		[きくらげよりやや大型，肉厚，背面の毛が多く灰褐色]
		乾燥あらげきくらげ（ゆで）08005
		乾燥白きくらげ 08008
		[きくらげとは別種で乳白色，薄くひだが多い]
		乾燥白きくらげ（ゆで）08009
		乾燥まいたけ 08030
びん・缶詰	08003	えのきたけ味付け瓶詰《なめたけ》
	08022	なめこ水煮缶詰
	08033	マッシュルーム水煮缶詰
		まつたけ水煮缶詰 08035

■ 8. きのこ類　目安量・重量換算表

食品名	目安単位	可食部重量(g)	目安重量(g)	廃棄率(％)	備考
乾燥きくらげ	1個	1	1		
干ししいたけ	1個	2	2	20	柄全体
えのきたけ	1袋	85	100	15	柄の基部（いしづき）
しいたけ（生）	1袋（トレー）	95	100	5	柄の基部（いしづき）
	L1個	16	17	5	柄の基部（いしづき）
	M1個	12	13	5	柄の基部（いしづき）
	1袋（トレー）	75	100	25	柄全体
	L1個	13	17	25	柄全体
	M1個	10	13	25	柄全体
しめじ（ぶなしめじ）	大1パック	180	200	10	柄の基部（いしづき）
	小1パック	90	100	10	柄の基部（いしづき）
なめこ	1袋	100	100		
ひらたけ	1パック	92	100	8	柄の基部（いしづき）
まいたけ	1パック	90	100	10	柄の基部（いしづき）
マッシュルーム（生）	1パック	95	100	5	柄の基部（いしづき）
	L1個	14	15	5	柄の基部（いしづき）
	M1個	10	10	5	柄の基部（いしづき）
マッシュルーム（水煮缶詰）	大1個	10	10		
まつたけ	中1個	29	30	3	柄の基部（いしづき）

9. 藻類

	食品番号	食品名
のりなど	09002	青のり
	09003	干しのり《あまのり》
		干し岩のり 09007 ［天然の「あまのり」］
	*09004	焼きのり/詳細不明の「のり」 ［「干しのり」を加熱したもの］
	09005	味付けのり
		板わかめ《めのは》09042
		干しかわのり 09011
		［「干しのり」と同様にすいて製品化，大変高価］
		干しすいぜんじのり（水戻し）09024
		［川で生育，寒天状の塊］
あらめ・こんぶ	09017	干し真こんぶ
		［最も味がよいとされる幅20～30cmのだし昆布］
		干しあらめ 09006 ［一部地域で佃煮に利用］
		干し羅臼こぶ《えながおに昆布》09013
		［幅20～40cmのだし昆布］
		干しがごめ昆布 09014
		干し日高こんぶ《みついし昆布》09018
		［利尻こんぶより味が薄いが家庭用に多用されるだし昆布］
		干し利尻こんぶ 09019
		［真こんぶに次ぐ良品とされるだし昆布］
		干し長こんぶ 09015
		［幅6～15cmのだし昆布・昆布巻き，おでん種，つくだ煮などに使用］
		干し松前こんぶ《ほそめ昆布》09016
		［幅6～9cmつくだ煮，とろろこんぶ，昆布巻きなどに使用］
	09020	刻み昆布 ［昆布中生産量第一位の長昆布を細く糸状に刻んだもの］
	09021	削り昆布《おぼろこんぶ，とろろこんぶ》
わかめ・めかぶ・茎わかめ		板わかめ［薄い板状にして干したもの］09042
	09044	カットわかめ
		［「湯通し塩蔵わかめ」を食塩水で洗浄後，乾燥し，カットしたもの］
		カットワカメ（水戻し）89902
	09045	わかめ（塩蔵塩抜き）《市販通称名：生わかめ》［一般に使用］
		生わかめ 09039 ［原藻］
		乾燥わかめ 09040
		乾燥わかめ（水戻し）09041
		灰干し乾燥わかめ（水戻し）09043
	09046	茎わかめ（塩蔵塩抜き）
	09047	生めかぶわかめ ［刻んで湯通した冷凍品等が流通している］
その他塩蔵塩抜き藻類		くびれづた《海ぶどう，長命草》09012
		おごのり（塩蔵塩抜き）09010
		赤とさか（塩蔵塩抜き）《とさかのり》09029
		青とさか（塩蔵塩抜き）《とさかのり》09030
		むかでのり（塩蔵塩抜き）09036《松のり》
	09037	沖縄もずく（塩蔵塩抜き）
	09038	もずく（塩蔵塩抜き）
		干しあおさ 09001

	食品番号	食品名
その他塩蔵塩抜き藻類	09031	干しひじき
		ひじき（水戻し）89901
		干しひとえぐさ《あおのり》09032
		［市販品「のりのつくだ煮」「岩のり」の原料
		※通常言われる「青のり」は09002］
		干しふのり《のげのり》09034 ［フクロフノリ，マフノリ等］
		干しまつも 09035 ［松の葉に似ている］
寒天類		おきうと 09009《おきゅうと》［ところてんの一種］
	09026	ところてん
	09028	寒天（ゼリー状）
		［角寒天をゼリー状にして食べられる状態にしたもの（角寒天22g使用）］
		干し寒天 09027 ［角寒天，細寒天（糸寒天）含む］
佃煮など	09023	昆布佃煮
		［しょうゆを主体とする調味液と共に，こんぶを煮詰めたもの］
	09033	のり佃煮
		［市販品は比較的安価なひとえぐさのものが多い］
	09022	塩昆布
		［しょうゆを主体とする調味液と共に，こんぶを煮詰めてから乾燥したもの］
		松前漬け 19561

※わかめスープ（粉末）はP.148を参照

■ 9. 藻類　目安量・重量換算表

食品名	目安単位	目安重量(g)	備考
青のり	大さじ1	2.5	
焼きのり	1枚	3	
味付けのり	1袋（12切5枚）	1.5	9×3.5cm
	1袋（8切8枚）	3	9×5cm
削り昆布	大さじ1	10	
カットわかめ	小さじ1	1	
角寒天	1本（25cm）	8	
のり佃煮	大さじ1	20	
	小さじ1	7	
ところてん	1パック（1人前）	150	
ところてんたれ	1パック（1人前）	18	醤油・酢・砂糖等
味付きもずく	1パック（1人前）	70	（内容量100g）たれ（醤油・酢・砂糖等）

10. 魚介類

	食品番号	食品名
【魚】		
あ		あいなめ《あぶらめ，あぶらこ》10001
	10030	**アラスカめぬけ**《あかうお》
		あこうだい《あこう》10002
		［めぬけの一種．東京方面で「あこうだい」として切り身で売られているものは，北日本産の「おおさが」（こうじんめぬけ）10076　やその類似品］
	10006	**まあじ開き干し**
		まあじ開き干し（焼き）*10007*
	*10003	**まあじ**《あじ》
		まあじ（焼き）*10005*
	10185	**しまあじ・養殖**
		大西洋あじ《ドーバーあじ》10008
		大西洋あじ（焼き）*10010*
		むろあじ《おおあじ，アカゼ》10011
		むろあじ（焼き）*10012*
		むろあじ開き干し 10013
		むろあじ・くさや 10014
	10015	**あなご**
		あなご（蒸し）*10016*　　あまご・養殖 10017
		あまだい 10018
		あまだい（焼き）*10020*
		あゆ・天然 10021
		あゆ・天然（焼き）*10022*
		あゆ内臓・天然 10023
		あゆ内臓・天然（焼き）*10024*
		あゆ・養殖 10025
		あゆ・養殖（焼き）*10026*
		あゆ内臓・養殖 10027
		あゆ内臓・養殖（焼き）*10028*
		うるか 10029［あゆの内臓の塩辛］
		あんこう 10031
		あんこうきも《あんきも》10032
い		いかなご《小型ーこうなご》10033
		いかなご煮干し 10034
	10035	**いかなご佃煮**
		いかなご飴煮 10036
		イクラ 10140［鮭の卵の調味品］
		いさき《いさぎ》10037
		いしだい《くちぐろ》10038
		いとよりだい《いとより》10039
		いとよりだい・すり身 10040
		いぼだい《えぼだい》10041
		うるめいわし 10042
	10043	**うるめいわし丸干し**
		かたくちいわし《しこ，ひしこ，せぐろ》10044
		かたくちいわし煮干し《いりこ，ちりめん》10045
		かたくちいわし・みりん干し 10058
		田作り《ごまめ》10046［かたくちいわしの調理加工品］
	10047	**まいわし**

	食品番号	食品名
い		まいわし（焼き）*10049*
		まいわし生干し 10051
		まいわし丸干し 10052
		まいわし・みりん干し 10059
		塩いわし 10050［まいわしの塩漬け］
	10053	**めざし**
		めざし（焼き）*10054*
		しらす干し（関東－微乾燥品）10055
		しらす干し（関西－半乾燥品）10056
		たたみいわし 10057
	10064	**いわしかば焼缶詰**
		いわし水煮缶詰 10060
		いわし味付け缶詰 10061
		いわしトマト漬缶詰 10062
		いわし油漬缶詰《オイルサーディン》10063
		いわな・養殖 10065
う		うぐい《はや，あかはら》10066
		うなぎ・養殖 10067
		うなぎ・きも 10068
	10070	**うなぎかば焼**
		うなぎ白焼き 10069
		やつめうなぎ《かわやつめ》10273
		干しやつめうなぎ 10274
		うまづらはぎ《はげ》10071
		うまづらはぎ味付け開き干し 10072
		うるか 10029［あゆの内臓の塩辛］
え		えい《かすべ》10073
		えそ 10074
お		おいかわ《はや，やまべ，はえ》10075
		おおさが《こうじんめぬけ》10076
		［めぬけの一種おおさがやその類似種は東京方面であこうだいの切り身として売られている］
		おこぜ 10077
		おひょう《おおひらめ》10078［大型のかれい］
か		かさご 10079
		かじか《ごり》10080
		かじか佃煮 10082
		くろかじき《くろかわ》10083
		まかじき 10084
		めかじき《めか》10085
		かずのこ 10222［にしんの卵巣］
		かずのこ（乾）10223
		かずのこ（塩蔵水戻し）*10224*
		かつお《ほんがつお，まがつお》
		春かつお《初がつお》10086
	10087	**秋かつお**《戻りがつお》
		そうだかつお《まるそうだ，ひらそうだ》10088
		かつお角煮 10094
		かつお塩辛《酒盗》10095
		蒸しかつお《なまり》10089
		なまり節 10090
	10091	**かつお節**
	*10092	**かつお削り節**

資料1　A. 食品番号　10. 魚介類

	食品番号	食品名
か		かつお削り節佃煮 10093
	10097	かつお油漬缶詰
		かつお味付け缶詰 10096
		かます 10098　　かます（焼き）10099
		からすみ 10250 ［ぼらの卵巣の塩漬け］
		おひょう《おおひらめ》10078 ［大型のかれい］
		まがれい 10100　　まがれい（焼き）10102
		まこがれい 10103
		子持ちがれい《あかがれい、ばばがれい、なめたがれい》10104
	10106	干しかれい ［柳むしがれいとむしがれいの生干しひと塩品］
		ひらめ・天然 10234
		ひらめ・養殖 10235
		かわはぎ《はげ》10107
		うまづらはぎ 10071
		かんぱち 10108
き	10109	きす《きすご》
		にぎす 10217
		きだい《れんこだい》10189
	10190	くろだい《ちぬ》
		きちじ《きんきん》10110
		きびなご《きびいわし》10111
		きびなご調味干し 10112
		キャビア 10113 ［ちょうざめの卵の塩蔵品］
		キングクリップ《キング、なまず》10114
		ぎんだら 10115 ［「たら」とは別種］
		きんめだい《きんめ》10116
く		むろあじ・くさや 10014
		ぐち《いしもち、フウセイ、ニベ》10117
		ぐち（焼き）10118
こ		こい・養殖 10119
		こい内臓・養殖 10121
		こち 10122
		めごち 10123
		このしろ《小型－こはだ、つなし》10124
		このしろ甘酢漬 10125
さ	10130	ぎんざけ・養殖《ぎんます》
		ぎんざけ・養殖（焼き）10131
	10134	しろさけ《さけ、あきさけ、あきあじ》
		しろさけ（焼き）10136
		めふん 10142 ［しろさけの腎臓の塩辛］
		しろさけ（水煮缶詰）10143
		新巻きさけ 10137
		新巻きさけ（焼き）10138
	10139	塩ざけ
	10144	大西洋さけ・養殖《アトランティックサーモン》
		大西洋さけ・養殖（焼き）10145
		べにざけ 10149
		べにざけ（焼き）10150
		べにざけ燻製《スモークサーモン》［水分64％］10151
		ますのすけ《キングサーモン》10152
		ますのすけ（焼き）10153
		まさば 10154

※かつお風味ふりかけはP.149を参照

	食品番号	食品名
さ		まさば（焼き）10156
		さば節 10157
		大西洋さば《ノルウェーさば》10158
		大西洋さば（焼き）10160
		さば開き干し 10162
		しめさば 10163 ［新鮮なさばに塩をして酢でしめたもの］
		さば水煮缶詰 10164
		さばみそ煮缶詰 10165
		さば味付け缶詰 10166
		〈塩いわし 10050〉
	10161	塩さば ［フィレーの塩蔵品］
		あぶらつのざめ《あぶらざめ》10167
		よしきりざめ 10168
		ふかひれ《さめひれ、きんし》10169
		［さめ類の胸鰭、尾鰭及び背鰭の乾製品］
		さより 10170
	10171	さわら
		さわら（焼き）10172
		バラクータ《おきさわら》10232
	10173	さんま《さいら》
		さんま（焼き）10174
		さんま味付け缶詰 10177
		さんまかば焼缶詰 10178
	10175	さんま開き干し
		さんま・みりん干し 10176
し		しいら《まんびき》10179
	10180	子持ちししゃも生干し
		子持ちししゃも生干し（焼き）10181
	10182	子持ちからふとししゃも生干し《カペリン》
		子持ちからふとししゃも生干し（焼き）10183
		したびらめ《黒うしのした、ササウシノシタ》10184
	10185	しまあじ・養殖
		しらうお 10186　しらこ（まだら）10207
		しらす干し（関東－微乾燥品）10055
		しらす干し（関西－半乾燥品）《ちりめん》10056
		シルバー 10187
す		すじこ 10141 ［卵粒を分離せずに卵膜のついたまま塩蔵したもの］
		すずき 10188
		［成長に伴い、せいご、ふっこ、すずき等のように呼称が変わる］
		スモークサーモン 10151
た		テラピア《いずみだい、ちかだい》10212
		きだい《れんこだい》10189
	10190	くろだい《ちぬ》
		ちだい 10191
		まだい・天然 10192 ［一般にたいはまだいを指す］
		*まだい・養殖 10193 ［一般にたいはまだいを指す］
		まだい・養殖（焼き）10195
		たかさご《ぐるくん》10196
		たかべ 10197
		たたみいわし 10057
	10198	たちうお
		すけとうだら《すけそう》10199

	食品番号	食品名
た		まだら《たら》10205
		まだら（焼き）10206
		みなみだら 10267
	10200	すけとうだらすり身
		すきみだら 10201
		干しだら 10209
		でんぶ（たら）《そほろ，おぼろ》10210
	10208	塩だら
	10202	たらこ《もみじこ》
		たらこ（焼き）10203
	10204	辛子めんたいこ
ち		ちか 10211 ［海産のわかさぎ］
		テラピア《いずみだい，ちかだい》10212
と		どじょう 10213
		とびうお 10215
な		なまず 10216
		にぎす 10217
		なまり《蒸しかつお》10089
		なまり節 10090
		にしん《かどいわし》10218
		身欠きにしん 10219
		［頭・内臓等を除き二つ割にして乾燥した素乾品，水分60.6%］
		にしん開き干し 10220
		にしん燻製 10221 ［水分43.9%］
は		はぜ《ハゼチク，チチブ》10225
		はぜ佃煮 10226
		はぜ甘露煮 10227
		はたはた 10228
		はたはた生干し 10229
	10243	はまち・養殖
		はまふえふき《たまみ》10230
		はも 10231
ひ		ひらまさ 10233
		ひらめ・天然 10234
		ひらめ・養殖 10235
ふ		ふかひれ《さめひれ，きんし》10169
		［さめ類の胸鰭，尾鰭及び背鰭の乾製品］
		とらふぐ・養殖 10236
		まふぐ 10237
		ふな 10238　　ふな甘露煮 10240
	10241	ぶり
		［関東：わかし，いなだ，わらさ，ぶり，関西：つばす，はまち 10243, めじろ，ぶり，の順に呼称の変わる出世魚］
		ぶり（焼き）10242
ほ		ほうぼう 10244　ホキ 10245
		ほっけ 10246
		塩ほっけ 10247
	10248	ほっけ開き干し
		ぼら 10249
		［10cmぐらいまで－おぼこ，すばしり，20cmぐらいになると－いな，成魚をぼらと呼ぶ］
		ほんもろこ《もろこ》10251

	食品番号	食品名
	10252	きはだまぐろ《きわだ》
	10253	くろまぐろ赤身《ほんまぐろ，まぐろ，しび》
	10256	みなみまぐろ《インドマグロ》・赤身
	*10259	めばちまぐろ《ばち》
		びんなが《びんちょう，とんぼ》10255
		めじまぐろ《まめじ，めじ，よこわ》10258
		［くろまぐろの幼魚］
		くろまぐろ脂身《とろ》10254
		*みなみまぐろ・脂身《とろ》10257
		まぐろ水煮缶詰ライト 10260
		［原材料：きはだ　液汁を含む］
		まぐろ水煮缶詰ホワイト 10261
		［原材料：びんなが　液汁を含む］
		まぐろ味付け缶詰 10262 ［液汁を含む］
		まぐろ油漬缶詰ライト 10263
		［原材料：きはだ　液汁を含む］
		まぐろ油漬缶詰ホワイト 10264
		［原材料：びんなが　液汁を含む］
	10126	からふとます《セッパリマス》
		からふとます水煮缶詰 10129
		からふとます（焼き）10127
ま	**10128**	塩ます
		さくらます《ます》10132
		［東京市場－ほんますというのは主としてさくらますを指す］
		さくらます（焼き）10133
		にじます・海面養殖 10146
		にじます・海面養殖（焼き）10147
		にじます・淡水養殖 10148
		ますのすけ《キングサーモン》10152
		ますのすけ（焼き）10153
		まながつお 10266
		むつ 10268
		マジェランあいなめ《メロ，ぎんむつ，みなみむつ》10265
	10053	めざし
		めざし（焼き）10054
		めじな《ぐれ》10270
		めばる 10271
		［生息環境により体色が黒，赤，白等に変化するが同一種である］
		めふん 10142 ［しろさけの腎臓の塩辛］
		メルルーサ《ヘイク》10272
		ほんもろこ《もろこ》10251
	10204	辛子めんたいこ
や		やつめうなぎ《かわやつめ》10273
		干しやつめうなぎ 10274
		やまめ《やまべ》・養殖 10275
わ		わかさぎ 10276
		［海産のチカと混称して，ちかと呼ばれることがある］
		わかさぎ佃煮 10277
		わかさぎ飴煮 10278

資料1　A．食品番号　10．魚介類

【貝】

	食品番号	食品名
あ		あかがい 10279
		あげまき 10280
	10281	**あさり**
		あさり佃煮 10282
		あさり水煮缶詰 10283
		あさり味付け缶詰 10284
		あわび［マダカ，メカイ，クロアワビ，エゾアワビなど］10285
		干しあわび 10286　あわび塩辛 10287
		あわび水煮缶詰 10288
		いがい《ムール貝》10289
		いたやがい《しゃくしがい》・養殖 10290
		エスカルゴ水煮缶詰 10291
か		かき・養殖 10292
		かき燻製油漬缶詰 10294
さ		さざえ 10295
		さざえ（焼き）10296［内臓等を除く肉質部］
	10297	**しじみ**
た		たいらがい《たいらぎ》貝柱 10298
		たにし 10299
		つぶ《ひめえぞぼら，えぞばい》10300
		［日本海側でバイと呼ばれるものを，太平洋側ではツブと呼ぶことが多く，混称されている］
		とこぶし 10301
		トップシェル味付け缶詰 10302　［あかにしを含む］
		とりがい・斧足 10303
は		ばいがい《ばい，チヂミエゾボラ》10304
		［日本海側でバイと呼ばれるものを，太平洋側ではツブと呼ぶことが多く，混称されている］
		ばかがい《あおやぎ》10305
		はまぐり 10306
		はまぐり（焼き）10308
		はまぐり佃煮 10309
		ちょうせんはまぐり 10310
	10311	**ほたてがい**
		ほたてがい（水煮）《ボイルホタテ》10312
	10313	**ほたてがい貝柱**
		干しほたてがい貝柱 10314
		ほたてがい貝柱・水煮缶詰 10315
		ほっきがい《うばがい》10316
ま		みるがい《みるくい》・水管 10317
		もがい《さるぼうがい》味付け缶詰 10318
		［一般に赤貝《さるぼう》味付け缶詰のこと］

【甲殻類など】

	食品番号	食品名
えび	**10319**	**あまえび《ほっこくあかえび》**
		いせえび 10320　くるまえび・養殖 10321
		くるまえび・養殖（ゆで）10322
		くるまえび・養殖（焼き）10323
		さくらえび（ゆで）10324
		さくらえび素干し 10325
		さくらえび煮干し 10326
	10327	**大正えび《こうらいえび》**
	10328	**芝えび**

	食品番号	食品名
えび	＊**10329**	**ブラックタイガー・養殖《うしえび》**
		干しえび《さるえび》10330
		えび佃煮 10331
かに		がざみ《わたりがに》10332
		毛がに 10333
		毛がに（ゆで）10334
	10335	**ずわいがに《まつばがに》**
		ずわいがに（ゆで）10336
		ずわいがに水煮缶詰 10337
		たらばがに 10338
		たらばがに（ゆで）10339
		たらばがに水煮缶詰 10340
		がん漬 10341［しおまねきの塩辛］
いか	**10345**	**するめいか**
		あかいか《ばかいか，むらさきいか》10342
		けんさきいか 10343
		こういか《すみいか，まいか》10344
		するめいか（焼き）10347
		ほたるいか 10348
		ほたるいか（ゆで）10349
		ほたるいか燻製 10350
		ほたるいか佃煮 10351
		やりいか 10352
	10353	**するめ**
	10358	**いか塩辛《赤作り》**
		さきいか 10354
		いか燻製 10355
		切りいか飴煮 10356
		いかあられ 10357
		［するめの細切りや薄片状のものを調味液とともに煮詰めたもの］
		いか味付け缶詰 10359
たこ		いいだこ 10360［内臓等を含む全体］
	10361	**まだこ**
		まだこ（ゆで）10362［内臓等除く］
その他		あみ佃煮 10363　あみ塩辛 10364
		おきあみ 10368　おきあみ（ゆで）10369
		うに 10365
		粒うに 10366　練りうに 10367
		くらげ（塩蔵塩抜）10370
		このわた 10373［なまこの内臓の塩辛］
		しゃこ（ゆで）10371　なまこ 10372
		ほや 10374　ほや塩辛 10375
練り製品	**10376**	**かに風味かまぼこ《かにかま》**
		昆布巻きかまぼこ 10377
		す巻きかまぼこ 10378
	10379	**蒸しかまぼこ**［蒸し焼きかまぼこを含む］
	10380	**焼き抜きかまぼこ**
	10381	**焼き竹輪**
		だて巻 10382　ごぼう巻き 19533
	10383	**つみれ**
	10384	**なると**
	10385	**はんぺん**

	食品番号	食品名
練り製品	10386	さつま揚げ《あげはん》
		魚肉ハム《フィッシュハム》10387
	10388	魚肉ソーセージ《フィッシュソーセージ》

■ 10. 魚介類　目安量・重量換算表

食品名	目安単位	可食部重量(g)	目安重量(g)	廃棄率(%)	備考
あこうだい	1切れ(切り身)	80	80		
あじ	1尾(中)	54	120	55	頭部, 内臓, 骨, ひれ等
あじ開き干し	1枚(中)	78	120	35	頭部, 骨, ひれ等
いさき	1尾(中)	138	250	45	頭部, 内臓, 骨, ひれ等
いぼだい	1尾	66	120	45	頭部, 内臓, 骨, ひれ等
めざし	1尾	13	15	15	頭部, ひれ等
しらす干し(微乾燥品)	大さじ1	7	7		
しらす干し(半乾燥品)	大さじ1	5	5		
たたみいわし	1枚(10×13cm)	5	5		
うなぎかば焼	1人前	100	100		
干しかれい	1枚(25cm)	84	140	40	頭部, 骨, ひれ等
塩ざけ	1切れ(切り身)	80〜100	80〜100		
イクラ	大さじ1	17	17		
さんま	1尾	98	140	30	頭部, 内臓, 骨, ひれ等
ししゃも生干し	1尾	14	15〜20	10 10	頭部及び尾 頭部及び尾
たらこ	1腹(9cm)	100	100		
でんぶ	大さじ1	6	6		
かずのこ・塩蔵(水戻し)	1本	10	10		
あさり(殻付き)	大1個	5	12	60	貝殻
	中1個	3	8	60	貝殻
しじみ(殻付き)	1カップ	52	208	75	貝殻
	1個	2	3	75	貝殻
かき	むきみ1個	15〜20	15〜20		
はまぐり	1個(殻付き)	20〜60	50〜150	60 60	貝殻 貝殻

食品名	目安単位	可食部重量(g)	目安重量(g)	廃棄率(%)	備考
あまえび	1尾(正味)	3〜5	3〜5		
いせえび	1尾(殻付き・中)	60〜90	200〜300	70	頭部, 殻, 内臓, 尾部等
くるまえび	1尾(有頭・大)	32	70	55	頭部, 殻, 内臓, 尾部等
	1尾(有頭・小)	11	25	55	頭部, 殻, 内臓, 尾部等
さくらえび(素干し)	大さじ1	4	4		
大正えび	1尾(有頭・大)	27	60	55	頭部, 殻, 内臓
	1尾(無頭・小)		20		
芝えび	1尾(有頭)	4〜5	8〜10	50	頭部, 殻, 内臓, 尾部等
ブラックタイガー	1尾(有頭・大)		70		
かつお削り節	大1袋	5	5		
	小1袋	3	3		
鮭水煮缶詰	大1缶	180	180		
	小1缶	90	90		
ツナ缶	大1缶	165	165		
	小1缶	80	80		
かに風味かまぼこ	1本	15	15		
かまぼこ	1本	145	145		
竹輪	大1本	95	95		
	中1本	30	30		
だて巻	1切れ(2cm)	30	30		
つみれ	1個	20	20		
はんぺん	大1枚	120	120		
	小1枚	60	60		
魚肉ソーセージ	大1本	90	90		
	小1本	14	14		箱入り, 子供向け

11. 肉類

食品番号	食品名
【牛肉】－「乳用肥育牛」は非表記 「脂身つき」（厚さ5mmの皮下脂肪及び筋間脂肪を含む）は非表記 「皮下脂肪なし」－皮下脂肪を完全に除去してあるが筋間脂肪を含む	

牛肉

食品番号	食品名
*11030	牛かた/部位不明の牛肉 和牛 11004　　　輸入牛 11060
11031	牛かた（皮下脂肪なし）/部位不明の牛肉赤身肉 和牛 11005　　　輸入牛 11061
11034	牛かたロース 和牛 11008　　　輸入牛 11064
11035	牛かたロース（皮下脂肪なし） 和牛 11009　　　輸入牛 11065
11043	牛サーロイン 和牛 11015　　　輸入牛 11071
11044	牛サーロイン（皮下脂肪なし） 和牛 11016　　　輸入牛 11072
11053	牛そともも 和牛 11023　　　輸入牛 11079
11054	牛そともも（皮下脂肪なし） 和牛 11024　　　輸入牛 11080
11046	牛ばら 和牛 11018　　　輸入牛 11074
11059	牛ヒレ赤肉 和牛 11029　　　輸入牛 11085
11056	牛ランプ 和牛 11026　　　輸入牛 11082
11057	牛ランプ（皮下脂肪なし） 和牛 11027　　　輸入牛 11083
11047	牛もも 和牛 11019　　　輸入牛 11075
11048	牛もも（皮下脂肪なし） 牛もも・皮下脂肪なし（焼き）*11049* 和牛 11020　　　輸入牛 11076
11037	牛リブロース 牛リブロース（焼き）*11038* 和牛 11011　　　輸入牛 11067
11040	牛リブロース（皮下脂肪なし） 和牛 11012　　　輸入牛 11068 子牛肉リブロース 11086 子牛肉ばら 11087　　子牛肉もも 11088
11089	牛ひき肉
11090	牛舌《たん》
11103	牛尾《テール》 牛脂《ヘッド》14015〉

牛肉・内臓

食品番号	食品名
	牛心臓《はつ》11091　牛肝臓（レバー）11092 牛じん臓《まめ》11093
11094	牛第一胃（ゆで）《みの》/部位不明の牛モツ 牛第二胃（ゆで）《はちのす》*11095* 牛第三胃《せんまい》11096 牛第四胃（ゆで）《あかせんまい》*11097* 牛小腸《ひも》11098 牛大腸《しまちょう》11099 牛直腸《てっぽう》11100 牛子宮（ゆで）《こぶくろ》11102 牛腱（ゆで）*11101*

牛肉調理加工品

食品番号	食品名
11104	ローストビーフ［市販品］
11105	コンビーフ缶詰
11106	牛味付け缶詰《大和煮缶詰》［液汁を含んだもの］
11107	ビーフジャーキー
11108	スモークタン

【豚肉】－「大型種」は非表記
「脂身つき」（厚さ5mmの皮下脂肪及び筋間脂肪を含む）は非表記
「皮下脂肪なし」－皮下脂肪を完全に除去してあるが筋間脂肪を含む

豚肉

食品番号	食品名
11115	豚かた
11116	豚かた（皮下脂肪なし） 豚中型かた《黒ぶた》11141 豚中型かた（皮下脂肪なし）《黒ぶた》11142
11119	豚かたロース 豚中型かたロース《黒ぶた》11145
11120	豚かたロース（皮下脂肪なし） 豚中型かたロース（皮下脂肪なし）《黒ぶた》11146
11123	豚ロース 豚ロース（焼き）*11124* 豚中型ロース《黒ぶた》11149
11126	豚ロース（皮下脂肪なし） 豚中型ロース（皮下脂肪なし）《黒ぶた》11150
11129	豚ばら 豚中型ばら《黒ぶた》11153
*11130	豚もも 豚中型もも《黒ぶた》11154
11131	豚もも（皮下脂肪なし） 豚もも・皮下脂肪なし（焼き）*11132* 豚中型もも（皮下脂肪なし）《黒ぶた》11155 豚そともも 11136 豚中型そともも《黒ぶた》11158 豚そともも（皮下脂肪なし）11137 豚中型そともも（皮下脂肪なし）《黒ぶた》11159 豚ヒレ赤肉 11140 豚中型ヒレ赤肉《黒ぶた》11162
11163	豚ひき肉 ラード（豚脂）14016〉

内臓など

食品番号	食品名
11169	豚小腸（ゆで）《ひも》
11170	豚大腸（ゆで） 豚胃（ゆで）《がつ》*11168* 豚子宮《こぶくろ》11171 豚舌《たん》11164　豚足ゆで 11172 豚心臓《はつ》11165 豚軟骨ゆで《ふえがらみ》11173 豚じん臓《まめ》11167 豚肝臓（レバー）11166

	食品番号	食品名
ウインナーソーセージ	*11186	ウインナーソーセージ
	11189	フランクフルトソーセージ
		混合ソーセージ 11193
		セミドライソーセージ 11187
		ドライソーセージ 11188
		生ソーセージ（フレッシュソーセージ）11194
		ボロニアソーセージ 11190
		リオナソーセージ 11191
		レバーソーセージ 11192
ハム	11175	ボンレスハム
	*11176	ロースハム
	11178	プレスハム
	11180	チョップドハム
		混合プレスハム 11179 ［主原料：マトン］
		ショルダーハム 11177
		促成生ハム 11181 ［ラックスハムを含む］
		長期熟成生ハム 11182 ［プロシュートを含む］
		骨付ハム 11174
ベーコン	11183	ベーコン
		ショルダーベーコン 11185
		ロースベーコン 11184
他	11195	焼き豚
		スモークレバー 11197　ゼラチン 11198
		レバーペースト 11196
【獣・鯨肉類】		
その他		いのしし《ぼたん》11001
		いのぶた 11002　うさぎ赤肉 11003
		くじら肉 11110　くじらうねす 11111
		さらしくじら 11113
		［尾を薄く切り、熱湯をそそぎながらかき回してゼラチン化させたもの］
		くじら本皮 11112　しか肉 11114
		馬肉《さくら》11109
		*マトンロース 11199
		マトンもも 11200　やぎ赤肉 11204
		ラムかた 11201 ［子羊］
		ラムもも 11203 ［子羊］
		*ラムロース 11202 ［子羊］
【鶏肉】 －若鶏は非表記 成鶏は主に加工用		
鶏肉	11218	鶏手羽
		成鶏手羽 11212
	11219	鶏むね
		成鶏むね 11213
	11220	鶏むね（皮なし）
		成鶏むね（皮なし）11214
	*11221	鶏もも
		鶏もも（焼き）11222
		成鶏もも 11215
	11224	鶏もも（皮なし）
		鶏もも・皮なし（焼き）11225
		成鶏もも（皮なし）11216
	11227	鶏ささ身

	食品番号	食品名
鶏肉		鶏ささ身（焼き）11228
		成鶏ささ身 11217
	11230	鶏ひき肉
	11232	鶏肝臓（レバー）
		鶏筋胃《砂ぎも》11233
		鶏軟骨 11236　鶏心臓《はつ》11231
		鶏皮（むね）11234　鶏皮（もも）11235
		焼き鳥缶詰 11237 ［液汁を含む］
		つくね 19532
鳥肉		あいがも 11205　あひる 11206
		うずら 11207
		かも（皮なし）《まがも》11208
		きじ（皮なし）11209
		しちめんちょう（皮なし）11210
		すずめ（骨あり）11211　はと（皮なし）11238
		フォアグラゆで 11239
		ほろほろちょう皮なし 11240
その他		いなご佃煮 11241　すっぽん 11243
		かえる《うしがえる》11242
		はちの子缶詰 11244

■ 11. 肉類　目安量・重量換算表

食品名	目安単位	可食部重量(g)	目安重量(g)	廃棄率(%)	備考
ロースハム	1枚	20	20		
	超薄切り1枚	10	10		
ベーコン	1枚	17	17		
ウインナーソーセージ	大1本	40	40		
	中1本	20	20		
	小1本	9	9		
フランクフルトソーセージ	1本	60	60		
コンビーフ	1缶	100	100		
鶏・ささ身	1本	43	45	5	すじ
鶏・手羽先（ウィング）	1本	20	55	64	骨
鶏・手羽元	1本	30	50	40	骨
鶏・もも（ドラムスティック）	1本	50	70	29	骨
粉ゼラチン	カップ1	130	130		
	大さじ1	9	9		
	小さじ1	3	3		

12. 卵類

	食品番号	食品名
卵	＊**12004**	鶏卵
	12010	卵黄
	12014	卵白
	12005	ゆで卵
		鶏卵水煮缶詰 12007
	12002	うずら卵
		うずら卵水煮缶詰 12003
		うこっけい卵 12001
		ピータン 12020［あひるの卵で内部を凝固させたもの］
調理品		厚焼きたまご［砂糖入り］12018
		だし巻きたまご 12019
		たまご豆腐 12017

■ 12. 卵類　目安量・重量換算表

食品名	目安単位	可食部重量(g)	目安重量(g)	廃棄率(%)	備考
鶏卵（全卵）	L 1個	55	65	15	付着卵白を含む卵殻
		57	65	13	卵殻
鶏卵（全卵）	M 1個	43	50	15	付着卵白を含む卵殻
		44	50	13	卵殻
鶏卵（卵黄）	1個	17	17		
鶏卵（卵白）	1個	28	28		
鶏卵水煮缶詰	1個	35	35		
うずら卵	1個	13	15	15	付着卵白を含む卵殻
		13	15	12	卵殻
うずら卵水煮缶詰	1個	8	8		
ピータン（あひる卵）	1個	36	65	45	泥状物及び卵殻
		55	65	15	卵殻

13. 乳類

	食品番号	食品名	
牛乳・乳飲料など	＊13003	普通牛乳	無脂乳固形分 8.0% 以上，乳脂肪分 3.0% 以上
		濃厚加工乳 13004	無脂乳固形分 8.0% 以上，乳脂肪分 4.0% 以上
	13005	低脂肪加工乳	無脂乳固形分 8.0% 以上，乳脂肪分 1.0% 表示の製品
		脱脂乳液状乳 13006	主に食品原材料として使用
		ジャージー種生乳 13001	
		＊ホルスタイン種生乳 13002	
	13007	コーヒー乳飲料《ラクトコーヒー》	
		フルーツ乳飲料《ラクトフルーツ》 13008	
		母乳《人乳》13051　やぎ乳 13052	
粉乳	13010	脱脂粉乳《スキムミルク》	
		全粉乳 13009	乳からほとんどの水分を除去し，粉末状にしたもの
		調製粉乳《粉ミルク》 13011	育児用栄養強化品
練乳		＊加糖練乳《コンデンスミルク》 13013	
		無糖練乳《エバミルク》 13012	
クリーム類	13014	クリーム（乳脂肪）	高脂肪タイプ（脂肪分 18.0% 以上）
	＊13015	クリーム（乳脂肪・植物性脂肪）	乳脂肪の一部を植物脂肪で置換したもの
	13016	クリーム（植物性脂肪）	植物脂肪を主原料
	13020	コーヒーホワイトナー・液状（乳脂肪）	脂肪含有量が 20% 前後の低脂肪クリーム
	13021	コーヒーホワイトナー・液状（乳脂肪・植物性脂肪）	脂肪含有量が 20% 前後の低脂肪クリーム
	＊13022	コーヒーホワイトナー・液状（植物性脂肪）	脂肪含有量が 20% 前後の低脂肪クリーム
	13023	コーヒーホワイトナー・粉末状（乳脂肪）	脂肪含有量が 20% 前後の低脂肪クリーム
	＊13024	コーヒーホワイトナー・粉末状（植物性脂肪）	脂肪含有量が 20% 前後の低脂肪クリーム
		ホイップクリーム（乳脂肪）13017	「クリーム」にグラニュー糖を 15% 添加し，泡立てたもの
		ホイップクリーム（乳脂肪・植物性脂肪）13018	「クリーム」にグラニュー糖を 15% 添加し，泡立てたもの
		ホイップクリーム（植物性脂肪）13019	「クリーム」にグラニュー糖を 15% 添加し，泡立てたもの
発酵乳・乳酸菌飲料類	＊13025	プレーンヨーグルト《全脂無糖ヨーグルト》	
	13026	普通ヨーグルト《脱脂加糖ヨーグルト》	砂糖，果糖等の糖類を添加
	13027	ヨーグルトドリンク	
	13028	乳酸菌飲料（乳製品）	無脂乳固形分 3.0% 以上，砂糖等を添加
	13029	乳酸菌飲料（殺菌乳製品）	希釈後飲用，砂糖等を添加
		非乳製品乳酸菌飲料 13030	無脂乳固形分 3.0% 未満で乳等省令の「乳酸菌飲料」に該当しない製品　砂糖等を添加
チーズ類	13038	粉チーズ《パルメザンチーズ》	
	＊13040	プロセスチーズ	
		エダムチーズ 13031	ナチュラルチーズ（硬質チーズ）
		エメンタールチーズ 13032	ナチュラルチーズ（硬質チーズ）
	13033	カテージチーズ	ナチュラルチーズ（軟質チーズ）クリーム入り
	13034	カマンベールチーズ	ナチュラルチーズ（軟質チーズ）
	13035	クリームチーズ	ナチュラルチーズ（軟質チーズ）
		ゴーダチーズ 13036　チェダーチーズ 13037	ナチュラルチーズ（硬質チーズ）
		ブルーチーズ 13039	ナチュラルチーズ（硬質チーズ）
	13041	チーズスプレッド《ぬるチーズ》	プロセスチーズの一種で水分 50% 前後のもの
アイスクリーム類		シャーベット 13049	乳成分入り氷菓．乳固形分が 3.0% 以下
	13043	アイスクリーム（普通脂肪）	乳固形分 15.0% 以上，うち乳脂肪分 8.0% 以上
		アイスクリーム（高脂肪）13042	乳固形分 15.0% 以上，うち乳脂肪分 8.0% 以上
	13045	ラクトアイス（普通脂肪）	乳固形分 3.0% 以上を含む
		ラクトアイス（低脂肪）13046	乳固形分 3.0% 以上を含む
		アイスミルク 13044	乳固形分 10.0% 以上，うち乳脂肪分 3.0% 以上
		ソフトクリーム 13047	コーンカップを除いたもの

13. 乳類　目安量・重量換算表　＊比重考慮

食品名	目安単位	目安重量(g)	備考
普通牛乳	1L	＊1030	成分表の備考欄では100mL=103g
	500mL	＊515	
	200mL	＊206	
	大さじ1杯	15	
	小さじ1杯	5	
加工乳濃厚	200mL	＊208	
加工乳低脂肪	200mL	＊208	
脱脂乳	200mL	＊208	
乳飲料コーヒー	200mL	＊210	
乳飲料フルーツ	200mL	＊210	
脱脂粉乳	カップ1杯	90	
	大さじ1杯	6	
	小さじ1杯	2	
生クリーム	カップ1杯	＊210	
	大さじ1杯	15	
	小さじ1杯	5	
コーヒーホワイトナー液状	カップ入り1個	5	
	カップ入り小1個	3	
コーヒーホワイトナー粉末	大さじ1	5	
	小さじ1	1	
	ティースプーン山盛り1	2	
ヨーグルト（全脂無糖）	大1個	500	プレーンタイプ
ヨーグルト（加糖）	ミニカップ1個	70	
	カップ1個	100	
	カップ1個	130	
ヨーグルトドリンク	240mL（紙パック細長タイプ）	＊259	発酵乳
	125mL	＊135	
乳酸菌飲料（乳製品）	65mL	＊70	
乳酸菌飲料（非乳製品）	200mL（紙パック普通）	＊216	
	100mL（紙パック小）	＊108	
	80mL	＊86	
乳酸菌飲料殺菌乳製品	100mL	＊124	希釈後飲用
粉チーズ（パルメザンチーズ）	カップ1杯	90	
	大さじ1杯	6	
	小さじ1杯	2	
プロセスチーズ	6Pチーズ1個	25	
	スライス1枚	18	
アイスクリーム	カップ1個（120mL）	＊105	
	ミニカップ1個	62	
ラクトアイス	カップ1個	80	
	バータイプ普通1個	90	
	バータイプ小1個	50	
アイスキャンデー	バータイプ普通1個	50	
	バータイプ小1個	30	

14. 油脂類

食品番号	食品名
植物油	
14006	調合油 ［配合割合：なたね油1, 大豆油1］
	オリーブ油 14001
	ごま油 14002
	米ぬか油《米油》14003
	サフラワー油《べにばな油》14004
	大豆油 14005
	とうもろこし油《コーンオイル》14007
	なたね油 14008　　ひまわり油 14011
	綿実油 14012
	やし油《ココナッツオイル》14013
	落花生油 14014
	〈ラー油《唐辛子油》17006〉
	〈全卵型マヨネーズ 17042〉
	＊〈卵黄型マヨネーズ 17043〉
マーガリン	
14021	ファットスプレッドマーガリン
	ソフトタイプマーガリン 14020
	ショートニング 14022
	［食用加工油脂の一種で固形状, 製菓, 製パンなどに使用］
バター	
14017	有塩バター
	発酵バター 14019［芳香がある］
	無塩バター 14018［製菓原料用等］
動物脂	
	牛脂《ヘッド》［すき焼きなどに使用］14015
14016	ラード《豚脂》［ラーメンなど中華料理, 揚げ物, 炒め物などに使用］

15. 菓子類

食品番号	食品名
【あめ類】	
あめ・キャンデー	
*15041	あめ玉
15110	ドロップ
	チャイナマーブル《かわり玉》15109
	［口の中で溶けるにつれていろいろな色に変わるあめ］
	バタースコッチ 15111 ［ハードキャンデー］
	ブリットル 15112 ［炒り落花生入り，ハードキャンデー］
錠菓	錠菓 15106
	［果汁系，砂糖が主原料で，これに結合剤，果汁等を少量混合したもの］
その他	キャラメル 15105
	ゼリーキャンデー 15107
	［主原料の砂糖，水あめを凝固剤（ゼラチン，ペクチン，寒天等）で固めたもの］
	ゼリービーンズ 15108
	［ゼリーを糖液で交互に被覆，乾燥したもの］
【ガム】	
15118	板ガム
	糖衣ガム 15119　　風船ガム 15120
【スナック類】	
	コーンスナック 15102
15103	ポテトチップス
	成形ポテトチップス 15104
【チョコレート類】	
15114	カバーリングチョコレート
	［部分割合：チョコレート 3，ビスケット 2］
15115	ホワイトチョコレート
15116	ミルクチョコレート
	アーモンドチョコレート 19503
【パン・パイ・中華まん】	
	アップルパイ 15080
15069	あんパン
	あんまん 15034
15070	クリームパン
	ジャムパン 15071　　チョココロネ 15072
15076	デニッシュペストリー
	肉まん 15035
	パイ皮 15079　　ミートパイ 15081
	メロンパン 19507
【ビスケット類】	
クッキー	ウエハース 15092
	中華風クッキー 15054
	［油脂としてラードを用いたもの］
	サブレ 15095
15097	ハードビスケット ［表面に針穴がついている］
*15098	ソフトビスケット
	［表面につやがなく，小型が多い，「クッキー」含む］
	ロシアケーキ 15100
	［ビスケットの生地の上に，マカロン生地を絞り，ゼリージャム，マーマレード等で飾ったもの］

食品番号	食品名
スナッククラッカー	
15093	オイルスプレークラッカー《スナッククラッカー》
	ソーダクラッカー 15094
	パフパイ 15096
	［小麦粉主体の層と油脂の層を交互に折りたたんで成形し，砂糖等をふりかけて軽く焼き上げたもの］
	プレッツェル 15099
	［生地を押し出して紐を結んだ形や棒状に成型し，食塩を振りかけて，焼いたもの］
ボーロ	衛生ボーロ 15061
	そばボーロ 15062
【マシュマロ】	
	マシュマロ 15113
【マロングラッセ】	
	マロングラッセ 15117
【カステラ・ケーキ・デザート 菓子】	
ケーキ	15009　カステラ
	15075　ショートケーキ ［デコレーションケーキを含む］
	スポンジケーキ 15074
	15082　バターケーキ ［パウンドケーキ，マドレーヌを含む］
	15083　ホットケーキ
	ベイクドチーズケーキ 19501
	レアチーズケーキ 19502
	15073　シュークリーム ［エクレアを含む］
ドーナツ	15077　イーストドーナッツ ［パン生地のドーナツ］
	15078　ケーキドーナッツ
	［菓子生地のドーナツ，ドーナッツ専門店の品揃えとして多い］
ワッフル	15084　カスタードクリーム入りワッフル
	ジャム入りワッフル 15085
ゼリー・ババロアなど	15087　オレンジゼリー
	コーヒーゼリー 15088
	ミルクゼリー 15089　　ワインゼリー 15090
	ババロア 15091
	15086　プリン《カスタードプディング》
	〈シャーベット［乳成分入り］13049〉
【和・干菓子類】	
おこしなど	おこし 15043
	［米おこし，岩おこし，あわおこし，雷おこしを含む］
	ごかぼう 15047
	［米や粟を炒ったおこし種を，砂糖，水あめなどでからめた干菓子］
かりんとう	芋かりんとう 15042
	15045　黒かりんとう
	白かりんとう 15046
小麦粉せんべい	15049　かわらせんべい
	小麦粉あられ 15101
	炭酸せんべい 15048
	《鉱泉せんべい，類似品：カルルス煎餅》
	15051　ごま入り南部せんべい
	落花生入り南部せんべい 15052
	巻きせんべい 15050
	［有平糖の白餡を芯として巻いてあるもの］

資料1 A. 食品番号 15. 菓子類

分類	食品番号	食品名
小麦粉せんべい		松風 15063
		［小麦粉，砂糖，水あめ等を捏ねた生地にけしの実をふりかけて焼き，熱いうちに切ったもの］
		八つ橋 15065
米菓	15057	揚げせんべい
	15058	甘辛せんべい
		［ざらめ糖を表面にまぶしたり，砂糖じょうゆで甘辛く仕上げたもの］
	15059	あられ《あられもち，関西：おかき，かきもち》
	*15060	塩せんべい
		［型抜き生地を焼いてしょうゆを主体とする調味液を塗り，さらに焼き上げたうるち米せんべい］
		ひなあられ（関東風）15055
		ひなあられ（関西風）15056
		ピーナッツ入りあられ 19510
豆菓子		おのろけ豆 15044
		［落花生に塩味の寒梅粉で衣掛けしたもの］
		三島豆 15064 ［大豆を煎り，砂糖で衣掛けしたもの］
らくがん		しおがま 15053
		［らくがんよりも余分に湿り気のあるらくがん風和菓子］
		らくがん 15066
		［穀粉を煎ったものに砂糖を加え，木型に詰めて抜き取り加熱乾燥したもの］
		麦らくがん 15067
		もろこしらくがん 15068

【和・中華，生・半生菓子類】

分類	食品番号	食品名
甘納豆		甘納豆（あずき）15001
		甘納豆（いんげんまめ）15002
		甘納豆（えんどう）15003
中華菓子		げっぺい 15020
		［小麦粉，砂糖，卵黄，油脂などを混ぜあわせた生地で，あん又は木の実，果実の砂糖漬けなどを混ぜあわせたものを包んで焼いた中華焼き菓子］
団子		きび団子 15012
		［ぎゅうひを成型し，砂糖をまぶしたものできびを用いた「きび団子」とは異なる］
		くし団子（あん）15018
		くし団子（しょうゆ）《みたらし，焼き団子》15019
まんじゅう	15029	カステラまんじゅう
		［栗まんじゅうより固めの皮の黄味あんまんじゅう］
		くずまんじゅう《くずざくら》15030
	15031	くりまんじゅう
		タルト《カステラのあん巻き》15024
		［洋菓子のタルトとは異なる］
	15032	とうまんじゅう
		［焼型を使ったまんじゅう］
	*15033	蒸しまんじゅう
		《薬まんじゅう，酒まんじゅう，春日まんじゅう，利休まんじゅう，そばまんじゅう等》
もち菓子など		うぐいすもち 15007
	15008	かしわもち
		草もち《よもぎもち》15017
		桜もち（関東風）15021 ［皮の主原料は小麦粉］
		桜もち（関西風）15022 ［道明寺種］

分類	食品番号	食品名
もち菓子など	15023	大福もち
		あん入り生八つ橋 15004
		ういろう 15006
		ぎゅうひ 15013
		［水を加えて捏ねたもち粉あるいは白玉粉を蒸して練り，加熱しながら砂糖を加え，練ったもの］
		ちまき 15025
		［砂糖と上新粉を捏ねて蒸し，円錐型に成型し，笹の葉で巻き，藺（い）を巻きつけ蒸したもの］
		ゆべし 15037
		［もち米またはうるち米の粉に砂糖，みそ，しょうゆを加え，柚子汁を混ぜ蒸し上げたもの］
ようかん	15038	練りようかん
	15039	水ようかん
		蒸しようかん 15040
その他	15005	今川焼［たい焼，ともえ焼，小判焼を含む］
		かのこ 15010
		［ぎゅうひやようかん等を芯とし，練りあんで包み，外側を蜜（みつ）漬けあずきで覆い，さらに寒天で表面に艶（つや）をつけたもの］
		かるかん 15011
		［やまいも（鹿児島特産）を用いた蒸し菓子，あんが入っているのは「かるかん饅頭」］
		きりざんしょ 15014
		［捏ねて蒸した上新粉を搗き，砂糖を混ぜて搗き，山椒（さんしょう）油等で風味をつけ，薄く延ばしてから切ったもの］
		きんぎょく糖 15015
		［寒天を水で加熱溶解した後，砂糖を加えて煮つめ，水あめを加え，型に入れて固めたもの］
		きんつば 15016
		［小麦粉に砂糖を加え，水を加えて捏ねた生地でつぶしあんを包み，平鍋で両面及び側面を焼くか，あんに水どきした小麦粉をつけて焼く］
		くずまんじゅう《くずざくら》15030
		ちゃつう 15026
		［小麦粉，砂糖，卵白，ひき茶を混ぜて捏ねた生地であんを包み両面を焼いたもの］
	15027	どら焼
		ねりきり 15028
		［白あんにぎゅうひやみじん粉，やまいもなどをつなぎとして加え練り上げたもの］
	15036	もなか

■ 15. 菓子類 目安量・重量換算表

食品名	目安単位	目安重量（g）	備考
キャンデー	1個	3〜5	
キャラメル	1個	5	
チョコレートミルク（板チョコ）	1枚	50	
アーモンド入りチョコレート	1粒	5	
アップルパイ	1個	75	
あんパン	1個	100	
	小1個	65	
	ミニ1個	35	1袋6〜7個入り

食品名	目安単位	目安重量（g）	備考
クリームパン	1個	60	
	ミニ1個	35	1袋6〜7個入り
ジャムパン	1個	100	
チョココロネ	1個	80	
デニッシュペストリー	1個	50〜100	
スナック（小麦粉あられ）	1袋	90	
	小1袋	25	
スナック（コーン系）	1袋	80	
ポテトチップス	1袋	90	
ウエハース	1枚	2.5	
ビスケット（ハード）	1枚	6	
ビスケット（ソフト）	1枚	10	
中華風クッキー	1枚	40	
クラッカー（オイルスプレー）	1枚	3.3	
クラッカー（ソーダ）	1枚	6	
パフパイ	1枚（長）	14	
	1枚（短）	6	
プレッツェル	1箱	90	
	1本	1.5	
衛生ボーロ	10粒	5	
マロングラッセ	1個	20	
カステラ	1切れ	50	
ショートケーキ	特大1切れ	140	
	大1切れ	100	
	1切れ	85	
マドレーヌ（バターケーキ）	1個	25	
シュークリーム	1個	70〜100	
	小1個	35	
イーストドーナッツ	1個	65	
ケーキドーナッツ	1個	60	
カスタードプリン	1個	130	
	小1個	90	3連タイプ
ゼリー・オレンジ	1個	100	
ゼリー・コーヒー	1個	100	
ゼリー・ミルク	1個	130	
ゼリー・ワイン	1個	80	
ワッフル・カスタード	1個	50	
ワッフル・ジャム	1個	40	
南部煎餅・ごま	1枚	10〜15	
南部煎餅・ピーナツ	1枚	10〜15	
八つ橋	1枚	5	
揚げせんべい	1枚	12	
塩せんべい	大1枚	24	
薄焼きせんべい	1枚	1.7	
今川焼き	1個	90	
たい焼き	1個	100	
かしわもち	1個	80	
草もち	1個	50	
桜餅関東	1個	50	
桜餅関西	1個	50	道明寺種
大福もち	1個	100	
くし団子あん	1本	80	
くし団子しょうゆ	1本	80	たれ付き
どらやき	1個	80	

食品名	目安単位	目安重量（g）	備考
あん入り生八つ橋	1個	25	
ねりきり	1個	45	
蒸しまんじゅう	1個	45	
あんまん	大1個	150	
	1個	100	
肉まん	大1個	150	
	1個	100	
練りようかん	1切れ	50	
水ようかん（缶詰）	1個	80	

16. し好飲料類

	食品番号	食品名
みりん	16025	本みりん ［調味料として使われる］
		本直しみりん 16026
		［「本みりん」に「しょうちゅう」又はアルコールを加えたもの］
		〈みりん風調味料 17054〉（塩分 0.2%）
甘酒・日本酒・焼酎		甘酒 16050
	16001	清酒《日本酒》
		吟醸酒《日本酒》16004
		純米吟醸酒《日本酒》16005
		純米酒《日本酒》16002
		本醸造酒《日本酒》16003
		白酒 16024
	*16015	しょうちゅう・25度
	16014	しょうちゅう・35度
		チューハイ 19631
ビール類	*16006	淡色ビール ［生ビール含む］
		黒ビール 16007 ［生ビール含む］
		［淡色ビールと比べてアルコール濃度が高く味は濃厚］
		スタウトビール 16008
	16009	発泡酒 ［製法や香味が「ビール」と類似している］
		ダイエットビール 19625
洋酒・果実酒など		紹興酒《老酒》16013
		［中国の醸造酒：黄酒，長期間熟成させたものが一般に老酒と呼ばれる］
	16016	ウイスキー
	16017	ブランデー
		ウオッカ 16018
		［代表的なアルコール度数，40容量％（度）］
		合成清酒 16023
		ジン 16019
		［代表的なアルコール度数，40容量％（度）］
		ベルモット甘口タイプ（イタリア型）16031
		ベルモット辛口タイプ（フランス型）16032
		マオタイ酒 16021
	16022	梅酒
		薬味酒 16027
	16010	白ワイン
	*16011	赤ワイン
	16029	スイートワイン《ポート　ワイン》［甘味果実酒］
		キュラソー 16028 ［オレンジキュラソー］
		ペパーミント 16030
		ラム（ヘビーラム）16020
		［菓子用等に比較的広く用いられる47容量％（度）］
		ロゼ（ワイン）16012
茶類・浸出液	*16037	せん茶（浸出液）
	16039	番茶（浸出液）
	16040	ほうじ茶（浸出液）
	16041	玄米茶（浸出液）
		かまいり茶（浸出液）16038
		玉露（浸出液）16034
	16055	麦茶（浸出液）

	食品番号	食品名
茶類浸出液	16042	ウーロン茶（浸出液）
	16044	紅茶（浸出液）
茶葉など	16035	抹茶（粉末）
	16051	昆布茶（粉末）
		玉露（茶葉）16033　　紅茶（茶葉）16043
		せん茶（茶葉）16036
コーヒーココア類	16046	インスタントコーヒー（粉末）
	16045	コーヒー（ドリップ式，浸出液）
	16047	コーヒー飲料 ［缶入りコーヒー乳成分入り飲料］
	16049	ミルクココア（粉末・粉乳，砂糖入り）《インスタントココア》
		ピュアココア（粉末・粉乳，砂糖なし）《純ココア》16048
		ココア飲料 19630
炭酸飲料類	16052	炭酸飲料果実色（無果汁）
	16053	コーラ
		ノンカロリーコーラ 19621
		ハーフカロリーコーラ 19622
	*16054	サイダー
スポーツ飲料・その他		スポーツ飲料 19601
		アミノ酸飲料 19602

※野菜ジュース（果汁入り）は P.124 を参照
※青汁（粉末）は P.122 を参照

■ 16. し好飲料類　目安量・重量換算表　*比重考慮

食品名	目安単位	目安重量（g）
日本酒	1合	180
ビール	小缶（135mL）	*136
	小缶（250mL）	*253
	普通缶（350mL）	*354
	大缶（500mL）	*505
	大瓶1本（633mL）	*639
	大ジョッキ1杯（500mL）	*505
	中ジョッキ1杯（400mL）	*404
	小ジョッキ1杯（250mL）	*253
ワイン	ワイングラス1杯	80
ウイスキー	シングル1杯	*29
	100mL	*95.2
焼酎	100mL（35度）	*95.8
	100mL（25度）	*97.0
抹茶（粉末）	カップ1杯	110
	大さじ1杯	6
	小さじ1杯	2
昆布茶（粉末）	ティースプーン1杯	4
	小さじ1杯	2
インスタントコーヒー（粉末）	大さじ1杯	3
	ティースプーン山盛り1杯	2
	小さじ1杯	1

食品名	目安単位	目安重量（g）
ココア（粉末）	カップ1杯	90
	大さじ1杯	6
	小さじ1杯	2
ミルクココア（粉末）	大さじ1杯	6
	ティースプーン山盛り1杯	4
	小さじ1杯	2
	ティースプーン1杯	2
その他の缶飲料	500mL缶	500
	350mL缶	350
	250mL缶	250
	195mL缶	195
	165mL缶	165
ペットボトル飲料	500mL	500
	350mL	350
本みりん	100mL	＊117
本直しみりん	100mL	＊103
みりん風調味料	100mL	＊126

17．調味料及び香辛料類

分類	食品番号	食品名
しょうゆ		魚醤 19330
	＊17007	濃口しょうゆ
	17008	うす口しょうゆ ［濃口に比べると色も味も薄いが、塩分含量は多い］
		さいしこみしょうゆ《甘露しょうゆ》17010 ［濃口より色沢、味が濃厚、たまりしょうゆより香りが高い］
		しろしょうゆ 17011 ［淡口より色が薄く甘みが強い　調理用の他加工用に使用］
		たまりしょうゆ 17009 ［味が濃厚、刺し身醤油や加工食品用などに使用］
		減塩しょうゆ 19101
つゆめんゆ	＊17029	ストレートめんつゆ
	17030	三倍濃厚めんつゆ
塩	＊17012	食塩
		精製塩 17014　　並塩《粗塩》17013
酢・ビネガー	＊17015	穀物酢
	17016	米酢
		りんご果実酢《サイダービネガー，アップルビネガー》17018
		ワインビネガー《ぶどう果実酢，ワイン酢》17017
		すし酢 19323
みそ・即席みそ	17044	甘みそ（米みそ）
	＊17045	淡色辛みそ（米みそ）［種類−信州みそなど］
		即席みそ（粉末タイプ）17049 ［淡色辛みそを凍結乾燥したもの］
		即席みそ（ペーストタイプ）17050
	17046	赤色辛みそ（米みそ）［種類−仙台みそなど］
	17047	麦みそ［田舎みそと呼ばれる色の赤いものが多い］
	17048	豆みそ［種類−八丁みそ、たまりみそなど］
		減塩みそ 19102
だしの素	17027	固形コンソメ
	17028	顆粒風味調味料
		おでん用調味料 19320
		キムチの素 19401
		コーンスープ（粉末）19902
		わかめスープ（粉末）19909
だし汁・味付なし		かつおだし 17019
		昆布だし 17020
		かつお・昆布だし 17021
		しいたけだし 17022
		煮干だし 17023
		鶏がらだし（塩分0.1%）17024
		中華だし 17025
		洋風だし 17026
酒かすみりん		酒かす 17053
	17054	みりん風調味料［アルコール分1度未満］
		〈本みりん 16025〉
		〈本直しみりん 16026〉
ドレッシング類	17039	ノンオイル和風ドレッシング
		和風ドレッシング（オイル入り）19326
	＊17040	フレンチドレッシング［分離型ドレッシング］
	17041	サウザンアイランドドレッシング

資料1　A．食品番号　17．調味料及び香辛料類

分類	食品番号	食品名
ドレッシング類		［乳化型ドレッシング，クリーミータイプ］ ごまドレッシング（クリームタイプ）19322 マヨネーズ（全卵型）17042
	17043	マヨネーズ（卵黄型） エネルギーハーフマヨネーズ 19201
ソース・トマト加工品類	＊**17001**	ウスターソース
	17002	中濃ソース
	17003	濃厚ソース《トンカツソース》 お好み焼きソース 19332 焼きそば粉末ソース 19406 オイスターソース（かき油）17031 　［中国料理に使用］ トマトピューレー 17034 トマトペースト 17035
	＊**17036**	トマトケチャップ
	17037	トマトソース［食塩，香辛料を加えて調味したもの］
	17038	チリソース ［ケチャップより味は濃厚，食塩，香辛料，砂糖，野菜類を加えて調味したもの］ エビチリの素 19331 チャーハンの素 19333 マーボー豆腐の素 17032 　［レトルトパウチ製品］
	17033	ミートソース［缶詰及びレトルトパウチ製品］ ホワイトソース（液状）19324 デミグラスソース（液状）19325
ルウ	**17051**	カレールウ ハヤシルウ 17052 クリームシチュールウ（固形）19321
イースト		圧搾パン酵母《イースト》17082 ＊乾燥パン酵母《ドライイースト》17083 ベーキングパウダー 17084
香辛調味料類		オールスパイス《ピメント》17055 オニオンパウダー（塩なし）17056 からし粉 17057
	17058	練りからし（塩分7.4%） マスタード（練り）《フレンチマスタード》17059 　（塩分3.0%） マスタード（粒入り）《荒挽きマスタード》17060 　（塩分4.1%） ガーリックパウダー 17075
	17061	カレー粉 クローブ《ちょうじ》17062 黒こしょう 17063 こしょう（混合）《ペッパー》17065 白こしょう 17064 粉さんしょう 17066 シナモン《にっけい》17067 粉しょうが 17068 おろししょうが 17069　［市販品］ セージ 17070 タイム（塩分1.5%）17071 チリパウダー（塩分6.4%）17072

分類	食品番号	食品名
香辛調味料類		とうがらし粉《一味唐辛子》17073 ナツメグ《にくずく》17074 おろしにんにく（塩分4.6%）17076　［市販品］ 粉末バジル《めぼうき・バジリコ》17077 乾燥パセリ 17078　　パプリカ 17079 わさび粉（からし入り）17080
	17081	練りわさび（塩分6.1%）［市販品］ チリペッパーソース 17005　［タバスコソース等を含む］ ラー油《唐辛子油》17006 トウバンジャン 17004　［中国料理に使用］
つけだれ・めん類の汁		中華そば（スープ・とんこつ）19334 冷し中華のたれ（しょうゆ）19335 ポン酢 19402 ごまだれ 19404 焼き肉のたれ 19405
ふりかけ・茶漬けの素		かつお風味ふりかけ 19411 しそふりかけ 19412 お茶漬けの素 19420

■ 調味料・油脂・砂糖類　目安量・重量換算表

食品番号	食品名	小さじ1 目安重量(g)	大さじ1 目安重量(g)	カップ1 目安重量(g)	目安単位（g）	参考
03003	上白糖	3	9	130	1つまみ (0.2)	
03005	グラニュー糖	4	12	180	スティック1本 (6) スティック1本 (3)	
03006	ざらめ	5	15	200		
03008	角砂糖				1個 (4〜5)	
03016	水あめ	7	21	280		
03022	はちみつ	7	21	280		
P.129 参照*	ジャム	7	21	250		
07046	マーマレード	7	21	270		
P.143 参照*	油	4	12	180		
14017	バター	4	12	180		塩分：有塩−1.9%, 発酵−1.3%
14020	マーガリン（ソフトタイプ）	4				
14021	（ファットスプレッド）	5				
14016	ラード	4	12	170		
14022	ショートニング	4	12	160		
P.147 参照*	ワイン	5	15	200		
P.147 参照*	酒	5	15	200	1合 (180)	
16025	みりん	6	18	230		
17054	みりん風調味料	6	19	250		塩分 0.2%
17007	しょうゆ	6	18	236	1かけ (3〜5) 小袋 5mL (6)	塩分：濃口−14.5%, 薄口−16.0% 減塩−5.2%
17012	食塩	6	18	240	1つまみ (0.5〜1.5) 1ふり (0.1〜1)	
17014	精製塩	6	18	240	1つまみ (0.5〜1.5) 1ふり (0.1〜1)	
17013	天然塩・並塩《粗塩》	5	15	180		
P.148 参照*	みそ	6	18	230		塩分：甘みそ−6.1%, 淡色辛みそ−12.4% 赤色辛みそ−13%, 麦みそ−10.7% 豆みそ−10.9%, 減塩みそ−6.1%
P.148 参照*	酢	5	15	200		
17001	ウスターソース	6	17		1かけ (5)	塩分 8.4%
17002	中濃ソース	6	17			塩分 5.8%
17003	濃厚ソース	6	17			塩分 5.6%
17034	トマトピューレ	5	15	210		塩分 0.4%
17036	トマトケチャップ	5	15	230	1かけ (6) スティック1本 (12)	塩分 3.3%
P.149 参照*	マヨネーズ	4	12	190	1かけ (5) スティック1本 (12)	塩分：卵黄型−2.3% 全卵型−1.8%
17040	分離型ドレッシング	6	17			塩分 3.0%
17039	ノンオイルドレッシング	5	15			塩分 7.4%
17061	カレー粉	2	6	80		
17051	カレールウ				1皿分 (20)	塩分 10.7%
17032	マーボー豆腐の素				1袋 (140)	
17033	ミートソース				1缶 (295)	
17058	練りからし	6				
17081	練りわさび	6				
17028	顆粒風味調味料［和風だしの素］	3			1袋 (9)	塩分 40.6%
17027	固形コンソメ				1個 (5)	塩分 43.2%
	ガラスープの素（顆粒）	3	9			塩分 42.0%
01004	オートミール	2	6	80		
P.117 参照*	小麦粉（薄力粉・強力粉）	3	9	110		
P.117 参照*	生パン粉・パン粉	1	3	40		
02034	片栗粉（じゃがいもでんぷん）	3	9	130		
02035	コーンスターチ	2	6	100		
01114	上新粉	3	9	130		
01121	道明寺粉	4	12	160		
05018	ごま	3	9	130		
	練りごま	5	15	210		
11198	粉ゼラチン	3	9	130		
17084	ベーキングパウダー	4	12	150		

＊は本書内の該当頁を参照

B. 調味料の割合・吸油率表

1. 調味料重量や吸油率について

調味料の重量は，対象者からの記録が不正確な場合や記入漏れが多いので，調査者は「調味料の割合・吸油率表」を参考に，個人差・地域の特性に配慮して調味料摂取量を推定する．

> **注　意**
>
> 調味料の割合・吸油率表では，汁物料理・たれ・めん類の汁については"汁"の重量中の割合を示し，それ以外の調理法（煮物，揚げ物など）については，"生の素材重量"に対する重量割合を示している．
> ※"生の素材重量"に対する重量割合を示しているので，「ゆで」「水戻し」などの調理後重量に対して，調味料の重量を推定する場合は，調理による重量変化に注意すること．
> 　例）「揚げ物の0.6％塩分の下味」を適用する場合
> 　　　できあがり状態の重量100gに対して0.6％塩分で計算すると，調理前の素材重量100gの塩分パーセントは，調理によって素材重量が約70％に減少する食品では，0.9％程度になる．
> 　　　$0.6/70 \times 100 = 0.9$

素材ごとの重量変化率や素材中のナトリウム量はさまざまなので，おおまかな目安として活用すること．また，すまし汁の塩としょうゆ，洋風料理のコンソメと塩などの調味料の種類は，適宜変更してもかまわない．

1) 表中の調味料の重量比は，下記①〜③の割合で計算している．
　① 和え物，煮物で，甘味としてみりんを使う場合は，みりん：砂糖＝3：1
　② しょうゆ：塩＝7：1
　③ みそ：塩＝8：1
　の重量比を用いること

2) その他，下記について注意すること．
　④ 汁物やめんつゆ，たれなどは，容量と重量の比重はおおよそ「1」としている．
　⑤ 「乾物」については，「ゆで」たり「水戻し」した状態の重量で調味料の割合を計算する．
　⑥ 揚げ物の吸油量は，から揚げは，〔**素材重量×吸油率**〕で求め，衣の重量が多い天ぷら・フライでは，〔**（素材重量＋衣の重量）×吸油率**〕の計算式で求める．

2. 調味料の割合・吸油率表

調味料の割合・吸油率表は，調理前の素材重量に対する割合を参考として示している．

使用にあたっては，個人差・地域特性に配慮するとともに，調理による重量変化率を考慮し摂取量を推定すること．

※番号不明な場合の調味料は，以下のようにしてある

油	小麦粉	コンソメ	砂糖	塩	しょうゆ	酢	パン粉	みそ	卵
↓	↓	↓	↓	↓	↓	↓	↓	↓	↓
14006	1015	17027	3003	17012	17007	17015	1079	17045	12004

注）甘味として砂糖ではなくみりんを使う場合は，みりん重量を砂糖量の3倍にする
　しょうゆ：塩＝7：1　　みそ：塩＝8：1　　みりん：砂糖＝3：1（重量比）

【和え物】

素材重量[注1] 100gに対する重量割合（%）

種　類	調理前の素材重量に対する塩分パーセント	17007 しょうゆ	17045 みそ	17012 塩	3003 砂糖	17015 酢	その他
おひたし	0.8%	6					
からし和え、わさび和え	0.8%	6					わさびからし省略
ごま和え	0.8%	6			3		ごま3
ピーナッツ和え	0.8%	6					ピーナッツ　8
三杯酢和え	0.8%	6			2	5	
甘みそ和え	1.0%		8		4		
酢みそ和え	1.0%		8		4	8	
酢のもの	0.8%			0.8	5	8	
マヨネーズ和え	0.8%			0.5			マヨネーズ15
白和え[注2]	1.0%	4		1	10		豆腐50　ごま15

食品番号：豆腐4034，ごま5018，ピーナッツ5035，マヨネーズ17043
注1）「ゆで」「水戻し」などの調理後重量に対して，調味料の重量を推定する場合は，調理による重量変化に注意する
注2）白和えは，素材と和え衣の合計重量に対する塩分パーセントである

【煮　物】

素材重量[注1] 100gに対する重量割合（%）

種　類	素材重量に対する塩分パーセント	17007 しょうゆ	17045 みそ	3003 砂糖	14006 油	備考
煮物　1.2%塩分（通常）	1.2%	8		3		しょうゆと塩の割合は，適宜考慮する．酒は省略可
煮物　3%塩分（濃い）	3.0%	21		5		しょうゆと塩の割合は，適宜考慮する．酒は省略可
佃煮	6.0%	42		0〜8		
煮物，炒め煮	1.0%	7		3	3	しょうゆと塩の割合は，適宜考慮する．酒は省略可
みそ煮	1.5%		12	5		

【炒め物・焼き物】

素材重量[注1] 100gに対する重量割合（%）

種　類	素材重量に対する塩分パーセント	17012 塩	17007 しょうゆ	3003 砂糖	17045 みそ	14006 油	その他
炒め物，ソテー	0.8%	0.8				7	
中華八宝菜（片栗粉あん）	1.0%	0.5	3			7	片栗粉4
塩焼き	1.0%	1					
照り焼き	1.0%		7	3			みりん10
みそ焼き	1.0%			8	8		
バター焼き	0.9%	0.8					バター7
ムニエル	0.8%	0.8				7	小麦粉5
目玉焼き						2	
卵厚焼き	0.6%	0.6		5		2	

資料1　B. 調味料の割合・吸油率表

【揚げ物】

素材重量注1) 100gに対する下味注3)と衣材料の重量割合（%）

種　類	「素材+衣」100gに対する吸油率	17012 塩	17007 しょうゆ	1015 小麦粉	12004注4) 卵	1079 パン粉
素揚げ	10%	0.6				
から揚げ，衣揚げ	10%	0.6		5	5	
から揚げ（しょうゆ味）	10%		4	5		
天ぷら・普通衣	10%	0.6		5	5	
天ぷら・厚い衣（かき揚など）	15%	0.6		8	8	
フライ・普通衣	10%	0.6		5	5	5
フライ・厚い衣（串カツなど）	15%	0.6		8	8	8

注3）素材に下味が必要なときの割合
注4）調理コード「X」をつける
＊ソース・しょうゆなどの卓上調味料の使用に注意
＊天ぷら・フライの吸油量は，素材と衣の合計重量に吸油率を乗じる

【ご飯もの】

「めし+具」100gに対する重量割合（%）

種　類	めし+具に対する塩分パーセント	17012 塩	17007 しょうゆ	17015 酢	3003 砂糖	14006 油	備　考
混ぜご飯	0.6%	0.6					酒は省略可
混ぜご飯	1.0%	0.4	4				しょうゆと塩の割合は，適宜考慮する．酒は省略可
ピラフ，チャーハン	1.0%	1				7	しょうゆと塩の割合は，適宜考慮する．酒は省略可
寿司飯用合わせ酢注5)	0.5%	0.5		5	3		

注5）「めし」100gに対する重量割合（%）

【つけだれ・めん類の汁】

たれ・めん類の汁100mL中の重量割合（%）

種　類	できあがり100mL中の塩分パーセント	17007 しょうゆ	17015 酢	17045 みそ	17027 コンソメ	14006 油	その他
ポン酢	7.3%	50	50				
しゃぶしゃぶごまだれ	4.6%	32					ごま24，砂糖12，酒18
つけめん汁	3.3%						めんつゆストレート100
冷やし中華汁注6)	0.6%	4	3			1	
かけうどん，そば汁	2.3%						めんつゆストレート70
ラーメン汁	2.2%				5		
みそラーメン汁	2.3%			8	3		

食品番号：砂糖3003，ごま5018，酒16001，めんつゆストレート17029
注6）冷やし中華汁は「ゆでめん+具」100gに対する重量割合（%）

【汁物】

具を含めない汁100mLに対する重量割合（％）

種類	具を含めない汁100mLに対する塩分パーセント	17007 しょうゆ	17045 みそ	17012 塩	備考
すまし汁	0.6%	3		0.1	しょうゆと塩の割合は、適宜考慮する．
すまし汁	0.8%	5			しょうゆと塩の割合は、適宜考慮する．
みそ汁	0.8%		6		
みそ汁	1.0%		8		
みそ汁	1.2%		10		
茶碗蒸しの卵液	0.8%	5			卵25[注7]　しょうゆと塩の割合は、適宜考慮する．
コンソメスープ	0.6%				固形コンソメ1

食品番号：卵12004，コンソメ17027
注7）調理コード「X」をつける
＊みそ汁1杯分の標準量は汁150mL＋具は約50g（容量と重量の比重はおおよそ「1」）

C. 食品の廃棄率一覧表

食品番号	食品名	廃棄率(%)	廃棄内容
02001	きくいも	30	＊表層
02006	さつまいも	10	＊表層及び両端　＊表皮2%
02007	蒸しさつまいも	3	＊表層及び両端
02008	焼きさつまいも	10	＊表層
02010	さといも	15	＊表層
02013	みずいも	15	＊表層及び両端
02015	やつがしら	20	＊表層
02017	じゃがいも	10	＊表層
02018	蒸しじゃがいも	6	＊表皮
02022	いちょういも	15	＊表層
02023	ながいも	10	＊表層，ひげ根及び切り口
02025	やまといも	10	＊表層及びひげ根
02026	じねんじょ	20	＊表層及びひげ根
02027	だいじょ	15	＊表層
05006	炒り味付けかぼちゃ	35	＊種皮
05007	炒りかや	35	＊殻
05008	ぎんなん	25	＊殻及び薄皮
05010	栗	30	＊殻（鬼皮）及び渋皮（包丁むきの場合）
05011	ゆで栗	20	＊殻（鬼皮）及び渋皮
05013	甘栗	20	＊殻（鬼皮）及び渋皮
05014	炒りくるみ	55	＊殻
05020	しいの実	35	＊殻及び渋皮
05021	炒り味付けすいかの種	60	＊種皮
05023	生はすの実	55	＊殻及び薄皮
05025	ひしの実	50	＊果皮
05026	ピスタチオ	45	＊殻
05033	炒りまつの実	40	＊殻
05034	落花生	30	＊殻27%及び種皮3%
05035	炒り落花生	30	＊殻27%及び種皮3%
06001	アーティチョーク	75	＊花床の基部及び総包の一部
06002	ゆでアーティチョーク	80	＊花床の基部及び総包の一部
06005	あしたば	2	＊基部
06007	アスパラガス	20	＊株元
06010	さやいんげん	3	＊すじ及び両端
06012	うど	35	＊株元，葉及び表皮
06014	山うど	35	＊株元，葉及び表皮
06015	枝豆	45	＊さや　＊茎つきの場合60%
06016	ゆで枝豆	50	＊さや
06017	冷凍枝豆	50	＊さや
06018	エンダイブ	15	＊株元
06020	さやえんどう	9	＊すじ及び両端
06022	スナップエンドウ	5	＊すじ及び両端
06023	グリンピース	55	＊さや
06027	おおさかしろな	6	＊株元
06028	ゆでおおさかしろな	6	＊株元

食品番号	食品名	廃棄率(%)	廃棄内容
06029	おおさかしろな塩漬	9	＊株元
06030	おかひじき	6	＊茎基部
06032	オクラ	15	＊へた
06033	ゆでオクラ	15	＊へた
06034	かぶ葉	30	＊葉柄基部
06035	ゆでかぶ葉	30	＊葉柄基部
06036	かぶ	9	＊根端及び葉柄基部　＊葉つきの場合 35%
06038	皮むきかぶ	15	＊根端，葉柄基部及び皮　＊葉つきの場合 40%
06040	かぶ葉塩漬	20	＊葉柄基部
06043	かぶ葉ぬかみそ漬	20	＊葉柄基部
06046	日本かぼちゃ	9	＊わた，種子及び両端
06048	西洋かぼちゃ	10	＊わた，種子及び両端
06051	そうめんかぼちゃ	30	＊わた，種子，皮及び両端
06054	カリフラワー	50	＊茎葉
06058	菊	15	＊花床
06061	キャベツ	15	＊しん
06063	グリーンボール	15	＊しん
06064	レッドキャベツ	10	＊しん
06065	きゅうり	2	＊両端
06066	きゅうり塩漬	2	＊両端
06068	きゅうりぬかみそ漬	2	＊両端
06071	ぎょうじゃにんにく	10	＊底盤部及び萌芽葉
06072	きょうな	15	＊株元
06074	きょうな塩漬	10	＊株元
06075	キンサイ	8	＊株元
06077	クレソン	15	＊株元
06078	くわい	20	＊皮及び芽
06080	ケール	3	＊葉柄基部
06081	コールラビ	7	＊根元及び葉柄基部
06084	ごぼう	10	＊皮，葉柄基部及び先端
06086	こまつな	15	＊株元
06087	ゆでこまつな	9	＊株元
06089	さんとうさい	6	＊根及び株元
06090	ゆでさんとうさい	5	根を除いたもの　＊株元
06091	さんとうさい塩漬	6	＊株元
06092	しかくまめ	5	＊さやの両端
06093	ししとうがらし	10	＊へた
06095	しそ葉	40	＊小枝つきの場合
06096	しその実	35	＊穂じその場合
06097	じゅうろくささげ	3	＊へた
06099	しゅんぎく	1	＊基部　＊根つきの場合 15%
06102	葉しょうが	40	＊葉及び茎
06103	しょうが	20	＊皮
06106	しろうり	25	＊わた及び両端
06107	しろうり塩漬	1	＊両端
06109	ずいき	30	＊株元及び表皮
06113	すぐきな	25	＊葉柄基部

資料1　C. 食品の廃棄率一覧表

食品番号	食品名	廃棄率(%)	廃棄内容
06114	すぐきな根	8	＊根端及び葉柄基部
06116	ズッキーニ	4	＊両端
06117	せり	30	＊根及び株元
06118	ゆでせり	15	根を除いたもの　＊株元
06119	セロリー	35	＊株元, 葉身及び表皮
06120	ぜんまい	15	＊株元及び裸葉
06124	そらまめ	25	＊種皮　＊さや入りの場合80%
06125	ゆでそらまめ	25	＊種皮
06126	タアサイ	6	＊株元
06127	ゆでタアサイ	6	＊株元
06129	葉だいこん	20	＊株元及び根
06130	だいこん葉	10	＊葉柄基部
06132	大根	10	＊根端及び葉柄基部
06134	皮むき大根	15	＊根端, 葉柄基部及び皮
06147	たかな	8	＊株元
06149	たけのこ	50	＊竹皮及び基部　＊はちく, まだけ等の小型の場合60%
06153	玉ねぎ	6	＊皮（保護葉）, 底盤部及び頭部
06156	赤たまねぎ	8	＊皮（保護葉）, 底盤部及び頭部
06157	たらのめ	30	＊木質部及びりん片
06159	チコリー	15	＊株元及びしん
06160	チンゲンサイ	15	＊しん
06161	ゆでチンゲンサイ	20	＊しん
06162	つくし	15	＊基部及びはかま（葉鞘）
06169	葉とうがらし	60	＊硬い茎及びへた
06171	生とうがらし	9	＊へた
06172	乾燥とうがらし	10	＊へた
06173	とうがん	30	＊果皮, わた及びへた
06175	スイートコーン	50	＊包葉, めしべ及び穂軸
06176	ゆでスイートコーン	30	包葉及びめしべを除いたもの　＊穂軸
06177	冷凍ホールコーン	40	＊穂軸
06181	ヤングコーン	10	＊穂軸基部
06182	トマト	3	＊へた
06183	ミニトマト	2	＊へた
06187	トレビス	20	＊しん
06189	長崎白菜	3	＊株元
06190	ゆで長崎白菜	5	＊株元
06191	なす	10	＊へた
06193	べいなす	30	＊へた及び果皮
06194	べいなす油揚げ	35	＊へた及び果皮
06196	なすぬかみそ漬	10	＊へた
06200	なずな	5	＊株元
06205	にがうり	15	＊両端, わた及び種子
06207	にら	5	＊株元
06209	花にら	5	＊花茎基部
06211	葉にんじん	15	＊株元
06212	人参	3	＊根端及び葉柄基部
06214	皮むき人参	10	＊根端, 葉柄基部及び皮

食品番号	食品名	廃棄率(%)	廃棄内容
06218	金時	15	＊根端及び葉柄基部
06220	皮むき金時	20	＊根端，葉柄基部及び皮
06222	ミニキャロット	1	＊根端及び葉柄基部
06223	にんにく	8	＊茎，りん皮及び根盤部
06226	根深ねぎ	40	＊株元及び緑葉部
06227	葉ねぎ	6	＊株元
06228	こねぎ	10	＊株元
06229	野沢菜	3	＊株元
06230	野沢菜塩漬	5	＊株元
06231	野沢菜調味漬	3	＊株元
06232	のびる	20	＊根
06233	白菜	6	＊株元
06234	ゆで白菜	10	＊株元
06235	白菜塩漬	6	＊株元
06237	パクチョイ	10	＊株元
06238	バジル	20	＊茎及び穂
06239	パセリ	10	＊茎
06240	はつか大根	25	＊根端，葉及び葉柄基部
06241	はやと瓜	2	＊種子
06243	ビート	10	＊根端，及び葉柄基部
06244	ゆでビート	3	根端及び葉柄基部を除いたもの　＊皮
06245	青ピーマン	15	＊へた，しん及び種子
06247	赤ピーマン	10	＊へた，しん及び種子
06249	黄ピーマン	10	＊へた，しん及び種子
06251	トマピー	15	＊へた，しん及び種子
06252	ひのな	4	＊根端
06254	広島菜	4	＊株元
06255	広島菜塩漬	5	＊株元
06256	ふき	40	＊葉，表皮及び葉柄基部
06257	ゆでふき	10	葉及び葉柄基部を除いたもの　＊表皮
06258	ふきのとう	2	＊花茎
06260	ふじまめ	6	＊すじ及び両端
06263	ブロッコリー	50	＊茎葉
06265	へちま	20	＊両端及び皮
06267	ほうれんそう	10	＊株元
06268	ゆでほうれんそう	5	＊株元
06270	ホースラディシュ	25	＊皮
06271	まこも	15	＊葉鞘及び基部
06276	根みつば	35	＊根及び株元
06278	糸みつば	8	＊株元
06280	みょうが	3	＊花茎
06282	むかご	25	＊皮
06287	大豆もやし	4	＊種皮及び損傷部
06289	ブラックマッペもやし	1	＊種皮及び損傷部
06291	緑豆もやし	3	＊種皮及び損傷部
06293	モロヘイヤ	25	＊木質茎
06296	ユリ根	10	＊根，根盤部及び損傷部

資料1　C. 食品の廃棄率一覧表

食品番号	食品名	廃棄率(%)	廃棄内容
06303	落花生	35	＊さや
06304	ゆで落花生	40	＊さや
06305	生らっきょう	15	＊根，膜状りん片及び両端
06307	エシャロット	40	＊株元及び緑葉部
06308	リーキ	35	＊株元及び緑葉部
06310	ルバーブ	10	＊表皮及び両端
06312	レタス	2	＊株元
06313	サラダ菜	10	＊株元
06314	リーフレタス	6	＊株元
06315	サニーレタス	6	＊株元
06316	コスレタス	9	＊株元
06317	れんこん	20	＊節部及び皮
06319	ロケットサラダ	2	＊株元
06320	わけぎ	4	＊株元
06322	生わさび	30	＊側根基部及び葉柄
06324	生ワラビ	6	＊基部
07003	アセロラ	25	＊果柄及び種子
07005	アテモヤ	35	＊果皮及び種子
07006	アボカド	30	＊果皮及び種子
07007	あんず	5	＊核及び果柄
07012	いちご	2	＊へた及び果梗
07015	いちじく	15	＊果皮及び果柄
07018	いよかん	40	＊果皮，じょうのう膜及び種子
07019	うめ	15	＊核
07020	うめ梅漬塩漬	15	＊核
07021	うめ梅漬調味漬	20	＊核
07022	うめ梅干し塩漬	20	＊核
07023	うめ梅干し調味漬	25	＊核
07026	うんしゅうみかんじょうのう早生	20	＊果皮
07027	うんしゅうみかんじょうのう	20	＊果皮
07028	うんしゅうみかん早生	25	＊果皮及びじょうのう膜
07029	うんしゅうみかん	25	＊果皮及びじょうのう膜
07037	オリーブピクルスグリーン	25	＊種子
07038	オリーブピクルスライプ	25	＊種子
07040	ネーブル	35	＊果皮，じょうのう膜及び種子
07041	バレンシアオレンジ	40	＊果皮，じょうのう膜及び種子　福原オレンジの場合＊50%
07048	オロブランコ	45	＊果皮，じょうのう膜及び種子
07049	かき甘がき	9	＊果皮，種子及びへた
07050	かき渋抜きがき	15	＊果皮，種子及びへた
07051	かき干しがき	8	＊種子及びへた
07053	かりん	30	＊果皮及び果しん部
07054	キウイフルーツ	15	＊果皮及び両端
07055	キワノ	40	＊果皮
07056	きんかん	6	＊種子及びへた
07057	グァバ	30	＊果皮及び種子
07060	グズベリー	1	＊両端
07061	ぐみ	10	＊種子及び果柄

食品番号	食　品　名	廃棄率(%)	廃　棄　内　容
07062	グレープフルーツ	30	＊果皮，じょうのう膜及び種子
07069	ごれんし	4	＊種子及びへた
07070	さくらんぼ	10	＊種子及び果柄
07071	さくらんぼ米国産	9	＊種子及び果柄
07072	さくらんぼ缶詰	15	＊種子及び果柄
07073	ざくろ	55	＊皮及び種子　輸入品（大果）の場合60％
07074	さんぼうかん	55	＊果皮，じょうのう膜及び種子
07077	すいか	40	＊果皮及び種子　小玉種の場合50％
07080	にほんすもも	7	＊核
07081	プルーン	5	＊核及び果柄
07082	プルーン乾	20	＊核
07084	タンゴール	30	＊果皮，じょうのう膜及び種子
07085	タンゼロ	40	＊果皮，じょうのう膜及び種子
07086	チェリモヤ	20	＊果皮，種子及びへた
07087	ドリアン	15	＊種子
07088	日本なし	15	＊果皮及び果しん部
07090	中国なし	15	＊果皮及び果しん部
07091	西洋なし	15	＊果皮及び果しん部
07093	なつみかん	45	＊果皮，じょうのう膜及び種子
07095	なつめ・乾	15	＊核
07096	なつめやし・乾	5	＊へた及び核
07097	パインアップル	45	＊はく皮及び果しん部
07105	はっさく	35	＊果皮，じょうのう膜及び種子
07107	バナナ	40	＊果皮及び果柄
07109	パパイア完熟	35	＊果皮及び種子
07110	パパイア未熟	25	＊果皮及び種子
07111	ピタヤ	35	＊果皮
07112	ひゅうがなつじょうのう及びアルベド	30	＊果皮，フラベド及び種子
07113	ひゅうがなつ	55	＊果皮，フラベド，アルベド，じょうのう膜及び種子
07114	びわ	30	＊果皮及び種子
07116	ぶどう	15	＊果皮及び種子　大粒の場合20％
07126	ぶんたん	50	＊果皮，じょうのう膜及び種子
07128	ホワイトサポテ	35	＊果皮及び種子
07129	ぽんかん	35	＊果皮，じょうのう膜及び種子
07130	まくわうり	40	＊果皮及び種子
07131	マルメロ	25	＊果皮及び果しん
07132	マンゴー	35	＊果皮及び種子
07133	マンゴスチン	70	＊果皮及び種子
07134	メロン・温室	50	＊果皮及び種子
07135	メロン・露地	45	＊果皮及び種子
07136	もも	15	＊果皮及び核
07140	ネクタリン	15	＊果皮及び核
07141	やまもも	10	＊種子
07144	ライチー	30	＊果皮及び種子
07147	りゅうがん・乾	60	＊果皮及び種子
07148	りんご	15	＊果皮及び果しん部
07155	レモン全果	3	＊種子及びへた

資料1　C．食品の廃棄率一覧表

食品番号	食品名	廃棄率(%)	廃棄内容
08001	えのきたけ	15	＊柄の基部（いしづき）
08010	くろあわびたけ	10	＊柄の基部（いしづき）
08011	生しいたけ	25	＊柄全体　＊柄の基部（いしづき）の場合5%
08013	干ししいたけ	20	＊柄全体
08015	はたけしめじ	15	＊柄の基部（いしづき）
08016	ぶなしめじ生	10	＊柄の基部（いしづき）
08018	ほんしめじ生	15	＊柄の基部（いしづき）
08019	たもぎたけ	15	＊柄の基部（いしづき）
08023	ぬめりすぎたけ	8	＊柄の基部（いしづき）
08024	うすひらたけ	8	＊柄の基部（いしづき）
08025	エリンギ	8	＊柄の基部（いしづき）
08026	ひらたけ生（市販商品名：しめじ）	8	＊柄の基部（いしづき）
08028	まいたけ生	10	＊柄の基部（いしづき）
08031	マッシュルーム生	5	＊柄の基部（いしづき）
08034	まつたけ生	3	＊柄の基部（いしづき）
08036	やなぎまつたけ	10	＊柄の基部（いしづき）
09039	生わかめ	35	＊原藻の茎など
10001	あいなめ	50	＊頭部，内臓，骨，ひれ等（三枚下ろし）
10002	あこうだい	60	＊頭部，内臓，骨，ひれ等（三枚下ろし）
10003	まあじ	55	＊頭部，内臓，骨，ひれ等（三枚下ろし）
10005	焼きまあじ	35	＊頭部，骨，ひれ等
10006	開き干しまあじ	35	＊頭部，骨，ひれ等
10007	焼き開き干しまあじ	30	＊頭部，骨，ひれ等
10008	たいせいようあじ	50	＊頭部，内臓，骨，ひれ等（三枚下ろし）
10010	焼きたいせいようあじ	35	＊頭部，骨，ひれ等
10011	むろあじ	45	＊頭部，内臓，骨，ひれ等（三枚下ろし）
10012	焼きむろあじ	25	＊頭部，骨，ひれ等
10013	開き干しむろあじ	35	＊頭部，骨，ひれ等
10014	くさやむろあじ	30	＊頭部，骨，ひれ等
10015	あなご	35	＊頭部，内臓，骨，ひれ等
10017	養殖あまご	50	＊頭部，内臓，骨，ひれ等（三枚下ろし）
10018	あまだい	50	＊頭部，内臓，骨，ひれ等（三枚下ろし）
10021	天然あゆ	45	＊頭部，内臓，骨，ひれ等（三枚下ろし）
10022	焼き天然あゆ	55	＊頭部，骨，ひれ等
10025	養殖あゆ	50	＊頭部，内臓，骨，ひれ等（三枚下ろし）
10026	焼き養殖あゆ	55	＊頭部，骨，ひれ等
10031	あんこう	65	＊頭部，内臓，骨，ひれ等
10037	いさき	45	＊頭部，内臓，骨，ひれ等（三枚下ろし）
10038	いしだい	55	＊頭部，内臓，骨，皮，ひれ等（三枚下ろし）
10039	いとよりだい	50	＊頭部，内臓，骨，ひれ等（三枚下ろし）
10041	いぼだい	45	＊頭部，内臓，骨，ひれ等（三枚下ろし）
10042	うるめいわし	35	＊頭部，内臓，骨，ひれ等（三枚下ろし）
10043	丸干しうるめいわし	15	＊頭部，ひれ等
10044	かたくちいわし	45	＊頭部，内臓，骨，ひれ等（三枚下ろし）
10047	まいわし	50	＊頭部，内臓，骨，ひれ等（三枚下ろし）
10049	焼きまいわし	35	内臓等を除き焼いたもの　＊頭部，骨，ひれ等
10050	塩いわし	45	＊頭部，内臓，骨，ひれ等

食品番号	食品名	廃棄率(%)	廃棄内容
10051	生干しまいわし	40	＊頭部，内臓，骨，ひれ等
10052	丸干しまいわし	15	＊頭部，ひれ等
10053	めざし	15	＊頭部，ひれ等
10054	焼きめざし	15	＊頭部，ひれ等
10065	養殖いわな	50	＊頭部，内臓，骨，ひれ等（三枚下ろし）
10066	うぐい	50	＊頭部，内臓，骨，ひれ等（三枚下ろし）
10067	養殖うなぎ	25	＊頭部，内臓，骨，ひれ等
10071	うまづらはぎ	65	＊頭部，内臓，骨，皮，ひれ等（三枚下ろし）
10072	味付け開き干しうまづらはぎ	9	＊骨，ひれ等
10073	えい	60	＊頭部，内臓，骨，ひれ等
10074	えそ	45	＊頭部，内臓，骨，ひれ等（三枚下ろし）
10075	おいかわ	55	＊頭部，内臓，骨，ひれ等（三枚下ろし）
10076	おおさが	60	＊頭部，内臓，骨，ひれ等（三枚下ろし）
10077	おこぜ	60	＊頭部，内臓，骨，ひれ等（三枚下ろし）
10079	かさご	65	＊頭部，内臓，骨，ひれ等（三枚下ろし）
10086	春かつお	35	＊頭部，内臓，骨，ひれ等（三枚下ろし）
10087	秋かつお	35	＊頭部，内臓，骨，ひれ等（三枚下ろし）
10088	そうだかつお	40	＊頭部，内臓，骨，ひれ等（三枚下ろし）
10098	かます	40	＊頭部，内臓，骨，ひれ等（三枚下ろし）
10099	焼きかます	40	内臓等を除き焼いたもの ＊頭部，骨，ひれ等
10100	まがれい	50	＊頭部，内臓，骨，ひれ等（五枚下ろし）
10102	焼きまがれい	35	内臓等を除き焼いたもの ＊頭部，骨，ひれ等
10103	まこがれい	50	＊頭部，内臓，骨，ひれ等（五枚下ろし）
10104	子持ちがれい	40	＊頭部，内臓，骨，ひれ等
10106	干しかれい	40	＊頭部，骨，ひれ等
10107	かわはぎ	65	＊頭部，内臓，骨，皮，ひれ等（三枚下ろし）
10108	かんぱち	40	＊頭部，内臓，骨，ひれ等（三枚下ろし）
10109	きす	50	＊頭部，内臓，骨，ひれ等
10110	きちじ	60	＊頭部，内臓，骨，ひれ等（三枚下ろし）
10111	きびなご	35	＊頭部，内臓，骨，ひれ等
10116	きんめだい	60	＊頭部，内臓，骨，ひれ等（三枚下ろし）
10117	ぐち	60	＊頭部，内臓，骨，ひれ等（三枚下ろし）
10118	焼きぐち	45	内臓等を除き焼いたもの ＊頭部，骨，ひれ等
10119	養殖こい	50	＊頭部，内臓，骨，ひれ等（三枚下ろし）
10122	こち	55	＊頭部，内臓，骨，ひれ等（三枚下ろし）
10123	めごち	60	＊頭部，内臓，骨，ひれ等（三枚下ろし）
10124	このしろ	50	＊頭部，内臓，骨，ひれ等（三枚下ろし）
10128	塩ます	30	＊頭部，骨，ひれ等
10130	養殖ぎんざけ	35	＊頭部，内臓，骨，ひれ等（三枚下ろし）
10132	さくらます	30	＊頭部，内臓，骨，ひれ等（三枚下ろし）
10134	しろさけ	40	＊頭部，内臓，骨，ひれ等
10137	新巻きさけ	30	＊頭部，骨，ひれ等（三枚下ろし）
10139	塩ざけ	20	＊頭部，骨，ひれ等（三枚下ろし）
10148	淡水養殖にじます	45	＊頭部，内臓，骨，ひれ等（三枚下ろし）
10151	くん製べにざけ	10	＊皮
10154	まさば	40	＊頭部，内臓，骨，ひれ等（三枚下ろし）
10158	たいせいようさば	35	＊頭部，内臓，骨，ひれ等（三枚下ろし）

資料1 C. 食品の廃棄率一覧表

食品番号	食品名	廃棄率(%)	廃棄内容
10162	開き干しさば	25	＊頭部，骨，ひれ等
10170	さより	40	＊頭部，内臓，骨，ひれ等（三枚下ろし）
10171	さわら	30	＊頭部，内臓，骨，ひれ等（三枚下ろし）
10173	さんま	30	＊頭部，内臓，骨，ひれ等（三枚下ろし）
10174	焼きさんま	30	魚体全体を焼いたもの ＊頭部，内臓，骨，ひれ等
10175	開き干しさんま	30	＊頭部，骨，ひれ等
10176	みりん干しさんま	15	＊骨，ひれ等
10179	しいら	55	＊頭部，内臓，骨，ひれ等（三枚下ろし）
10180	生干ししししゃも	10	＊頭部及び尾
10181	焼き生干ししししゃも	10	＊頭部及び尾
10184	したびらめ	45	＊頭部，内臓，骨，ひれ等（五枚下ろし）
10185	養殖しまあじ	55	＊頭部，内臓，骨，ひれ等（三枚下ろし）
10188	すずき	55	＊頭部，内臓，骨，ひれ等（三枚下ろし）
10189	きだい	60	＊頭部，内臓，骨，ひれ等（三枚下ろし）
10190	くろだい	55	＊頭部，内臓，骨，ひれ等（三枚下ろし）
10191	ちだい	55	＊頭部，内臓，骨，ひれ等（三枚下ろし）
10192	天然まだい	50	＊頭部，内臓，骨，ひれ等（三枚下ろし）
10193	養殖まだい	55	＊頭部，内臓，骨，ひれ等（三枚下ろし）
10195	焼き養殖まだい	35	内臓等を除き焼いたもの ＊頭部，骨，ひれ等
10196	たかさご	40	＊頭部，内臓，骨，ひれ等（三枚下ろし）
10197	たかべ	40	＊頭部，内臓，骨，ひれ等（三枚下ろし）
10198	たちうお	35	＊頭部，内臓，骨，ひれ等（三枚下ろし）
10199	すけとうだら	60	＊頭部，内臓，骨，ひれ等（三枚下ろし）
10205	まだら	65	＊頭部，内臓，骨，ひれ等（三枚下ろし）
10209	干しだら	45	＊骨，皮等
10211	ちか	45	＊頭部，内臓，骨，ひれ等（三枚下ろし）
10212	テラピア	55	＊頭部，内臓，骨，ひれ等（三枚下ろし）
10215	とびうお	40	＊頭部，内臓，骨，ひれ等（三枚下ろし）
10216	なまず	55	＊頭部，内臓，骨，ひれ等（三枚下ろし）
10217	にぎす	45	＊頭部，内臓，骨，ひれ等（三枚下ろし）
10218	にしん	45	＊頭部，内臓，骨，ひれ等（三枚下ろし）
10219	身欠きにしん	9	＊頭部，内臓，骨，ひれ等
10220	開き干しにしん	25	＊頭部，骨，ひれ等
10221	くん製にしん	45	＊頭部，骨，ひれ等
10225	はぜ	60	＊頭部，内臓，骨，ひれ等（三枚下ろし）
10228	はたはた	60	＊頭部，内臓，骨，ひれ等（三枚下ろし）
10229	生干しはたはた	50	＊頭部，骨，ひれ等
10230	はまふえふき	55	＊頭部，内臓，骨，ひれ等（三枚下ろし）
10231	はも	40	＊頭部，内臓，骨，ひれ等
10233	ひらまさ	40	＊頭部，内臓，骨，ひれ等（三枚下ろし）
10234	天然ひらめ	40	＊頭部，内臓，骨，ひれ等（五枚下ろし）
10235	養殖ひらめ	45	＊頭部，内臓，骨，ひれ等（五枚下ろし）
10236	養殖とらふぐ	80	＊頭部，内臓，骨，皮，ひれ等
10237	まふぐ	75	＊頭部，内臓，骨，皮，ひれ等
10238	ふな	50	＊頭部，内臓，骨，ひれ等（三枚下ろし）
10241	ぶり	40	＊頭部，内臓，骨，ひれ等
10243	養殖はまち	40	＊頭部，内臓，骨，ひれ等

食品番号	食品名	廃棄率(%)	廃棄内容
10244	ほうぼう	50	＊頭部，内臓，骨，ひれ等（三枚下ろし）
10246	ほっけ	50	＊頭部，内臓，骨，ひれ等（三枚下ろし）
10247	塩ほっけ	40	＊骨，ひれ，皮等
10248	開き干しほっけ	40	＊頭部，骨，ひれ等
10249	ぼら	50	＊頭部，内臓，骨，ひれ等（三枚下ろし）
10266	まながつお	40	＊頭部，内臓，骨，ひれ等（三枚下ろし）
10268	むつ	50	＊頭部，内臓，骨，ひれ等
10270	めじな	55	＊頭部，内臓，骨，ひれ等（三枚下ろし）
10271	めばる	55	＊頭部，内臓，骨，ひれ等（三枚下ろし）
10272	メルルーサ	5	切り身　＊皮
10273	やつめうなぎ	55	＊頭部，内臓，骨，ひれ等
10274	干しやつめ	20	内臓を含んだもの　＊頭部，皮等
10275	養殖やまめ	45	＊頭部，内臓，骨，ひれ等（三枚下ろし）
10279	あかがい	75	＊貝殻及び内臓
10280	あげまき	35	＊貝殻
10281	あさり	60	＊貝殻
10285	あわび	55	＊貝殻及び内臓
10289	いがい	60	＊貝殻，足糸等
10290	養殖いたやがい	65	＊貝殻
10292	養殖かき	75	＊貝殻
10295	さざえ	85	＊貝殻及び内臓
10296	焼きさざえ	85	＊貝殻及び内臓
10297	しじみ	75	＊貝殻
10299	たにし	30	＊貝殻
10300	つぶ	70	＊貝殻及び内臓
10301	とこぶし	60	＊貝殻及び内臓
10304	ばいがい	55	＊貝殻及び内臓
10305	ばかがい	65	＊貝殻及び内臓
10306	はまぐり	60	＊貝殻
10308	焼きはまぐり	70	＊貝殻
10310	ちょうせんはまぐり	60	＊貝殻
10311	ほたてがい	50	＊貝殻
10312	水煮ほたてがい	60	＊貝殻
10316	ほっきがい	65	＊貝殻
10317	水管みるがい	80	＊貝殻，内臓等
10319	あまえび	65	＊頭部，殻，内臓，尾部等
10320	いせえび	70	＊頭部，殻，内臓，尾部等
10321	養殖くるまえび	55	＊頭部，殻，内臓，尾部等
10322	ゆで養殖くるまえび	55	＊頭部，殻，内臓，尾部等
10323	焼き養殖くるまえび	55	＊頭部，殻，内臓，尾部等
10327	大正えび	55	＊頭部，殻，内臓，尾部等
10328	芝えび	50	＊頭部，殻，内臓，尾部等
10329	養殖ブラックタイガー	15	無頭，殻つき　＊殻及び尾部
10332	がざみ	65	＊殻，内臓等
10333	毛がに	70	＊殻，内臓等
10334	ゆで毛がに	60	殻つきでゆでたもの　＊殻，内臓等
10335	ずわいがに	70	＊殻，内臓等

資料1　C. 食品の廃棄率一覧表

食品番号	食品名	廃棄率(%)	廃棄内容
10336	ゆでずわいがに	55	殻つきでゆでたもの　＊殻，内臓等
10338	たらばがに	70	＊殻，内臓等
10339	ゆでたらばがに	60	殻つきでゆでたもの　＊殻，内臓等
10342	あかいか	25	＊内臓等
10343	けんさきいか	20	＊内臓等
10344	こういか	35	＊内臓等
10345	するめいか	25	＊内臓等
10352	やりいか	25	＊内臓等
10361	まだこ	15	＊内臓等
10365	うに	95	＊殻等
10372	なまこ	20	＊内臓
10374	ほや	80	＊外皮及び内臓
11103	牛尾	40	皮を除いたもの　＊骨
11172	豚足ゆで	40	皮付きのもの　＊骨
11174	骨付ハム	10	＊皮及び骨
11212	成鶏手羽	40	＊骨
11217	成鶏ささ身	5	＊すじ
11218	鶏手羽	45	＊骨
11227	鶏ささ身	5	＊すじ
12001	うこっけい卵	15	＊付着卵白を含む卵殻　＊卵殻 13%　卵黄：卵白；38：62
12002	うずら卵	15	＊付着卵白を含む卵殻　＊卵殻 12%　卵黄：卵白；38：62
12004	鶏卵	15	＊付着卵白を含む卵殻　＊卵殻 13%　卵黄：卵白；31：69
12020	ピータン	45	＊泥状物及び卵殻　＊卵殻 15%
15021	関東風桜もち	2	＊桜葉
15022	関西風桜もち	2	＊桜葉
15118	板ガム	20	＊ガムベース
15119	糖衣ガム	20	＊ガムベース
15120	風船ガム	25	＊ガムベース

資料2　料理の観点からみた結果のまとめ方

A. 料理単位で食事摂取量を集計する意義

　料理を単位にする意義は，まずは栄養教育をする場面で一般の人に理解されやすいことである．メタボ予防の教室で「飽和脂肪酸の摂取を減らしましょう」というメッセージよりも，「とんかつやから揚げを減らして，煮魚や焼き魚を選びましょう」といったほうが，実際にメニューを選ぶ行動に結びつき，その後の評価も，クライアント自身が食事内容を振り返ることで自己評価が可能になる．

　また，食事調査の場面では，料理データベースを用いることにより，対象者が細かい食材を申告する手間が省けるメリットがある．もともと，調理をする習慣がない人は，料理に使われている食材を詳しく知らない．特に，調理手順の多い料理については，家庭で手作りするよりも，市販惣菜や外食を利用する人が増えている．主な料理について，標準的な食材と量をデータベース化した料理データベースを準備しておけば，クライアントが「カレーライスを食べた」と申告したら，ご飯，肉，野菜，サラダ油，カレールーなどの標準的な食材と重量を一括して推定ができる．

---

1. 栄養教育の場面

料理ベースの観点　　　　　　　　　　　　　　食品ベースの観点

● とんかつやから揚げの摂取回数を控えめにしよう　→→→　● 豚肉を減らそう　● 鶏肉を減らそう
　　　　　　　　　　　　　　　　　　　　　　　　　　→→　● 揚げ物の回数を減らそう

● 野菜料理を増やそう　→→→　● にんじんを増やそう　● 大根，キャベツを増やそう

2. 食事調査の場面

● カレーライスを食べました　→→→　● ご飯，肉，野菜，サラダ油，カレールーなどの標準的な食材と重量を一括して推定可能

ただし，標準的な「カレーライス」に関して，根拠が確かな料理データベースが必要である

　つまり，料理は，複数の食品や調味料，調理方法を一括して情報提供できるし，食事調査では料理単位の栄養量データベースを活用すると，時間短縮と標準化ができる．しかし実際の日常料理は多彩であり，食材も臨機応変に選ばれるので，標準的な料理データベースにエビデンスを持たせるのは，かなり難しい．ある料理を勧める栄養教育情報が，本当に効果があったかの評価についても，栄養成分であればバイオマーカーで確かめることができるが，料理単位の評価は不可能に近い．しかしながら，クライアントへのわかりやすい情報提供と食事評価のためには，料理単位のデータベースを構築するニーズは高いと考えられる．

B. 料理の定義と分類

　料理は，a. 複数の食材が，b. 調味料を伴って，c. 調理されている．調理のプロセスは，生のまま，あるいは加熱に分類され，加熱の程度も，使用する水分や油分によって温度帯が異なる．

　料理分類は，研究目的によって変わってくる．ご飯物・めん類・肉料理のような食材分類，揚げ物料理，煮物料理といった調理法分類がある．現時点で「標準」と定義できる分類は存在しないが，料理単位の栄養成分データベースの例をあげる．

・ただし，本項は調理レシピの伝え方ではなくて，栄養疫学領域での食事調査であるから，料理の定義としては，人が食べたり飲んだりした物，献立上，1品，2品と数えられる単位を「料理」とする．したがって，調理操作が"ない"料理，例えばパック入り牛乳，皮をむいたバナナも料理と考える．

資料2　C. 料理単位の栄養成分データベースの例

C. 料理単位の栄養成分データベースの例

1．日本標準食品成分表の第18群調理済み流通食品類

最も標準的なデータベースである日本標準食品成分表では，和え物，煮物などの料理の栄養成分が2015年版（七訂）から収載された．栄養価は測定値ではないが，材料配合の割合が第3章「3　惣菜」に公表されており，食材と水分を考慮して栄養価を算出する方法も解説[1]され，2020年版に引き継がれている．

日本標準食品成分表2020年版（八訂）惣菜の取り扱い

惣菜の栄養成分は，第18群調理済み流通食品類に収載されている．成分値は，使用されている各食材の配合割合を，複数の製造者及び事業者のレシピを参照して求めた計算値である．これらの成分値を活用する際，料理名が同じでも，食材の構成が食品成分表と大きく異なる場合には，新たに計算する必要がある．

（日本標準食品成分表2020年版（八訂），p.519）

2．食事バランスガイドの料理分類

食事バランスガイドでは料理を主食，副菜，主菜，牛乳・乳製品，果物の5区分，さらに，主菜は肉料理，魚料理，卵料理，大豆・大豆製品料理に細分化し，摂取量をサービングサイズ（1つ）という概数で示している（表1）．この分類の根拠は，544人分を対象にした食事記録調査（4季節分3日間，2,877日）で出現した42,508品目の料理を，クラスター分析した研究[2]である（表2）．クラスター分析の変数は，栄養素と食品群別重量で，前者はたんぱく質，脂質，炭水化物，後者は野菜，果実，飲用乳である．予備解析では，食品群別重量だけを変数にすると，60〜70gくらいの副菜と，その2〜3倍量のおかずに区別できたが，栄養的な特徴が異なる料理が，同じグループに分類されてしまったことが報告されており，料理を系統的に分類するには，栄養素も食品群別重量も両方の要素を変数にすることの重要性が明らかになった．

表1　食事バランスガイドの料理分類

1	主食
2	副菜
3	主菜
	大豆・大豆製品料理
	卵料理
	魚料理
	肉料理
4	牛乳・乳製品
5	果物

複合料理は，主食・主菜・副菜を組み合わせてカウントする

3．ナトリウム摂取源を検討するための料理分類

表3の料理分類はナトリウムの摂取源に着目した例[3]で，8種類の料理（めん類，汁物類，煮物類など）に分類し，食材による分類は考慮されていない．世帯摂取量を個人に案分して摂取量を求め，料理別の食塩相当量のバラツキ，世代間の差を報告した．

---

1) 日本標準食品成分表2015年版（七訂），第3章「3　惣菜」
2) 早渕仁美，久野真奈見，松永泰子，吉池信男，秤量記録法による食事調査データを用いた系統的分析に基づく料理分類の試み，日本栄養・食糧学会誌，2007，60巻，4号，p.189-198.
https://doi.org/10.4327/jsnfs.60.189
3) 古閑美奈子，藤井まさ子，料理別の食塩摂取源調味料の摂取状況：平成26年度山梨県県民栄養調査結果より，日本公衆衛生雑誌，2021，68巻，5号，p.320-330.
https://doi.org/10.11236/jph.19-093

表2 栄養価および食品群別重量*を変数としたクラスター分析による各パターン（型）の特徴

型	n	たんぱく質 (g)	脂質 (g)	炭水化物 (g)	野菜重量 (g)	果実重量 (g)	飲用乳重量 (g)	料理系→分類型（分類された主な料理例）
I	448	30.5±13.5	41.5±13.4	35.6±36.8	60.1±67.4	0.8±9.5	3.1±21.8	複合主菜系/大主菜系（すき焼き/ステーキ，とんかつ）→複合主菜型
II	1,364	17.4±6.6	16.6±7.5	77.7±27.8	45.8±40.6	0.6±5.3	1.6±11.0	複合主食系（親子丼，うな重，オムライス，カレーライス，サンドイッチ，パスタ，チャンポン）→複合主食型
III	965	10.9±9.9	9.3±8.8	23.7±20.9	198.1±75.8	1.7±13.1	0.7±6.5	複合副菜系/大副菜系（水炊き，おでん，皿うどん/かぼちゃ煮物，野菜炒め）→複合副菜型
IV	1,789	20.3±8.0	16.1±7.5	9.5±10.2	18.6±29.8	0.3±2.9	0.7±5.0	主菜系（肉・魚介・卵・大豆料理）→主菜型
V	5,916	5.1±2.7	1.2±1.9	60.0±17.8	1.6±6.7	0.2±1.6	0.2±3.5	主食系（ご飯・パン・めん類）→主食型
VI	4,226	3.2±3.0	3.0±3.8	8.1±7.2	70.5±25.2	0.4±4.1	0.4±4.9	副菜系（野菜・きのこ・いも・海藻料理）副菜型
VII	343	1.6±1.4	0.8±5.0	29.8±14.9	0.1±2.2	230.5±66.0	0.4±8.1	大果物系（スイカ等旬で摂取量が多い果物）→大果物型
VIII	1,582	1.0±1.2	0.3±1.1	15.7±7.3	4.4±20.4	100.6±28.2	0.4±5.9	果物系（みかん・りんご・イチゴ等一般的な果物）→果物型
IX	1,362	6.6±2.4	6.4±3.3	11.8±8.6	1.0±8.5	0.6±7.6	187.2±49.8	牛乳系（牛乳・乳製品飲料・デザート・料理）→牛乳型
X	5,865	7.7±3.4	7.7±4.2	12.1±12.9	5.9±12.3	0.3±2.7	0.4±4.3	小主菜系（弁当主菜，冷奴，卵，納豆，刺身，汁具）→小主菜型
XI	18,918	1.1±1.4	0.6±1.2	3.9±5.9	5.2±9.9	1.0±6.2	0.6±5.6	飲物・小食物系（飲料・酒・汁・漬物・果物（小量）・菓子・ヨーグルト・ご飯（小量））→飲物・小食物型

表中の数値は，各クラスターの栄養価および食品群別重量の平均±標準偏差．二重下線（══）は，各栄養素・食品群において最多のもの，一重下線（──）は次いで多いもの．
*たんぱく質，脂質，炭水化物，野菜重量，果実重量，飲用乳重量．

表3 料理別にみた世代間の食塩相当量

	20歳以上 平均±標準偏差	20～39歳 平均±標準偏差	40～59歳 平均±標準偏差	60歳 平均±標準偏差
ご飯類	0.24 ± 0.68	0.20 ± 0.62	0.29 ± 0.73	0.22 ± 0.68
めん類	0.75 ± 1.64	0.87 ± 1.92	0.82 ± 1.72	0.64 ± 1.43
汁物類	1.67 ± 1.6	1.37 ± 1.51	1.59 ± 1.53	1.86 ± 1.63
焼き物類	0.89 ± 1.32	1.14 ± 1.57	0.93 ± 1.32	0.76 ± 1.17
炒め物・揚げ物類	0.19 ± 0.53	0.25 ± 0.65	0.20 ± 0.48	0.15 ± 0.50
煮物類	1.81 ± 2.3	1.81 ± 2.33	1.66 ± 2.21	1.92 ± 2.35
和え物類	1.01 ± 1.38	0.64 ± 1.26	0.92 ± 1.04	1.23 ± 1.58
その他	0.04 ± 0.22	0.08 ± 0.29	0.05 ± 0.29	0.01 ± 0.09

平均±標準偏差および中央値（四分位範囲）
† Jonckheere-Terpstra 検定

資料2　D. 料理ベースの集計での注意点

表4　国民健康・栄養調査標準レシピ（SR）栄養量のロバスト法Zスコア[*1]

SR 標記名．惣菜外食番号	Energy	Protein	Fat	NaCl	Ca	Fe	RetionlEq	Vit.B$_1$	Vit.B$_2$	Vit.C
a．主食										
1 炊き込みご飯．40005	−0.02	−0.26	−0.21	0.59	−0.14	0.10	0.15	−0.29	−0.23	−0.02
2 カレーライス（ポーク）．30275	0.81	1.00	0.17	1.33	0.61	0.39	0.25	1.01	0.92	0.51
3 かけうどん．30003	0.01	−0.25	−0.63	0.46	−0.60	−0.27	−0.11	−0.30	−0.20	−0.39
4 中華そば（しょうゆラーメン）．30055	0.00	0.00	−0.60	1.08	−0.24	−0.03	0.00	−0.25	−0.49	−0.05
5 焼きそば．30072	0.06	0.03	0.18	0.87	0.12	0.40	0.82	0.03	0.04	−0.14
6 お好み焼き（ソース付き）．40102	−0.41	−0.35	−0.59	−0.63	−0.51	−0.51	−0.48	−0.56	−0.39	−0.39
b．主菜										
1 ポテトコロッケ．40622	−0.13	−0.36	−0.13	−0.42	−0.05	−0.37	−0.10	0.37	−0.28	0.99
2 天ぷら（きす，エビ，野菜）．40312	0.31	0.53	0.22	−0.55	0.30	−0.13	−0.12	0.05	−0.12	0.56
3 煮魚．40323	−0.27	−0.14	−0.36	−0.19	0.51	−0.31	−0.55	−0.28	0.27	0.12
4 おでん（しょうゆ味）．40315	−1.10	−0.15	−0.15	0.75	−0.53	−0.18	0.24	−0.54	0.11	−0.70
5 肉じゃが．40201	0.38	−0.04	1.16	−0.13	−0.36	0.16	−0.54	−0.22	−0.03	0.29
6 茶碗蒸し．40404	0.16	−0.11	0.28	0.18	−0.18	0.05	0.07	−0.19	0.09	−0.26
c．副菜										
1 ポテトサラダ（マヨネーズ）．40706	0.33	0.43	0.44	0.43	0.50	0.53	0.46	0.03	0.72	−0.08
2 盛合わせサラダ（マヨネーズ）．40709[*2]	0.56	−0.19	1.08	0.00	−0.19	−0.04	−0.05	−0.26	−0.18	−0.25
3 盛合わせサラダ（マヨネーズ）．40709	0.63	−0.30	1.20	−0.17	−0.26	−0.05	−0.09	−0.22	−0.21	−0.31
4 野菜炒め．40757	−0.43	−0.52	−0.51	−0.24	0.03	−0.36	0.15	−0.42	−0.53	0.66
5 筑前煮．40269	0.18	0.06	0.76	−0.27	−0.24	−0.34	0.45	−0.03	0.13	0.07
6 切干し炒め煮．40751	−0.38	−0.56	0.16	−0.46	−0.38	−0.52	0.20	−0.72	−0.67	0.74
7 ひじき煮．40755	0.10	−0.50	0.16	0.64	0.10	0.10	0.27	−0.44	−0.09	0.69
8 豆腐のみそ汁．40863	−0.03	0.32	0.11	0.26	0.42	−0.08	0.07	0.01	−0.24	−0.39
対照										
1 厚焼き卵．40401[*3]	0.20	0.11	0.11	0.00	0.00	0.01	0.05	−0.08	0.17	0.00

[*1] SRのロバスト法 Z-score は，高齢者242人の秤量法食事記録に出現した料理の栄養量を基準にして，ノンパラメトリック手法で求めた標準化Z変換指標である．Zスコア＝（Xi − Xm）/NIQR，但し，Xi：標準の栄養量，Xm：調査出現料理の栄養量中央値，NIQR：normalised interquartile range 正規四分位範囲である．Z-score が±1を超えたセルを囲み枠で示した．
[*2] 盛合わせサラダのSRは，調査に出現した野菜サラダ（c2）とサラダ（c3）の2種類で検討した．
[*3] 卵焼きは，対照料理として検討に含めた．

4．国民健康・栄養調査の標準レシピと地域高齢者の料理栄養量を比較した研究[4]

　国民健康・栄養調査では，標準レシピ（外食番号・惣菜番号）を用いて，調査を標準化・時間短縮をしている．表4は，主要21種類の料理について，地域高齢者242人の調査で出現した料理の栄養量の分布をもとに，国民健康・栄養調査標準レシピのZスコアを，観察した．同じ料理名であっても栄養量には，バラツキがあるが，エネルギー，たんぱく質など10種類の栄養素において，Zスコアは±1以内だった．

D. 料理ベースの集計での注意点

1．食事記録調査や24時間思い出し法での料理名のつけ方

　食事記録調査では，料理の名前を，対象者が自由な言葉で申告するので，同じ料理であっても異なる料理名がついている場合や，異なる料理に同じ名前がついている場合がある．前者の例では，炒り鶏，野菜の五目煮，里芋と野菜の炊き合わせなどは，ほとんど同じ料理である．後者の例では，エビの天ぷらも，天麩羅の盛り合わせも，同じく"天ぷら"と申告する人がいるだろう．分類集計のためには，研究目的を明確にし

---

[4] 今枝奈保美ら，国民健康・栄養調査の標準レシピの栄養量と地域高齢者の摂取料理との比較，日本栄養・食糧学会誌，2016，69巻，5号，p.237-248．
https://doi.org/10.4327/jsnfs.69.237

たうえで，一定のルールを決めておき，対象者の申告料理名を調査スタッフが整理する必要がある．

2．料理の名前のルール化

① 料理の名前は，食材と調理方法がわかるように記述する．
　例：鶏肉のから揚げ，さんまの塩焼き（"から揚げ"，"さんま"だけの表記は原則，避ける）
② 食材による分類は，重量が多い食材の食品群に分類すると，ある程度は機械的に分類できる．
③ 食材が1～2つの料理は，たいていは切っただけ・器に盛っただけの料理なので，食材の食品成分表上の「食品群」で分類できる．
　例：コップに入れた牛乳→料理名は「牛乳」，食材名は「牛乳」となる．
④ 「主菜」「副菜」を区分するのは，同じ料理であっても，TPO（時と場合，目的）やポーションサイズの違いによって，異なった区分に分類されることがあり，検討を要する．

3．料理名と食材の検証，入力データクリーニング

a. 食材の入力漏れ：食品群別重量を料理ごとに集計した一覧表をつくって，料理名に「フライ」，「炒め」の文字が含まれているが，油脂群の重量がゼロという条件で，油脂群の入力漏れデータを修正する．

b. 料理ごとの重量とナトリウムを集計して食塩濃度を求めて，0.3％以下の料理をリストアップする．塩・しょうゆ・味噌などの調味料が入力漏れになっている可能性がある．

c. 表記揺れ：料理には，成分表の食品番号のような整理番号がないので，同じ料理名のデータを収集して平均栄養量などを求める．入力された料理名には，「てんぷら，天ぷら，天麩羅」「チャーハン，炒飯」など漢字やカナの表記揺れがあるので，名寄せ作業が必要になる．

d. 料理名の入力漏れ：料理名を入力し忘れると，集計の区切りに誤りが生じる．特に，酒，牛乳，緑茶などの飲み物（1品だけで料理と扱う物）は，料理名入力を忘れがちで，直前の料理の重量やカルシウムの集計値の過誤になる．

e. 丼物，カレーライス，チャーハンなどで，ごはんが入力漏れになっていることがある．これらの料理名データを特定し，米類の食品群別重量がゼロであるデータを抽出して，原票と照合，修正する．

E．料理単位で集計したデータの評価

1．料理ごとの栄養量の把握

食事記録調査のデータを用いて，集団のなかで頻出する主要な料理をリストアップして，料理1回当たりのエネルギーおよび栄養量の平均，標準偏差，95％信頼区間，中央値，パーセンタイル値等を求める．特殊な事例を除外するために，上限・下限をカットした平均値（trim mean）も有効かもしれない．料理を単位とした食品群別摂取量の集計も算出することができるが，その代表値は，料理をつくるときのレシピ重量とは異なるイメージの値が観察されるだろう．対象人数を多くして調査した料理データは，性別，年代別に集計できる．料理ごとの栄養量や料理に用いる食品のポーションサイズは，栄養教育の情報源にもなるし，次回の食事記録調査・24時間思い出し法で使う標準レシピ，あるいは，食物摂取質問票FFQの資料として活用できる．

料理100g当たりの栄養素等の集計も可能であるが，料理のなかの水分の取り扱い，乾めんや乾燥わかめ，干ししいたけ等のコーディングがデータ内で統一されていて，データクリーニング処理が完了してる場合にのみに有効な基礎資料になるであろう．

資料3　秤量記録法による記録調査の例

A．調査票の例

　この度は，食事調査にご協力いただきまして，誠にありがとうございます．ご面倒をおかけいたしますが，次頁の記録の手引きを参考に，食べたものを計って記録をお願い申し上げます．

お名前	○○○○
性　別	1. 男　　②. 女
生年月日	西暦　××××年　○月　○日［満　　歳］

食事チェックリスト

1. 欠食状況
（食べた→○　食べなかった→×）

2. 調味料の記録
（記入→○　ほぼ記入→△　記入していない→×）

	朝食	昼食	夕食	間食
1日目	○	○	○	○
2日目	○	○	○	○
3日目	×	○	○	×

	朝食	昼食	夕食	間食
1日目	○	△	○	×
2日目	○	△	○	×
3日目	/	△	○	/

3. よく使う食器に入る重量

ご飯茶わん	汁わん	湯のみ	マグカップ	コーヒーカップ	ガラスコップ
180 g	160 g	100 g	250 g	100 g	150 g

4. 家庭料理の味を外食と比較して，あてはまる記号に○をつけてください
　　a．家庭料理のほうが，外食より概して濃い味である
　　⒝．家庭料理と外食の味は，あまり変わらない
　　c．家庭料理のほうが，外食より概して薄い味である

記録の手引き

1. 調査時期：20ＸＸ年Ｘ月
2. 調査期間：3日間（平日2日間と休日1日）
3. 記録の方法：行事や特別な日ではなく，普通の日の正確な食事記録をお願いします．

1) 朝起きてから夜寝るまで，食べたり・飲んだりしたものすべて，できるだけ"はかり"で計って記録してください．

2) みそ汁のように1人前がわかりにくい場合は，つくったときの全量を計って，全体の何分の1を食べたかを記入していただいても結構です．

3) 材料は料理する前，生の状態で計ることを基本としますが，そうでない場合や捨てる部分も一緒に計った場合は，備考欄に計ったときの状態を書いてください．

　　　例えば，

　　　干ししいたけ→乾物，水に戻した後，料理後

　　　りんご　　　→皮付き

　　　アジの塩焼き→頭・骨付き，焼いたあと　など

4) 目安量で書くときは，量が推測できるように書いていただけるとありがたいです．

　　　例えば，

　　　千切りキャベツ→片手　1杯

　　　ドレッシング　→カレースプーン　3杯　など

5) 料理の調味料は，わかる範囲で書いてください．

6) 食卓で使ったドレッシング，マヨネーズ，しょうゆ，ソースなども記入します．

7) 菓子，加工食品などは，備考欄に商品名やメーカー名など書いていただけると助かります．

8) 外食の場合は料理名，材料名，目安量など，できる範囲で記録して，写真を撮ってください．

- 写真は，料理から約50cm離れ，斜め60度程度から中身がわかるように，また，サイズを示すものとしてスプーン，割り箸などと一緒に写してください．
- 写真を撮った日は，備考欄に撮影した番号（写真①など）を書いてください．

次頁の「食事の記録例」を参考にしましょう！

資料3 A．調査票の例

食事の記録例

1. 家庭で食べた場合：できるだけ秤量して記入

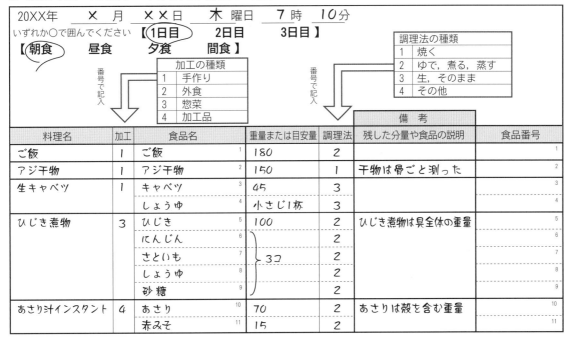

2. 外食の場合：写真をとって，目安量や概要を記入

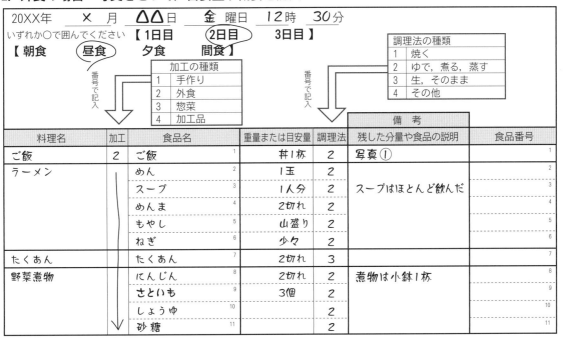

食事調査（秤量法）の参考資料
（※秤量が基本です．不明な場合の参考にしてください．）

1. 調理のためのベーシックデータ

項　目		掲載頁
揚げ物の吸油率	素揚げ	―
	から揚げ	―
	天ぷら	―
	フライ	―
食品の目安量	各種食品	―
	ご飯・めん・パン	―
乾物のもどし率		―
計量カップ・スプーンによる食品の重量		―

2. し好飲料類

食品名		目安単位	重量（g）
アルコール	日本酒	1合	180
	ビール	小缶(135mL)	136
		小缶(250mL)	253
		普通缶（350mL）	354
		大缶（500mL）	505
		大ビン1本（633mL）	639
		大ジョッキ1杯（500mL）	505
		中ジョッキ1杯（400mL）	404
		小ジョッキ1杯（250mL）	253
	ワイン	ワイングラス1杯	80
	ウイスキー	シングル1杯	29
その他飲料	抹茶（粉末）	大さじ1杯	6
		小さじ1杯	2
	昆布茶（粉末）	ティースプーン1杯	4
		湯のみ1杯分	2
	インスタントコーヒー（粉末）	大さじ1杯	3
		ティースプーン山盛り1杯	2
		小さじ1杯	1
	ミルクココア（粉末）	大さじ1杯	6
		ティースプーン山盛り1杯	4
		小さじ1杯	2
		ティースプーン1杯	2
	その他の缶飲料	500mL缶	500
		350mL缶	350
		250mL缶	250
		195mL缶	195
		165mL缶	165
	ペットボトル飲料	500mL缶	500
		350mL缶	350

（平成13年度国民栄養調査　食品番号表より抜粋）

3. その他の概量

食品名	目安単位	重量（g）
砂　糖	1つまみ	0.2
	スティック1本（太）	6
	スティック1本（細）	3
角砂糖	1個	4
ソース	1かけ	5
しょうゆ	1かけ	3〜5
塩	1つまみ	0.5
	1ふり	0.1
ケチャップ	1かけ	6
マヨネーズ	1かけ	5
うまみ調味料（化学調味料）	少々	0.1
固形コンソメ	1個	5

資料3　A．調査票の例

> 1食分の記録用紙は，A4判1枚

> コンピュータ入力時，入力漏れがないかを確認するために，食品数を示す数字を表示する

> コンピュータ入力のミスを防ぐために，材料，重量，コードの欄は罫線があったほうがよい

20XX年 ___月 ___日 ___曜日 ___時___分
いずれか○で囲んでください 【1日目　2日目　3日目】
【 朝食　　昼食　　夕食　　間食 】

調理法の種類	
1	焼く
2	ゆで，煮る，蒸す
3	生，そのまま
4	揚げる
5	その他

料理名	食品名	重量または目安量	調理法	備考*（残した分量や食品の説明）	記入不要 食品番号
		1			1
		2			2
		3			3
		4			4
		5			5
		6			6
		7			7
		8			8
		9			9
		10			10
		11			11
		12			12
		13			13
		14			14
		15			15
		16			16
		17			17
		18			18
		19			19
		20			20
		21			21
		22			22
		23			23
		24			24
		25			25
		26			26
		27			27
		28			28
		29			29
		30			30

> 対象者が詳細な情報を記入するための備考欄を広く設ける

＊備考欄には，飲んだめん類の汁の量や計ったときの状態（果物の皮つき，魚の骨・貝の殻つき…）などを書いてください

（名古屋市立大学医学研究科健康増進予防医学分野　2004年食事記録調査より一部改変）

B．調査する上での留意点

1．調査票について

① 飲食したものすべてを，調査対象者に漏れなく記入していただくためには，食事記録の様式は十分な行数が必要である．調査の目的にもよるが，1食分でA4判1頁程度が理想的と思われる．

② 調査票の上部には，調査日・時間・曜日・朝昼夕の別を記入する欄を設ける．

③ 食事記録は表形式で，料理名，食品名，重量（目安量），調理法の種類，残量や食品の説明のメモ欄を設ける．

④ 国民健康・栄養調査のように世帯単位で調査するときは，対象者別の案分比率を記載する欄を設ける．

⑤ 調査票の罫線は料理名とメモ欄には不要だが，食品名，重量，食品番号の欄は，コンピュータ入力のミスを防ぐために，薄い色の罫線があったほうがよい．さらに行数を示す数字を表示すると，食品数を確かめるときに便利である．

⑥ 脚注にはメモ欄に記入してほしい事項を明示しておく．

2．対象者への説明文書について

① 食事記録調査を対象者に説明する手引きでは，調査する時期と必要な日数，曜日（1日分調査は通常平日，複数日調査では休日を含むかどうか）を明示する．

② 生活習慣病の予防を目的とした食事調査の場合は，ある人の普段の食事を調査することが重要なので，行事日や体調がひどく悪い日は調査をさけるよう依頼する．

③ 飲み物や朝昼夕の3食以外の間食は忘れがちなので，「朝起きてから夜寝るまで，食べたり，飲んだりしたものすべてを記録する」のように具体的に説明する．

④ 「欠食状況チェックリスト」を設けて，その食事を本当に欠食したのか，記録を忘れてしまったのか区別しておくと，便利である．

⑤ 手引きの内容は，卓上調味料の記録が忘れられやすいこと，菓子・加工食品などはさまざまな種類があるので，商品名とメーカー名をメモしておくなどの注意点を箇条書きにする．

⑥ 秤量は，可能な範囲で秤を使うよう依頼する．しかし，家族で分け合って食べた場合や廃棄部分がある場合などは，正確な秤量が不可能なので，その旨をメモしておくように依頼する．

⑦ p.171～173にあげた例では，秤量ができない外食の場合は写真を撮っていただくことにした．写真の撮り方も，「料理から約50cm離れ，斜め60度程度から中身がわかるように，また，サイズを示すものとしてスプーン・割り箸などと一緒に写す」など具体的に指示をする．しかし，写真だけでは食事内容を判断しにくいので，「料理名，材料名，目安量などおおまかな記録」は必要である．あくまで写真は食事記録を補完するツールとして考える．

⑧ 実際の記録様式に記録例を示すことによって，対象者は「どのくらい詳しく食事記録をしたらよいか」を実感できる．特に，栄養素の調理損失を推定する食事調査では，食品1つひとつに調理法（焼く，煮る，生(なま)，揚げる，その他）の記入を求めるが，その書き方は文章の説明より，実際の記入例をみたほうが感覚的に理解しやすいようである．

⑨ メモ欄には，「計量できないときは食品の目安量・食器の大きさなどを記入する」，「魚や貝類の廃棄部分を計量に含めたかどうか」，「めん・ラーメンは残した汁の分量」，「外食で計量できない場合の対応」など，記載してほしいことを例示しておくと，調査対象者は，「わかりにくいことがあったら，メモ欄に書いておけば，調査員が適切に判断してくれるだろう」と思うので，より親切な食事記録が期待できる．その結果，調査員はより正確にコード付けができるようになる．

資料4　C．食品群別重量を評価するためには，複数の食品としてコード付けすべき食品

資料4　食品番号のコード付けにおいて，入力過誤を生じやすい要注意食品

A．摂取頻度が少ないと考えられるので，入力されていたら確認すべき食品

要注意食品の特徴	過誤の修正方法や予防策
a1　流通機構上，日常的に摂取する機会が少ないと考えられる食品 　　陸稲，こんにゃく生いも，牛肉・豚肉の赤肉，肉の脂身，鶏肉の成鶏，生乳，わかめ原藻，漬物の素材（高菜・葉（地域によっては生も流通有り），野沢菜・生，はやと瓜・生，茶の葉，麦茶粒）	a1の食品が入力されていたら，自動的に正しい食品番号に修正するようにデータベースを準備しておく
a2　著者らの経験上，摂取頻度が少ないと考えられる食品 　　えんばく玄穀，粉末小麦たんぱく，麦こがし関東風，きび玄穀，小麦輸入軟質，小麦粉中力，めし半つき米，とうもろこし玄穀，コーングリッツ，大豆たんぱく，なずな，へちま，よめな，あひる肉，家うさぎ，うずら肉，きじ 皮なし，七面鳥 皮なし，すずめ，かえる，チーズホエーパウダー，やぎ乳，カゼインなど	食事調査の入力データに，a2の食品が出ていないか検索し，目視で原票と照合する
a3　食品名をカナ検索して入力したが，誤った食品を選んでしまったと考えられる食品 　　えんどう［豆類，水分およそ13％の乾燥 豆えんどう］→料理名から判断して，［野菜類 グリンピース 生］または［野菜類 さやえんどう］ではないか確認する． 　　国産小麦［総食物繊維 14gの穀粒］→ 通常の食パンでないか確認する． 　　コーン［穀類，水分およそ15％の玄穀とうもろこし］→料理名から判断して，［とうもろこし スイートコーン 未熟種子 生］または［とうもろこし スイートコーン 未熟種子 冷凍 カーネル］ではないか確認する	料理名から判断して，乾物の豆や穀類でないかを確認してから，必要ならば修正する．熟練していない担当者が起こしやすい過誤

B．成分表の注意書きをよく読んでから入力すべき食品

要注意食品の特徴	過誤の修正方法や予防策
b1　区別を正確にすべき食品 　　いわし（塩蔵，丸干し），しらす干し（微乾燥品と半乾燥品とタタミイワシ），かつお（なまりとなまり節），さけ薫製（冷燻，温燻），はんぺんとさつま揚げ，豆乳（豆乳と調製豆乳），加工乳と普通牛乳，脱脂乳と全粉乳と調製粉乳，ヨーグルト（含脂，加糖），乳酸菌飲料（乳製品，非乳製品，殺菌濃縮），練乳（加糖，無糖），かぼちゃ（西洋，日本），みつば（切り，根みつば） b2　成分表2020（八訂）の備考欄に濃縮倍率が注意書きしてある食品 　　乳酸菌飲料殺菌乳製は5倍，めんつゆは2〜3倍，コーンポタージュ缶詰は2倍	●調査者は，日頃から食品の詳細情報を学んでおくこと ●調査の目的によっては，詳細な食品の区別を割愛することもある

C．食品群別重量を評価するためには，複数の食品としてコード付けすべき食品

要注意食品の特徴	過誤の修正方法や予防策
c1　加工食品なので使用しない食品 　　えびフライ，コロッケ，フレンチポテト，ミンチカツなど c2　水が入力してあるかを確認する食品 　　インスタントコーヒー，焼酎	近年，加工品が多いので，完全な食品群別評価は難しい場合もあるが，調査者間で差が生じないように，マニュアルを決めておくべきである

D. 形態別などに記載されている食品で食品番号を1種類に統一する食品

要注意食品の特徴	過誤の修正方法や予防策
d1　水分や塩分を調整するために，1種類の食品番号に統一することにした食品 　　　米水稲類→米めし，うどん乾めん・生うどん→ゆでうどん，中華めん生・干し中華めん→中華めん，マカロニ類・乾→マカロニ・ゆで，乾燥わかめ・塩蔵わかめ→塩蔵塩抜きわかめに統一する．	近年，加工品が多いので，完全な食品群別評価は難しい場合もあるが，調査者間で差が生じないように，マニュアルを決めておくべきである

入力データに，これらの食品（食品番号）が出現していたら，A，B，C，Dの観点で系統的に確認・修正をする．

資料5　入力重量の過誤を抽出するための経験的な閾値の例

A. 使用重量によって，過誤が疑われる食品とその重量

要注意食品の特徴
e1　エネルギーや栄養素量に影響が大きい調味料，油脂など 　　　砂糖類は15g以上，サラダ油類，バター，マーガリンは20g以上，ごまは10g以上，コーヒー浸出液は5g以下，インスタントコーヒー，コーヒーホワイトナーは10g以上，干ししいたけは5g以上，食塩は2g以上，コンソメ素乾燥は6g以上，しょうゆは20g以上，顆粒風味調味料，顆粒中華だし，顆粒おでんだしは9g以上
e2　水分が多い食品 　　　茶浸出液，嗜好飲料，アルコール飲料，牛乳は750g以上
e3　常用量が大きい食品 　　　穀類，めん類，だし汁は500g以上
e4　入力重量が300g以上だった食品，または0gだったデータ 　　　全食品対象
e5　使用頻度の高い食品は，使用重量が非常に多い場合と少ない場合に確認する（130種） 　　　にんじん，ビールなどは各食品のなかで順位k番目に大きなデータ（k = 1, 2, …）を確認 　　　順位k番目に小さなデータは，過誤でも影響が少ないので確認を省略できる
e6　正確に秤量されていないと考えて，すべて標準的な重量に変換する． 　　　抹茶など
e7　香辛料は正確に秤量されていないと考えて，すべて0グラムに変換する． 　　　こしょう，からし，唐辛子など 　　　根拠のない大きな値が入力されるとカリウム，マグネット等を過大に見積もってしまう

●重量の過誤については，e1〜e7の観点で確認・修正をする．
参考：今枝奈保美 他：秤量法食事記録調査における入力過誤の修正と標準化の方法に関する一考察．
　　　栄養学雑誌 58（2）：67-76，2000 より改変)[5]

---

5) 資料4，5は下記よりダウンロード可能．
　（公益社団法人）私立大学情報教育協会　大学等電子著作物権利処理事業　http://www.sougo.juce.jp/index.html
　コンテンツID：0038/000002A90001　著作物名：食事記録調査　入力過誤検索用データベース

資料6　24時間思い出し法のための食事調査票の例

24時間思い出し法による食事調査
整理手帳

　　　　　ＩＤ（　　　　　　　　　）

　　　調査年月日　　西暦　　年　　月　　日（調査した食事を摂取した日）
　　　面接年月日　　西暦　　年　　月　　日

面　接　者　[　　　　　　　]
記録整理者　[　　　　　　　]
データ入力者　[　　　　　　　]

■備考

資料6

ＩＤ：

対象者のお名前　[　　　　　　　　　　　　　　]

◆調査年月日　西暦　　　年　　　月　　　日（調査した食事を摂取した日）
◆生年月日　　西暦　　　年　　　月　　　日
◆身　長　　　　（　　　　　　　）cm
◆体　重　　　　（　　　　　　　）kg
◆身体活動レベル　（　Ⅰ　Ⅱ　Ⅲ　）
◆喫煙歴　　　　（　1. 吸わない　2. 10年以内に止めている　3. 吸う　）

◆普段の家庭における食事づくり（調理など）へのかかわり方についてお尋ねします．
　該当するものに○印をしてください．
　　（　）ほとんどしない
　　（　）月に数回する
　　（　）週に数回する
　　（　）ほとんど毎日する

◆食事の準備のために食料品を購入する「買物」についてお尋ねします．
　該当するものに○印をしてください．
　　（　）ほとんどしない
　　（　）月に数回する
　　（　）週に数回する
　　（　）ほとんど毎日する

この整理手帳は，以下のような構成になっています．

- ●「調査記入票」記入例　　記入方法について具体的に記載しています．このページの記載例にそって記入してください．

- ●「食事」に関する記入票　「食事1」から「食事6」まで6枚のシートがあります．食事ごとに1枚のシートを使って記載してください．食品数が多く1枚のシートにおさまらない場合は，次のシートを使ってください．

- ●「間食」に関する記入票　「間食1」から「間食3」まで3枚のシートがあり，1枚のシートには4回分を記載することができます．1回の間食の食品数が多いときは，その下の記入欄を使ってください．

- ●「備考」　　　　　　　　聞き取り内容を整理するにあたって，記載しておく必要がある事項がありましたら，この欄に記入してください．

その後に，面接聞き取りにあたって留意すべき事項を記載した以下の表を掲載しています．
精度の高い面接聞き取りを行うために，これらの表を活用してください（資料7参照）．
　「表1　フードチェックリスト」
　「表2　見落としやすい食品リスト」
　「表3　忘れやすい食事の機会」

※上記の表に関連して，新たにあげておくべき内容がありましたら，各表の空白部分に記載してください．

ID:

24時間思い出し法 調査記入票（例）

面接場所：　　　　　最初の食事シートのみ→起床時刻：　時　　分　　就寝時刻：　時　　分
　（食事区分：　　　　　／食事時刻：　　時　　　分／場所：　　　　　　　　　）
　　聞き取り担当者（　　　　　　　）　　　コーディング担当者（　　　　　　　　）
　　聞き取り時刻　　時　　分～　　時　　分　コーディング日　西暦＿＿年＿＿月＿＿日

料理名	調理済	食品名	食品コード	調理法	目安量	重量見積 調理前 調理後	資料	重量：g 容積：mL	残食量 廃棄量	塩味	備考
トースト		食パン	調査後に記入	3	1枚	(前)・後		58g	残量・廃棄あった時のみ記録		4p.16 下
		苺ジャム		1	うすく	(前)・後		10g			
ヨーグルト		プレーンヨーグルト		1	1/2C	(前)・後		100g			2p.39 下
		洋ナシ		1	1/4切	(前)・後		60g			3p.25 上の中
目玉焼き		卵		3	1個	前・(後)		60g			2p.35 上
		油	重量見積もりを調理前でしたか調理後でしたかを記入			前・後			摂取量の推定の基本はグラムの本です．参照にしたグラムの本の冊子番号．ページと位置を記録（P.199 の 3）参照）		
		塩				前・後					
		こしょう				前・後					
付け合せ		ブロッコリー		2	1房	前・(後)		20g			3p.14 下の中
		（塩ゆで）				前・後				薄い	
うずら煮豆	○	うずら煮豆				前・(後)				普通	惣菜甘め
惣菜等，家で料理していないもの		砂糖	料理で使った調味料は，わかる範囲で聞き取る．調味料コードのあるものは，量を推定する必要はありません．塩味欄と備考欄は忘れずに！			前・後					
						前・後					
						前・後					

時刻はすべて24時間表記で記入する．
［場　　所］　1：自宅　　2：職場（食堂を含む）　　3：一般のレストラン等　　4：その他
［調理済み］　惣菜，調理済み冷凍食品，加工食品の場合は，「調理済み」欄に○をつける．
［塩　　味］　対象者から聞き取った料理の味付けの程度（濃い，ふつう，薄いなど）について記入する．
［調 理 法］　1：生・そのまま　　2：ゆで・煮る　　3：焼く（グリル）　　4：蒸す
　　　　　　　5：炒める　　6：揚げる　　7：その他

資料6

24時間思い出し法　調査記入票（食事−1）

ID：

面接場所：　　　　　最初の食事シートのみ→起床時刻：　時　　分　　就寝時刻：　時　　分
（食事区分：　　　　/　食事時刻：　時　　分/　場所：　　　　　　）
聞き取り担当者（　　　　　　　）　　コーディング担当者（　　　　　　　）
聞き取り時刻　時　　分〜　時　　分　コーディング日　西暦＿＿年＿＿月＿＿日

料理名	調理済	食品名	食品コード	調理法	目安量	重量見積 調理前 調理後	資料	重量：g 容積：mL	残食量 廃棄量	塩味	備考
						前・後					
						前・後					
						前・後					
						前・後					
						前・後					
						前・後					
						前・後					
						前・後					
						前・後					
						前・後					
						前・後					
						前・後					
						前・後					
						前・後					

						前・後					
						前・後					
						前・後					
						前・後					
						前・後					
						前・後					
						前・後					
						前・後					
						前・後					
						前・後					
						前・後					
						前・後					
						前・後					
						前・後					

時刻はすべて24時間表記で記入する．
［場　　所］　1：自宅　　2：職場（食堂を含む）　　3：一般のレストラン等　　4：その他
［調理済み］　惣菜，調理済み冷凍食品，加工食品の場合は，「調理済み」欄に○をつける．
［塩　　味］　対象者から聞き取った料理の味付けの程度（濃い，ふつう，薄いなど）について記入する．
［調 理 法］　1：生・そのまま　　2：ゆで・煮る　　3：焼く（グリル）　　4：蒸す
　　　　　　　5：炒める　　6：揚げる　　7：その他

ID: ☐

24時間思い出し法　調査記入票（間食－1）

間食シート

料理名	調理済	食品名	食品コード	調理法	目安量	重量見積 調理前 調理後	資料	重量：g 容積：mL	残食量 廃棄量	塩味	備考

間食の時刻：　　時　　分　　場所：

						前・後					
						前・後					
						前・後					
						前・後					
						前・後					
						前・後					

間食の時刻：　　時　　分　　場所：

						前・後					
						前・後					
						前・後					
						前・後					
						前・後					
						前・後					

間食の時刻：　　時　　分　　場所：

						前・後					
						前・後					
						前・後					
						前・後					
						前・後					
						前・後					

間食の時刻：　　時　　分　　場所：

						前・後					
						前・後					
						前・後					
						前・後					
						前・後					
						前・後					

時刻はすべて24時間表記で記入する．
［場　　所］　1：自宅　　2：職場（食堂を含む）　　3：一般のレストラン等　　4：その他
［調理済み］　惣菜，調理済み冷凍食品，加工食品の場合は，「調理済み」欄に○をつける．
［塩　　味］　対象者から聞き取った料理の味付けの程度（濃い，ふつう，薄いなど）について記入する．
［調　理　法］　1：生・そのまま　　2：ゆで・煮る　　3：焼く（グリル）　　4：蒸す
　　　　　　　5：炒める　　6：揚げる　　7：その他

資料7　24時間思い出し法のための実施マニュアル例

A．調査場所の設定

調査にあたっては，公的施設などの部屋を確保するか，訪問調査にて実施する（対象者に確認し，どちらかに設定する）．

B．面接概要

1．環境整備

対象者の自宅を訪問して，または，公的施設などの部屋に出向いてもらい，面接による聞き取りを実施する．聞き取りにあたっては，対象者のプライバシーの保護に十分配慮し，面接場所を設定する．

特に，公的施設などで複数人から聞き取りを実施する場合は，個別の部屋を用意する，または，パーティションを設置するなどの環境を整える．

2．聞き取る事項

1) 基本情報として必要な項目
    ① 起床時刻
    ② 就寝時刻
2) 食品の摂取機会ごとに必要な情報
    ① 食べた時刻
    ② 食べた場所
3) 料理・食品品目ごとに必要な情報と留意点
    ① 料理名
    ② 食品名
    ③ 食品の実際の量（複数で食べた場合は，個人が食べた按分量）
    ④ 調理法
    ⑤ 食品量は，調理前か，調理後か
    ⑥ 食べ残した食品とその量
    ⑦ おかわりの有無と量
    ⑧ 調理で使用した油脂の種類
    ⑨ 使用した調味料の種類（調理のときのみではなく，食卓で加えた分も含めて確認）
    ⑩ 揚げ物の衣，調味料などで入力コードのあるものは，分解しない
    ⑪ 惣菜コード等は使用せず，できる限り分解して整理する
    ⑫ 肉・魚などの種類，部位，鶏肉の場合など皮の有無
    ⑬ ご飯・パンなどの種類
    ⑭ ドリンク類の種類（アルコール飲料の場合は，アルコール度数も含めて確認．水割りの場合などの比率も確認する），飲む前の容量を確認する．残した量も確認する
    ⑮ 市販品の場合は，購入店名・メーカー，商品名，価格を確認し，記入票に＊を付す

3．面接者の基本

基本姿勢：対象者の「思い出し」のサポーターであること．専門的な知識を背景としつつも，対象者の発言を重視し，調査者の独断による判断をさけること．

中立の態度で会話を進める．

1) 興味と理解を表す表現

「なるほど」「わかります」「はい」などと言い，面接者の反応を伝える．

2) 答えを待つ間を大切にする．対象者が考えをまとめる時間をつくって待つ．

3) 質問や返答を繰り返す

対象者が質問を理解していなかったり，問題からそれたりしているときは質問を繰り返すことが役立つ．また，対象者の返答を繰り返すことは，対象者がさらに考える機会となる．

4) 中立的な質問やコメントを心がける．

明確にするための質問：「それはどういう意味ですか？」

勝手な解釈をしない．

対象者の発言を面接者自身の言葉で要約しない．

特定するための質問：「そのことについてもっと教えてください．」

完全性のための質問：「他に何かありますか？」

C．面接による聞き取りの実際

(1) あいさつと面接者の自己紹介（面接者は名札の着用を確認する）

(2) 対象者のID番号，氏名，生年月日，身長・体重・身体活動に喫煙歴，日常の食料品の買い物や食事づくりの有無について確認し，フェイスシートに記入する

(3) 聞き取りには，約30分程度かかることを説明し，調査に協力していただいたことに感謝の意を示す

（例）

「お忙しいところ，今回の調査にご協力いただき，ありがとうございます．これからの聞き取り作業には，約30分程度かかりますが，お時間は大丈夫でしょうか」

(4) 対象者に前日の午前3時以降，今日の午前3時までの24時間に食べたものすべてを詳細に思い出してもらうことを説明する．そのために前日の行動について質問することを説明し，個人情報については厳重に管理することを伝えて，了解を得る．合わせて調査日を記入する

（例）

「今日は日曜日です．あなたが土曜日の深夜3時以降，本日，日曜日の深夜3時までに，飲んだり食べたりしたものすべてを教えていただきたいと思います」

「食べたものを思い出していただくために，生活行動記録を参照しながら，どんなことをなさったか，どこへお出かけになったかなどについて質問します．ここで聞き取った個人情報などは研究のためだけに使わせていただき，ほかの目的で使用することはありませんので，ありのままを答えてください．ご了承いただけますか？」

「あなたが昨日，食べたり飲んだりしたものをすべて思い出していただきます．漏れのないように，何を，どんなふうに，どのくらい食べたのかを把握することがとても重要です．細かいことまでおたずねしますが，ご協力をお願いします」

「では，始めましょう．写真にそって，昨日，起きてからのことを思い出してみましょう．」（生活行動記録を確認する）

「まず，何時に何を食べたか，大体のところをお聞きし，次に細かいところをお聞きします．聞き取りの最後に，再確認して，漏れがないかを確認させていただきます．栄養補助食品などについても確認させていただきます」

「朝，起きたのは何時頃でしたか？」

「金曜日の前日に就寝した後，午前3時以降から，昨日の朝，この今おっしゃった時刻に起床するまでの間で，何か飲んだり食べたりしたものはありましたか？」

「朝，起きてからこの食事までの間にどんなことをしましたか？その間に，飲んだり食べたりしたものはありましたか？」

(5) 聞き取りにあたっての留意点

1) 栄養量に影響を与える可能性が高い食品や，ほかの食品と一緒に食べる可能性が高い食品について，フードチェックリスト（p.189の表1）を参照して確認する．また，見落としやすい食品リスト（p.190の表2）や忘れやすい食事の機会（p.191の表3）などを念頭において，聞き取りを行う．

2) ご飯はフードモデルで茶碗の大きさ（大・中・小）や量を確認する．茶碗の形状（アサガオ型か，どんぶり型かなど）にも注意して聞き取る．汁類も量の確認に汁椀を使用する．

3) その他の料理や食品については，関連の書籍やカードを活用して，量を推定する．**基本的には，調理後の食品について確認作業を行うことになる**．

4) 特に確認が必要なこと

① 調理材料の確認

② 残したもの，おかわりの回数などの確認：残した場合は，その量を確認する．また，**おかわりをしなかったかどうかを確認する**．

③ 栄養補助食品やアルコール飲料について確認する

④ 調味料：使われていた調味料等について確認する

「この料理について，詳しく伺います」

5) 24時間思い出し法は，できるだけ，自由形式の質問を用いることを基本とする．

① 自由形式の質問

（例）

「ご飯に，何か入っていましたか？」

「パンに，何かつけましたか？」

「コーヒーに，何か入れましたか？」

「どんな味付けでしたか？」

② 制限形式の質問

（例）

「このご飯には，玄米が使われていましたか？」

「パンにバターかマーガリンかをつけましたか？」

「コーヒーにミルクや砂糖を使いましたか？」

「調味料として，しょうゆや砂糖は使われていましたか？」

確認を終えた項目にチェックしましょう

☐ 調理法について確認できたか？
☐ 実物大の写真やカードを示して，食品ごとの重量を確認できたか？
☐ 残した量やおかわりについて確認できたか？
☐ ご飯量についてフードモデルを用いて確認できたか？
☐ 魚や肉の部位，皮の摂取などについて，確認できたか？
☐ 調味料の種類と量について，わかる範囲での聞き取りができたか？
☐ 食卓で加えた調味料についても確認できたか？
☐ 油脂の使用について確認できたか？
☐ 油脂の種類を確認できたか？
☐ お茶や水などのドリンク類，アルコール飲料について確認できたか？
☐ 加工食品，菓子類，栄養補助食品などについてメーカーや商品名を確認できたか？
☐ p.189の表1の「フードチェックリスト」による"確認が必要な食品"，"抜け落ちやすい食品"の確認作業が終了したか？
☐ p.190の表2の「見落としやすい食品リスト」による確認作業が終了したか？

---

(6) 1つの食事を聞き取ってから次の食事についての聞き取りに移る．次の食事などを聞き取る前には，次の食事までの間に飲んだり食べたりしたものがなかったかどうかを確認する．

(7) 最後に記録を見ながら，再度1日分を振り返って，抜け落ちがないかを確認する．就寝時刻を確認して，当日の午前3時までに食べたものがなかったかを聞き取る．

(8) 1日分の聞き取りチェックが終わったら，後日，再確認の連絡をする場合があることを伝え，調査協力への謝辞を述べる．

D．データ整理・データ入力，およびそのチェック

(1) 食品のコーディングを行う．または，PC入力方法に関するマニュアルに基づいて，コーディング作業と同時進行でPC入力と調査票の整理を行う．

(2) チェック体制を整えておく

　コーディング作業，PC入力作業の作業ごとに過誤がないかをチェックする必要がある．しかし，この段階で完全に過誤を修正できるとは限らない．1日当たりのエネルギー，栄養素，食品群摂取量が算出された後に，極端に摂取量が多いものについて，原票に基づく見直しが必要である．

資料7　E. チェックリスト

E. チェックリスト

以下にあげたチェックリスト表を使って行う．

表1　フードチェックリスト

分類	食品	確認項目
飲み物	牛乳	脂肪分（無脂肪・低脂肪・普通），強化乳（カルシウム・鉄）
飲み物	ジュース	種類，商品名，果汁何％・清涼飲料・果肉入り
飲み物	コーラ	普通・ゼロ
飲み物	コーヒー	インスタント・レギュラー，不明の場合はインスタントとする
飲み物	日本茶	茶葉の種類（玉露・煎茶・せん茶・麦茶・抹茶・ウーロン茶・玄米茶・ほうじ茶）
飲み物	ココア	砂糖を入れたか，牛乳を使ったか，クリームを使ったか
飲み物	トマトジュース	トマトのみ・野菜ジュース，無塩・有塩
飲み物	缶コーヒー	ミルク入りか，無糖か
菓子	かりんとう	黒かりんとう，白かりんとう
菓子	米菓	あられ・揚げせんべい・せんべい（しょうゆ・塩・ごま・のり・豆入りか）
菓子	チョコレート	ナッツ入りか，商品名
菓子	アイスクリーム	商品名，脂肪分，脂肪分の種類（動物性脂肪・植物性脂肪）
菓子	スナック菓子	種類（コーン系・じゃがいも系・小麦粉系），油脂使用の有無（油脂の種類），膨化スナック
菓子	洋菓子	バター・生クリーム使用の有無，買った店
主食	パン	種類（ライ麦・フランス・ロール・ぶどう・クロワッサンなど）
主食	めし	玄米・精白米・強化米・胚芽米・雑穀米
主食	かゆ	全がゆ・五分がゆ・おもゆ
主食	即席めん	フライめん・ノンフライめん
主食	高脂肪のパン	バター・マーガリン・ショートニング，買った店
酒	ビール	種類（黒・淡色・スタウト・発泡酒），銘柄
酒	焼酎	商品名，アルコール度数
調味料	みそ	種類（淡色から口・赤色から口・赤だし・白みそ）
調味料	ソース	種類（ウスター・中濃・濃厚）
調味料	しょうゆ	種類（うす口・濃口・たまりなど） 普通のしょうゆ・うす塩・減塩（うす塩，減塩タイプの場合は商品名）
調味料	ドレッシング	分離型・乳化型・ノンオイル
調味料	甘味類	砂糖・人工甘味料
調味料	調理油	種類（オリーブ・ごま・紅花・コーン・綿実・なたね・調合油など）
調味料	マヨネーズ	普通（全卵型・卵黄型）・ハーフタイプ，特殊な油脂使用の有無
調味料	バター	普通・ハーフタイプ，有塩・無塩
調味料	マーガリン	普通・ハーフタイプ，特殊な油脂使用の有無，有塩・無塩
調味料	食塩	食塩・アジシオ®
乳製品	生クリーム	動物性・植物性，コーヒーホワイトナーの場合も種類またはメーカー等を確認する
乳製品	ヨーグルト	無糖・加糖，脂肪分，商品名
乳製品	チーズ	種類
副食	漬け物	塩漬け・ぬかみそ漬け・みそ漬けなど

分類	食　品	確　認　項　目
副食	もやし	大豆・緑豆・ブラックマッペ・アルファルファ
副食	牛肉，豚肉	部位，赤身・脂身つき
副食	豆腐	木綿・絹ごし
副食	さんま	生・開き干し・みりん干し
副食	にしん	生・塩にしん・燻製
副食	帆立貝	生・貝柱・缶詰
副食	うに	生うに・粒うに・練りうに
副食	かに	種類，生・ゆで・缶詰
副食	鶏肉	成鶏・若鶏，部位，皮つき，骨つき
副食	ハム	種類（生・ボンレス・ロース・プレス）
副食	マッシュルーム	生・缶詰
副食	わかめ	乾燥・カット・塩蔵
副食	コロッケ	中身の具（クリーム・ポテト），使用した油
副食	塩鮭	甘塩・中塩・辛塩
汁物	インスタントスープ	レトルト・粉末
汁物	だし汁	だし汁の種類（かつおだし，昆布だし，煮干しだしなど）・だしの素の使用

（上記以外にあげておくべきものがありましたら記入してください）

表2　見落としやすい食品リスト

報告された食品	チェック項目
洋風献立	調味料，付け合わせ，付け合わせの調味料
刺し身	つま（大根，パセリ，海藻類ほか），つけじょうゆ・わさび
サラダ	調味料をかけたか（ドレッシング，マヨネーズ，塩など）
紅茶	砂糖，ミルク，レモン
コーヒー	砂糖，ミルク
コーンフレーク	砂糖，果物，牛乳
焼き魚	大根おろし，その他の前盛，しょうゆ
目玉焼き	ベーコン，ハム，付け合わせ，調味料
トースト	バター，マーガリン，ジャム
グラタン，スパゲティ	粉チーズ
ご飯	ふりかけ，みそ汁，漬物
ヨーグルト	砂糖（普通，人工甘味料），脂肪（無脂肪，低脂肪，全脂肪），果物
アイスクリーム	ウエハース，トッピング
冷奴，湯豆腐	ねぎ，しょうが，かつお節，しょうゆ
カフェオレ	砂糖の有無
薄焼き卵，オムライスの卵焼き	調味料（油，塩など）の有無
照り焼き	油の有無

（上記以外にあげておくべきものがありましたら記入してください）

資料7　E．チェックリスト

表3　忘れやすい食事の機会

- 夜中に目が覚めたとき（飲み物）
- 車の運転中（飲み物，ガム）
- 休憩時間（飲み物，菓子）
- 打ち合わせ，会議中（お茶，コーヒー）
- 買い物中に試食
- 調理中に味見
- 片づけ時に家族の残り物
- 読書，テレビ視聴中（お茶，菓子）
- スポーツ時（飲み物）
- お風呂上がり（飲み物）
- 寝る前（飲み物，アルコール飲料）
- お茶を飲んだとき（菓子，スナック，漬物）

（上記以外にあげておくべきものがありましたら記入してください）

表4　24時間思い出し法　面接者の聞き取り確認表

1. □ 名札を着用しているか？
2. □ 自己紹介は済ませましたか？
3. □ 調査時間について説明し，了解が得られたか？
4. □ 個人情報の管理について説明し，インフォームドコンセントができたか？
5. □ フェイスシートの確認・記入ができたか？
6. □ 調査日を記入できたか？
7. □ 生活時間調査票を見ながら起床時刻を確認し，昨日の午前3時から起床までの間に食べたものを聞き取ったか？
8. □ 食事の開始時刻・終了時刻，食べた場所を確認できたか？
9. □ ご飯量についてフードモデルを用いて確認できたか？
10. □ 料理名は確認できたか？
11. □ 調理法について確認できたか？
12. □ 『グラムの本』を示して，食品ごとの重量を確認できたか？
13. □ 残した量やおかわりについて確認できたか？
14. □ 魚や肉の部位，皮の摂取などについて，確認できたか？
15. □ 塩味・味の濃さについて確認できたか？
16. □ 調味料の種類と量について確認できたか？
17. □ 食卓で加えた調味料についても確認できたか？
18. □ 油脂の使用について確認できたか？
19. □ お茶や水などのドリンク類，アルコール飲料について確認できたか？
20. □ 加工食品，菓子類，栄養補助食品などについてメーカーや商品名を確認できたか？
21. □ 表1「フードチェックリスト」による"確認が必要な食品"，"抜け落ちやすい食品"の確認が終了したか？
22. □ 表2の「見落としやすい食品リスト」による確認作業が終了したか？
23. □ 表3の「忘れやすい食事の機会」による確認作業が終了したか？
24. □ 食事と食事の間に食べたものについて，抜け落ちがなかったかを確認できたか？
25. □ すべての食事について確認できたか？
26. □ 対象者と一緒に再度1日分を振り返って抜け落ちがなかったかを確認できたか？
27. □ 就寝時刻を確認できたか？
28. □ 後日，再確認の連絡をする場合があることを伝えたか？
29. □ 終了にあたって，聞き取りに協力してもらったことへの謝辞を伝えたか？

この調査は，対象者に食べたり，飲んだりしたものを思い出していただき，面接者がそれを聞き取り，記録していく調査法です．面接者は自分の経験/思い込みを捨てて，対象者の話を記録することが求められます．

思い出しを助けるツールとして，「食事の前後の写真」，「生活行動記録」，『グラムの本』などがあります．これらのツールを活用して，対象者の思い出しの精度を上げます．

＊「24時間思い出し法のための実施」マニュアルは，平成21～23年度厚生労働科学研究費補助金循環器疾患・糖尿病等生活習慣病対策総合研究事業「健康増進施策推進・評価のための健康・栄養モニタリングシステムの構築」（班長：吉池信男）における分担研究として「携帯電話のカメラ機能を補助的に利用した24時間思い出し法の妥当性に関する研究」（分担研究者：伊達ちぐさ　分担研究員：徳留裕子，廣田直子，福井充，研究協力者：旭久美子，北村真理，古川曜子，溝畑秀隆）において作成した調査マニュアルの一部を改変したものである．

資料8　食事調査用スケール

1. 主として食器として使用する

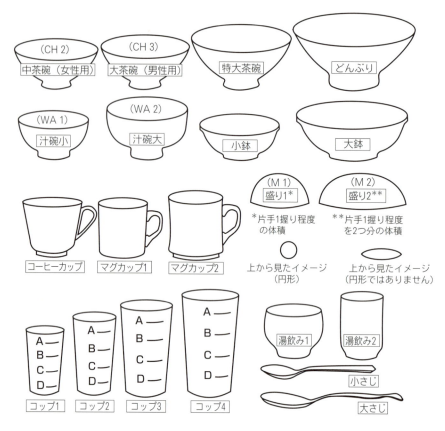

2. 主としてものさしとして使用する

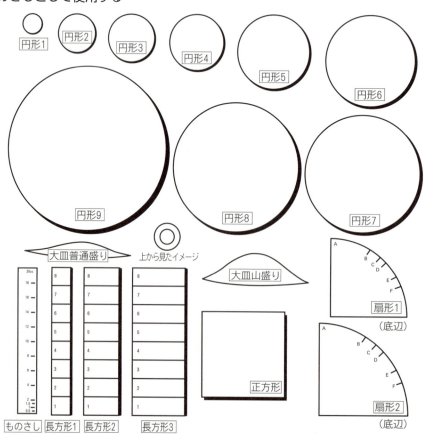

注）実物サイズで作製されたものを20分の1に縮小した．両面印刷のため1枚に仕上がっている．折りたたんで携帯できる．

（伊達ちぐさ先生　提供）

資料9　関連の聞き取り調査

調査対象者ID ［ここにラベルを貼る］

思い出し調査票B

1回目来所

1. 聞き取り調査日時　　　　　　年／月／日	○○/08/08
2. 思い出し調査票A開始時刻（24時間時）	13:35
3. 思い出し調査票A終了時刻（24時間時）	14:10
4a. 昨日はあなたの休日でしたか 　　1. はい 　　②. いいえ，通常の勤務日です 　　3. 特に休日はない	2
4b. 昨日はあなたの配偶者の休日でしたか 　　1. はい 　　②. いいえ，通常の勤務日です 　　3. 特に休日はない 　　4. 同居する配偶者はいない	2
5.（昨日が勤務日なら） 　お仕事の日に食べる量は大体このくらいですか． 　（昨日が休日なら） 　休みの日に食べる量は大体このくらいですか． 　①. 同じくらい 　2. かなり多い 　3. 病気だったのでかなり少ない 　4. 他の理由でかなり少ない	1
6. 昨日，ビタミンやミネラル，またはドリンク剤 　など栄養補助食品をとりましたか． 　　①. はい　2. いいえ 「はい」の場合，Vフォーム（ビタミン，ミネラルまたは他の補助食品）に記入する	1

次ページに続く

調査対象者ID _____

7. あなたは現在，特別な食事を取っていますか． 　　　(1.) はい　　2. いいえ	1
8.〜14.「はい」の場合，各食事の種類についてたずね， 　　　　全種類について「はい」または「いいえ」に印をつける． 　　8. 減量食　　　　　1. はい　(2.) いいえ 　　9. 体重増加食　　　1. はい　(2.) いいえ 　　10. 菜食主義食　　　1. はい　(2.) いいえ 　　11. 減塩食　　　　　1. はい　(2.) いいえ 　　12. 糖尿病食　　　　1. はい　(2.) いいえ 　　13. 脂肪調整食　　　1. はい　(2.) いいえ 　　14. その他　　　　　(1.) はい　2. いいえ 　　　その他の食事を明記する　生野菜を一切食べない	2 2 2 2 2 2 1
15. 特別食を取っている方へ 　　医師または保健師の指導で食事を変えたのですか． 　　　1. はい　(2.) いいえ	2
16. 過去1週間にお酒を飲みましたか． 　　　（24時間思い出しに飲酒の報告がある場合， 　　　質問せずに「はい」に印を付ける） 　　　(1.) はい　　2. いいえ 「はい」の場合，A1Fに記入する	1

調査対象者に礼を述べる．明日の来所を確認し，通常の食生活を変えないようにいう．

17. 調査対象者が退出した後，思い出しのクオリティについてあなた（面接担当者）の意見を記入する 　　　(1.) 信頼できる 　　　2. 信頼できない 「信頼できない」と判断した場合，追加の調査対象者が必要なことをクリニックコーディネーターに知らせる	1
18. 問い合わせ票の起票数を記入する 　　　（なければ00を記入する）	0 0
19. 新規食品請求票の起票数を記入する 　　　（なければ00を記入する）	0 0
20. 面接担当者のスタッフ番号	1 1 0 1

（上島弘嗣 他：高血圧予防のためのライフスタイルのあり方に関する疫学研究―国際共同研究 INTERMAP の一環として―．平成9〜12年科学研究費補助金（（基盤研究（A）(1)），研究成果報告書，2002 より用語等一部改変）

資料10　精度管理のための調査確認リスト

調査確認リスト（1回目）

1. 調査対象者ID：＿＿＿＿＿＿＿＿
2. 面接担当者ID：＿＿＿＿
3. 面接日：＿＿年＿＿月＿＿日
4. 郵送問い合わせ票受領期限：＿＿／＿＿／＿＿　　（面接の10日後）

	印	処理日
A　面接担当者が記入する		
5.　思い出し調査票のAとBの確認と不適切な部分の訂正		
6.　飲酒調査票の確認と不適切な部分の訂正（D2F，D2Rの場合は不要）		
7.　栄養補助食品調査票の確認と不適切な部分の訂正		
8.　飲酒調査票のコーディング（D2F，D2Rの場合は不要）		
9.　栄養補助食品調査票のコーディング		
10.　思い出し調査票Aの入力		
11.　常用量の範囲を超えるものの確認と調査票への記録		
12.　思い出し調査票Aとプリントアウトの照合		
13.　入力データの訂正，再プリントアウト		
14.　新規食品請求票の起票数　　　（　　）枚		
15.　問い合わせ票の起票数　　　（　　）枚		
16.　問い合わせ票の回答数（　　），調査票への記入		
17.　新規食品請求票による結果の調査票への記入		
18.　問い合わせ票による結果のパソコン入力，確認，プリントアウト		
19.　新規食品請求票による結果のパソコン入力，確認，プリントアウト		
20.　録　音 　　　録音していない場合の理由 　　　　1.　テープレコーダーの動作不良 　　　　2.　調査対象者が拒否 　　　　3.　面接担当者が忘れた		
B　地域栄養担当者が記入する		
21.　聞き取り調査票のAとBおよびプリントアウトの確認		
22.　飲酒調査票の確認		
23.　栄養補助食品調査票の確認		
24.　問い合わせ票の回答の確認		
25.　新規食品請求票の確認と処理		
26.　新規食品請求票の回答の確認		

その他の連絡事項	処　理

（上島弘嗣 他：高血圧予防のためのライフスタイルのあり方に関する疫学研究—国際共同研究 INTERMAP の一環として—．平成9～12年科学研究費補助金（基盤研究（A）(1)），研究成果報告書，2002 より用語等一部改変）

資料 11　精度管理のための面接聞き取りテープ評価票

1. 調査対象者 ID：＿＿＿＿＿＿　2. 来所回数（○で囲む）：D1F　D2F　D1R　D2R
3. 面接担当者 ID：＿＿＿＿＿＿
4. テープ受領日：＿＿年＿＿月＿＿日　5. 評価日＿＿年＿＿月＿＿日
6. 評価担当者 ID：＿＿＿＿　7. 評点合計：＿＿＿＿

下記の各項目について，インターマップ栄養調査の面接聞き取り技能を評価する．1 から 4 の評価のうち，テープを聞いた面接聞き取りを最もよく表すと思われる数字（評点）に○をつける．

A．**静かな環境**　面接聞き取りは邪魔の入らない静かな環境で行われたか．
　○をつける　　4 ＝ 優　　3 ＝ 可　　2 ＝ 要努力　　1 ＝ 再研修
　2 以下であった場合：コメント

B．**態度**　親切に，しかし事務的に，調査対象者に興味を示し，調査対象者を適切な名前で呼びリラックスしてもらえる態度であったか．
　○をつける　　4 ＝ 優　　3 ＝ 可　　2 ＝ 要努力　　1 ＝ 再研修
　2 以下であった場合：コメント

C．**導入**　導入のなかですべての飲食物についての情報が必要なことを強調したか．秘守を強調し，「"良い食事""悪い食事"を判断しようとしている」という印象を与えなかったか．
　○をつける　　4 ＝ 優　　3 ＝ 可　　2 ＝ 要努力　　1 ＝ 再研修
　2 以下であった場合：コメント

D．**質問**　調査対象者が自由に話すよう促しながら面接を導いたか．自由形式の質問を使い，十分な情報を得るために必要に応じて質問を繰り返したか．
　○をつける　　4 ＝ 優　　3 ＝ 可　　2 ＝ 要努力　　1 ＝ 再研修
　2 以下であった場合：コメント

E．**速さ**　面接担当者は急がず落ち着いており，調査対象者に答えを考える時間を与えたか．必要に応じて質問を繰り返し，不要な会話は丁寧に避けたか．
　○をつける　　4 ＝ 優　　3 ＝ 可　　2 ＝ 要努力　　1 ＝ 再研修
　2 以下であった場合：コメント

F．**質問態度**　面接中に自身の食事の好みや習慣を示唆しなかったか．食品について憶測しなかったか．
　○をつける　　4 ＝ 優　　3 ＝ 可　　2 ＝ 要努力　　1 ＝ 再研修
　2 以下であった場合：コメント

G．**客観性**　面接中を通して，調査対象者に興味を示すが中立の態度であったか．
　○をつける　　4 ＝ 優　　3 ＝ 可　　2 ＝ 要努力　　1 ＝ 再研修
　2 以下であった場合：コメント

H．**精査**　必要なときには追加の質問を行ったか．できるかぎり自由形式の質問で精査したか．必要に応じて「問い合わせ票」を使って十分な情報を得たか．
　○をつける　　4 ＝ 優　　3 ＝ 可　　2 ＝ 要努力　　1 ＝ 再研修
　2 以下であった場合：コメント

I．**フードモデルと量推定ツールの使用**
適切にフードモデルおよび他の量推定ツールを使用したか．比較のために複数のフードモデルを示したか．「比べてみてください」「どちらのモデルがあなたの食べたものに近いですか」といった表現を使ったか．
　○をつける　　4 ＝ 優　　3 ＝ 可　　2 ＝ 要努力　　1 ＝ 再研修
　2 以下であった場合：コメント

J．記録　食品を同定し量を推定するための情報を常に求め，その結果を調査票に記録したか．「不詳」食品を適切に使用しその理由を調査票上に記録したか．通常は使用するが調査対象者は使わなかった材料を記録したか．
　　　○をつける　　4＝優　　3＝可　　2＝要努力　　1＝再研修
　2以下であった場合：コメント

K．思い出しの補助　調査対象者が思い出せないことを推測するよう強要しなかったか．「見落としやすい食品リスト」を使い，また前日の行動を思い出して調査対象者が食事を思い出せるよう手助けしたか．我慢強く，完全に行ったか．
　　　○をつける　　4＝優　　3＝可　　2＝要努力　　1＝再研修
　2以下であった場合：コメント

L．思い出しの確認　面接担当者は，フードチェックリスト（忘れやすい食事機会）を使って調査対象者とともに思い出しの確認を行ったか．
　　　○をつける　　4＝優　　3＝可　　2＝要努力　　1＝再研修
　2以下であった場合：コメント

(上島弘嗣 他：高血圧予防のためのライフスタイルのあり方に関する疫学研究─国際共同研究 INTERMAP の一環として─．平成9～12年科学研究費補助金（基盤研究（A）(1)），研究成果報告書，2002より用語等一部改変)

資料12　食物摂取頻度調査法による食事調査ソフトウェア（Version2.0）の使用方法

本書で解説している半定量食物摂取頻度調査法（SQFFQ）をパソコン上で実際に行うことができます．なお，本ソフトウェアで用いている食事調査票は名古屋市立大学医学部公衆衛生学教室により開発されました．この調査票を用いて，調査・論文を作成する際には，下記の論文を引用してください．

1) Tokudome S, IkedaM, Tokudome Y, Imaeda N, Kitagawa I, Fujiwara N. Development of data-based semi-quantitative food frequency questionnaire for dietary studies in middle-aged Japanese. Jpn J Clin Oncol, 28(11):679–687, 1998.
2) Tokudome S, Imaeda N, Tokudome Y, Fujiwara N, Nagaya T, Sato J, Kuriki K, Ikeda M, Maki S. Relative validity of a semi-quantitative food frequency questionnaire versus 28 day weighed diet records in Japanese female dietitians. Eur J Clin Nutr, 55(9):735–742, 2001.

この調査票は下記のようなオリジナル特性を持っています．調査を実施する際には，調査票の特性を踏まえて活用してください．

このSQFFQは，中高年を対象に脂肪酸関連のがんを含む疫学研究のために開発された質問票なので，脂肪・脂肪酸に関する食品を他のSQFFQよりくわしく収載し，個人の習慣的な栄養摂取量を包括的に評価できるように設計されています．

開発にあたっては，文献によりがんと関連が指摘されているターゲット栄養素を選択し，疫学研究とほぼ同じような特性を持つ対象者の食事調査より，食品リスト，目安量（平均値あるいは中央値）を選択・確定したものです．なお，摂取頻度については，文献や少人数の頻度調査により決定しています．栄養計算は，先行研究の食事記録調査で得られた食品重量の割合を基にして荷重平均成分表を作成して算出しています．Version2.0では，食品成分表は2020（八訂），2015（七訂），五訂に対応しており，日本人の食事摂取基準については2020年版，2015年版，2005年版を選択して用いることができます．このSQFFQのターゲット栄養素および食物リスト，目安量を表に示しました．

1．必要な動作環境

Microsoft Windows 10/11 が安定して動作するパーソナルコンピュータ

2．インストールと起動方法

南山堂ホームページの本書紹介ページ（https://www.nanzando.com/downloads/63334.php）より無償でダウンロードできます．

付録（zip形式）をクリックしてダウンロードしてください．フォルダ「食物摂取頻度調査Version2.0」をそのままパソコン上のユーザが自由にアクセスできる場所（"ドキュメント"など）にコピーしてください．フォルダ内のFFQL2.exe（単にFFQL2と表示されることもあります）を実行するとプログラムが起動します．セキュリティの警告が出たら実行を許可してください．初回起動時には「オプション設定」で「画像サイズ調整」を行ってください．その際，食品成分表と食事摂取基準も変更可能ですが，日本食品標準成分表2020年版（八訂）はエネルギー量等の計算に関連する大きな変更があるのでご注意ください．

ターゲット栄養素，供給源食品数ならびに供給率

栄養素	食品数	累積供給率（%）
エネルギー	78	91
たんぱく質	82	89
脂質	61	93
炭水化物	35	91
飽和脂肪酸	50	96
一価不飽和脂肪酸	47	97
多価不飽和脂肪酸	43	98
コレステロール	35	97
オレイン酸	30	98
n-6 多価不飽和脂肪酸	33	98
リノール酸	29	97
アラキドン酸	42	98
n-3 多価不飽和脂肪酸	29	99
EPA	50	96
DHA	28	96
ビタミンC	27	93
カロテン	18	95
ビタミンA	29	95
ビタミンE	62	96
ビタミンD	25	96
カリウム	90	87
カルシウム	76	91
マグネシウム	49	86
リン	94	89
鉄	90	85
亜鉛	38	93
銅	40	94
総食物繊維	36	93
水溶性食物繊維	29	92
不溶性食物繊維	32	93

食品リストと目安量

食品群	食品・食品群・料理	目安量*
ご飯類	ご飯	140, 170
	未精製ごはん，麦ご飯	20
パン類	食パン・ロールパン	60
	クロワッサン	40
	菓子パン，あんぱん	60
	調理パン・サンドイッチ・ピザ	100
バター・マーガリン	パンにつけるバター	8
	パンにつけるマーガリン	8
めん類	うどん，そうめん，きしめん	1人前
	そば	1人前
	スパゲッティ	1人前
	インスタントめん	1人前
	中華めん（ラーメン，焼きそば，ちゃんぽん）	1人前
	お好み焼き	1人前
卵・牛乳・乳製品	卵	50
	低脂肪牛乳	200
	普通（脂肪）牛乳	200
	濃厚（脂肪）牛乳	200
	カルシウム強化牛乳	200
	スキムミルク	20
	乳酸菌飲料	100
	ヨーグルト	100
	チーズ	20
	アイスクリーム	100
肉類・肉加工品	鶏肉（から揚げ，照り焼き，筑前煮など）	60
	ひき肉（ハンバーグ，肉団子，ぎょうざなど）	80
	豚肉（しょうが焼き，とんかつ，炒め物）	100
	牛肉（すき焼き，ステーキ，肉炒め）	100
	ハム	20
	ソーセージ	30
	ベーコン	20
	レバー	30
魚類	鮭	80
	うなぎ	100
	青身の魚	80
	（さば，いわし，あじ，ぶり，さわらなど）	80
	赤身の魚（まぐろ，かつおなど）	80
	白身の魚（たい，たら，かれい）	80
	いか，たこ	50
	えび，かに	40
	しらす干し	5
	骨ごと食べる小魚（ししゃも，めざし）	20
	ツナ油漬缶（シーチキン®）	20
	たらこ，いくら	20
	かき	50
	あさり，しじみなどの貝類	30
	さきいか，するめ	20
	さつま揚げ	40
	かまぼこ，ちくわ	30
大豆・大豆製品	豆腐（みそ汁の具として）	30
	豆腐（冷奴，湯豆腐）	100
	生揚げ，がんもどき，揚げだし豆腐	50
	油揚げ	6
	納豆・大豆	40
	みそ（みそ汁，酢みそなど）	10
	高野豆腐	10
緑黄色野菜	ほうれん草，小松菜などの青菜	60
	かぼちゃ	100
	にんじん	30
	ブロッコリー	50

食品群	食品・食品群・料理	目安量*
	ピーマン	30
	枝豆・さやいんげん	小鉢1杯
	トマト	40
	野菜ジュース・トマトジュース	200
漬物	漬物（たくあん，野菜漬）	20
淡色野菜	キャベツ	30
	大根	50
	ごぼう，たけのこ	40
	他の野菜（きゅうり，ナス，レタス	50
	もやし，玉葱，白菜など）	60
	切り干し大根	10
きのこ類	しいたけ，しめじなど	20
ドレッシング・マヨネーズ	ノンオイルドレッシング	15
	ドレッシング	15
	マヨネーズ	10
いも類	いも類（じゃがいも，さといも，さつまいも，山いも）	50
	こんにゃく	50
海藻類	やきのり，味付けのり	1
	ひじき・昆布	5
	わかめ（酢の物）	20
種実	ごま	1
	ピーナッツ，アーモンド	15
果物	みかん，オレンジなどかんきつ類	100
	みかん果汁100%ジュース	200
	柿	100
	バナナ	100
	りんご	100
	いちご	100
	キウイフルーツ	50
	その他の果物（もも，ぶどう，すいか，メロン，なしなど）	100
菓子類	カステラ	30
	せんべい，あられ	20
	和菓子（まんじゅうなど）	50
	ポテトチップ	25
	ドーナツ	60
	チョコレート，チョコ菓子	20
	クッキー	20
	洋菓子（ケーキ，シュークリーム）	80
飲み物	コーヒー（レギュラー，インスタント）	150
	紅茶	150
	コーヒーや紅茶にいれる砂糖	5
	コーヒーや紅茶にいれるクリーム類	10
	ビタミンC強化の清涼飲料水	350
	清涼飲料水	350
	緑茶	open
酒類	ビール	open
	ウイスキー	open
	ワイン	open
	日本酒	open
	焼酎	open
	その他の酒類	open
油脂類	揚げ物	15/回（調合油）
	炒め物，ステーキ，ソテー，ムニエル	5/回（調合油）
	目玉焼き，卵焼き，オムレツなど	5/回（調合油）
	チャーハン，ピラフ	10/回（調合油）
	カレーライス	20/回（調合油）

＊特に表記がない場合はg単位である．

3．使い方

〈新規に個人の調査を行う場合〉

1）メインメニューの「新規入力」ボタンをクリックし，必要事項を入力した後に「次へ」ボタンをクリックしてください．
2）「生年月日」「身長」「体重」は半角で入力します（全角数字は入力できません）．
3）最近1ヵ月間を思い出して，普段摂取している食品とその摂取頻度，1回当たりの摂取量の目安量を入力します．摂取頻度，目安量は習慣的な大体のところで回答してください．「＊」がついている季節性のある食品は，よく出回っているいわゆる「旬」のときの習慣的な摂取状況をお答えください．
4）食品のアイコンをクリックすると実物画像が表示されます．モニター画面がサイズ調整済みであれば，実寸で表示されます．
5）「計算結果表示」ボタンをクリックすると，それまでに入力した値に対しての調査結果が表示されます．
6）入力内容は「名前をつけて保存」もしくは「上書き保存」ボタンで保存できます．

〈以前入力した内容で再解析を行う場合〉

1）メインメニューの「保存済みデータを開く」ボタンをクリックし，開くファイルを指定してください．

プログラムの起動画面

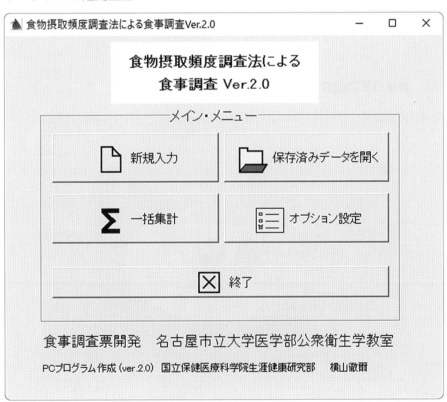

入力画面

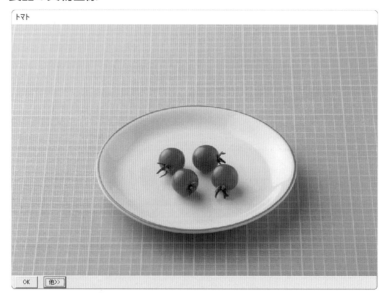

食品の実物画像

〈複数人の調査結果を解析する場合〉

1) 事前に，各人の調査データファイルを1つのフォルダ内にまとめておいてください．
2) メインメニューの「一括集計」ボタンをクリックし，集計したいフォルダおよび集計後のデータファイルの保存先を指定してください．
3) 出力内容を指定し，「開始」ボタンを押すと集計できます．

索 引

● い ●
一元配置分散分析法　99
いも及びでん粉類　119

● う ●
ウェアラブルデバイス　70

● え ●
栄養素摂取量　84
栄養素密度　103
栄養素量算出ソフトウェア　65
エネルギー換算係数　12, 13
エネルギー産生栄養素　22
エネルギー産生栄養素バランス　22
エネルギー産生成分　12, 13
エネルギーの算出方法　12
エネルギー量　12

● お ●
オープンクエスチョン　9
思い出し調査票　193

● か ●
陰膳法　7
加工食品　53
加工食品コード付け　53
果実類　129
可食部重量　59
菓子類　144
画像認識法　11
学校保健統計調査　19

● き ●
きのこ類　132
協力率　39
魚介類　134

● く ●
クオリティ・バイ・デザイン　31
クラスター抽出法　37
クローズドクエスチョン　9

● こ ●
交絡因子　109
国民健康・栄養調査　15
穀類　117
誤差率　36
個人間変動　96, 97, 98
個人差　96
個人内変動　23, 96, 97, 98
コード付け　46, 52, 53, 74
ゴールドスタンダード　84

● さ ●
砂糖及び甘味類　120
残差法　104

● し ●
し好飲料類　147
質的データ　105
質的評価　10
実物大料理写真　66
写真法　9
重回帰法　84
充足率　23
種実類　121
食事記録調査票の点検チェックリスト　45
食事記録法　2, 9
食事チェックリスト　171
食事調査実施前　29
食事調査ソフトウェア　198
食事調査データ　23, 25
食事調査におけるクオリティ・バイ・デザイン　31

食事調査の研究利用　30
食事調査の対象　29
食事調査の標準化　33
食事調査の品質管理　31
食事調査のフロー　34
食事調査の目的　29
食事調査法の特性別フローチャート　10
食事調査用スケール　66, 192
食事の記録例　173
食事バランスガイド　167
食事歴法　6
食品群別摂取量　65
食品写真　66
食品重量　54, 57
食品成分データベース　12
食品成分表/データベース　16
食品摂取重量　54
食品データベース　14, 15, 16
食品の当てはめ　51
食品の置き換え　50
食品の廃棄率一覧　155
食品番号　49, 51
食品番号のコード付け　177
食品番号の選択　48, 50
食品番号表　116
食物摂取頻度調査法　5, 9, 80
食物リスト　5, 80, 82
食器類　66
身体活動レベル　18, 19

● す ●
推奨量　18, 20, 21
推定エネルギー必要量　19
推定平均必要量　18, 20, 21
数量データ　105

● せ ●
正規分布　92
成長曲線　19
精度管理　76

203

摂取栄養素量　84
摂取重量　54
摂取頻度　5, 83
摂取量の分布　26

● そ ●

層化クラスター抽出　38
層化無作為抽出　100
藻類　133

● た ●

体格指数　19
耐容上限量　20, 22
多変量解析　105
卵類　141
単位区　36
単純無作為抽出法　37

● ち ●

調査確認リスト　195
調査記入票　182
調査実施者の役割　35
調査対象者　30
調査対象者の選定　36
調査対象者の抽出方法　36
調査対象者名簿　39
調査担当者の役割　35
調査地区の選定　36
調査地区の抽出方法　36
調査データ整理担当者　67, 68
調査に用いるツール　72
調味料及び香辛料類　148
調味料の吸油率表　44, 60, 151
調味料の割合　44, 60, 151
調味割合　60
調理　60
調理コード　61
調理による重量変化　56, 61

● て ●

定性的食物摂取頻度調査法　5

定量的評価　10
データの収集　42
データの処理　42

● と ●

飛び跳ね値　90

● に ●

肉類　139
24時間思い出し法　9, 3, 65, 180, 182, 185
日本食品標準成分表　12, 59
日本食品標準成分表2020年版（八訂）　12
日本人の食事摂取基準　18, 19
乳幼児身体発育調査　19
乳類　142

● は ●

判断困難事例　62, 63, 64
半定量食物摂取頻度調査票　80
半定量食物摂取頻度調査法　5, 198

● ひ ●

日頃の食事　43
必要量の分布　26
標準偏差　93
秤量記録法　2, 171
秤量法　9
品質管理活動　33
品質管理のモニタリング　33

● ふ ●

フードモデル　66
分散　93

● ほ ●

保健機能食品　48

● ま ●

マーケットバスケット法　8
豆類　120

● め ●

目安量　3, 5, 20, 22, 84
目安量記録法　3
目安量・重量換算　59
目安量法　9
面接者に必要なスキル　68
面接者の手引き　67
面接による聞き取り　186

● も ●

目標量　20, 22
盛り付け量　56

● や ●

野菜類　122

● ゆ ●

油脂類　143

● よ ●

要約統計量　105

● ら ●

ランク（順序）付け評価　10

● り ●

リストアップ法　81
量的評価　10
料理写真　8
料理の定義　166
料理の分類　166

● れ ●

レシピデータ 74

● 外国語 ●

24h-Dietary Recall 9
24-Hour Dietary Recall 3, 65
AI（Adequate Intake） 22
ASA24 77, 78
Best-Power法 101
BMI（Body Mass Index） 19
DG（Tentative Dietary Goal for Preventing Life-style Related Diseases） 22
Dietary History 6

DRIs（Dietary Reference Intakes） 18
DRs（Dietary Records） 2, 9, 42
Duplicated Method 7
EAR（Estimated Average Requirement） 18
EARカットポイント法 26, 28
EER（Estimated Energy Requirement） 19
FAO/INFOODS 16
FFQ（Food Frequency Questionnaire） 5, 9, 80
Food Photograpy 24-h Recall Method 71
Frequency 83
ICレコーダー 72
Image-Diet DAY 70

INTERMAP研究 15, 72, 73, 74
Iowa State University法 102
National Research Council法 101
one-way ANOVA 99
portion size 3, 5, 84
QbD(quality by design) 31
RDA（Recommended Dietary Allowance） 18
SenseCam 71
SQFFQ（Semi Quantitative Food Frequency Questionnaire） 5, 80, 198
SQFFQの再現性 85
SQFFQの妥当性 85
UL（Tolerable Upper Intake Level） 22

205

食事調査マニュアル
はじめの一歩から実践・応用まで

		©2024
2005 年 9 月 27 日	1 版 1 刷	
2016 年 6 月 10 日	3 版 1 刷	
2018 年 6 月 20 日	2 刷	
2024 年 9 月 10 日	4 版 1 刷	

監修者
特定非営利活動法人 日本栄養改善学会

編 者
中村美詠子　由田　克士　今枝奈保美
（なかむらみえこ）（よしたかつし）（いまえだなほみ）

発行者
株式会社　南山堂　代表者　鈴木幹太
〒113-0034　東京都文京区湯島 4-1-11
TEL 代表 03-5689-7850　www.nanzando.com

ISBN 978-4-525-63334-9

JCOPY ＜出版者著作権管理機構 委託出版物＞

複製を行う場合はそのつど事前に（一社）出版者著作権管理機構（電話03-5244-5088, FAX 03-5244-5089, e-mail: info@jcopy.or.jp）の許諾を得るようお願いいたします.

本書の内容を無断で複製することは, 著作権法上での例外を除き禁じられています. また, 代行業者等の第三者に依頼してスキャニング, デジタルデータ化を行うことは認められておりません.